中医妇科特色疗法

主编　马红霞

全国百佳图书出版单位
中国中医药出版社
·北 京·

图书在版编目（CIP）数据

中医妇科特色疗法／马红霞主编．—北京：中国
中医药出版社，2022.6
ISBN 978 – 7 – 5132 – 7534 – 7

Ⅰ.①中…　Ⅱ.①马…　Ⅲ.①中医妇科学–诊疗
Ⅳ.①R271.1

中国版本图书馆 CIP 数据核字（2022）第 055623 号

中国中医药出版社出版

北京经济技术开发区科创十三街 31 号院二区 8 号楼
邮政编码　100176
传真　010 – 64405721
保定市西城胶印有限公司印刷
各地新华书店经销

开本 880×1230　1/32　印张 12.5　字数 290 千字
2022 年 6 月第 1 版　2022 年 6 月第 1 次印刷
书号　ISBN 978 – 7 – 5132 – 7534 – 7

定价　59.00 元
网址　www.cptcm.com

服 务 热 线　010 – 64405510
购 书 热 线　010 – 89535836
维 权 打 假　010 – 64405753

微信服务号　zgzyycbs
微商城网址　https://kdt.im/LIdUGr
官方微博　http://e.weibo.com/cptcm
天猫旗舰店网址　https://zgzyycbs.tmall.com

本书编委会

主　编

马红霞

副主编

赖毛华　王　聪　李　娟　钟冬梅　刘　华

编　委

全克违　庄子荀　黄诗雅　郑艳华　麦哲芬

李淑娜　梁杏燕　何　颖　余璟玮　刘　英

张春仁　温麒丹　温小慧　冼佩宜　陆　瑶

郑汝群　卢铃菁　宋兴华　潘海霞　吴木莲

刘凌云　罗　春　周　雨　聂春莹　薛晓萌

林增娴　陆亚兴　王素玲

前　言

　　妇科疾病是常见病、多发病，随着环境污染加重、工作节奏加快、竞争压力增大和膳食结构变化，其发病率呈逐年上升的趋势。中医特色疗法有"简、便、验、廉"的特点，其不良反应少，安全可靠，在治疗妇科疾病方面具有独特优势。为了帮助大家能够迅速查阅临床疗效确切的中医特色疗法，我们在查阅大量文献、专著的基础上，结合临床实践经验，归纳总结编著成书。

　　本书内容丰富详实，分为总论和各论两部分。总论主要介绍妇科疾病中医特色疗法的溯源、经络与女性生理病理的关系、常用中医妇科特色疗法的操作方法与适应证；各论主要介绍了临床常见妇科疾病的中医特色疗法。本书参编者均为深耕临床多年的医者，其特色在于所选疾病均为妇科临床多发、疑难疾病，每种疾病以疗效为导向，选取最适用的中医特色疗法，同时附有名家及参编者的临证体会及临床真实病案。

由于编者水平有限，贻误之处，敬请同道批评指正！

编委会

2022 年 2 月

目　录

上篇　总　论

下篇　各　论

上篇

总　论

第一章

中医妇科特色疗法溯源

中医特色疗法内容丰富而多样，展现了各个时期中医医家的智慧和才华，最常见的疗法包括针灸、拔罐、刮痧、推拿、药物熏蒸、药膳以及气功导引等，具有悠久的历史和中华文化特色。随着时代的进步，新的特色疗法也在不断地被发掘和运用于临床中，比如情志疗法和音乐疗法。中医特色疗法已经从单纯的身体治疗走向更深层次的精神治疗，并在实践中被不断改进和演变，成为现代中医妇科临床不可缺少的重要元素。

由于针灸治疗在中医妇科疗法中具有举足轻重的作用，以下将以针灸疗法为例，介绍其在妇科运用的发展历程，对各个时期进行逐一论述。

一、春秋战国时期

我们通过现有仅存的文字记载，发现战国时代可能有了针灸治疗的结合。针法和灸法，是最为熟知的中医疗法，两者间有着不可分割的联系。艾叶是灸法的主要材料，在战国时期成书的《灵枢·经水》中就有"其治以针艾"的记载。而关于针灸治疗在妇科疾病中的运用，可能也是从战国时期开始。在《史记·扁鹊列传》中提到："扁鹊过邯郸，闻贵妇人，即为带下医。"其中"带下医"被认为是妇科医生的同义词。同时代成书的《黄帝内经》是现存最早的中医经典著作，该书全面论述了人与自然的关系，其中便已经论述了完整的经络系统，即有十二经脉、十五络脉、十二经筋、十二经别以及与经脉系统相关的标本、根结、气街、四海等，并对腧穴、针灸方法、针刺适应证和禁忌证等也做了详细的论述。不仅如此，《黄帝内经》还对妇女的生理、解剖、病理诊断和治疗进行了叙述。如《素问·上古天真论》中就详细阐述了妇人月经产生的机理、生长发育和衰老的过程以及与妇女生理密切相关的经脉："女子二七而天癸至，任脉通，太冲脉盛，月事以时下，故有子；三七肾气平均，故真牙生而长极；四七筋骨坚，发长极，身体盛壮；五七阳明脉衰，面始焦，发始堕；六七三阳脉衰于上，面皆焦，发始白；七七任脉虚，太冲脉衰少，天癸竭，地道不通，故形坏而无子也。"而《素问·五脏别论》中还提到："脑、髓、骨、脉、胆、女子胞，此六者，地气之所生也，皆藏于阴而象于地，故藏而不泻，名曰奇恒之腑。"将经络联系脏腑，并描述了冲、任、督脉的循行。《素问·评热病论》和《灵枢·五音五味》中提到"胞脉者，属心而络于胞中"和"冲脉、任脉皆起于胞中，上循脊里，为经络之海"。强调了冲、任、督脉与女子胞的密切关系，为后世针灸治疗妇科疾病提供了依据。另外《素问·评热病论》提到："月事不来者，胞脉闭也，胞脉者，属于心而络于胞中，今气上迫肺，心气不得下通，故月事不来也。"至此可深刻了解《黄帝内经》为后世针灸妇科学奠定了理论基础，不仅如此，还提供了针灸治疗妇科疾病的经典治疗原则。于是在《灵枢·经脉》中我们看到"肝足厥阴之脉……是动则病，腰痛不可以俯仰，丈夫㿉疝，妇人少腹肿……为此诸病，盛则泻之，虚则补之，热则疾之，寒则留之，陷下则灸之，不盛不虚以经取之"。而《灵枢·热病》则说："男子如蛊，女子如阻，身体腰脊如解，不欲饮食，先取涌泉见血，视跗上盛者，尽见血也。"

二、秦汉时期

由于针灸仍未形成独立的专科，大量的针灸治疗内容只能散见于医经、经方类医书中。西汉末的《黄帝明堂经》已经提到四十三个可用于治疗妇科疾病的穴位，并列举了十九种可治疗的妇科疾患，如月事少、血不通、绝子、胎衣不下等，扩充了针灸治疗妇科病的范围。到了东汉时期，由医圣张仲景编著的《伤寒杂病论》，其中的《金匮要略》开始设有女科病证的专篇论述，并提出了相关治疗穴位。如"妇人中风，发热恶寒，经水适来，得之七八日，热除而脉迟身凉，胸胁下满，如结胸状，谵语者，此为热入血室也。当刺期门，随其实而取之"和"妇人伤胎，怀身腹满，不得小便，从腰以下重，如有水气状，怀身七月，太阴当养不养，此心气实，当刺泻劳宫及关元，小便微利则愈"，这些具体的描述不仅提高了人们对妇科疾病的认识，也丰富了妇科学的针灸治疗。《三国志·华佗传》还记载了华佗针药并用治疗"李将军妻胎死不去"的具体医案。

"民以食为天"，正所谓"药食同源"，古人在中医药理论的指导下，将中药与某些食物相配伍，发挥防病治病、滋补强身、抗老延年的作用。"药膳"一词最早见于《后汉书·列女传》，其中有"母亲调药膳……思情笃密"的记载。东汉末年张仲景所撰的《伤寒杂病论》，用于治疗风寒表虚证的桂枝汤是从烹调方里分出来的最古老处方之一，由桂枝、白芍、甘草、生姜、大枣组成，而这五味药都是厨房中的调味品，被认为是药膳第一方。书中还记载了治疗妇人脏躁的名方"甘麦大枣汤"，可以治疗产后腹痛的"当归生姜羊肉汤"，治疗百合病的"百合鸡子黄汤"以及养阴润燥的"猪肤汤"，这些食疗方至今还被临床广泛应用。

三、魏晋南北朝时期

西晋医家皇甫谧撰的《针灸甲乙经》第一次将妇科针灸独立成篇，标志着妇科针灸到晋代已逐渐向专科发展，开始有了较系统的描述。如在《针灸甲乙经·卷十二》中便记载了有关经、带、胎、产等方面的 20 余种病证，包括了月事少、月事不通、胞中痛、月事不以时休止、乳子下赤白、赤淫、胞衣不出、无子、产余疾、阴中痛、阴中寒、阴肿、阴痒、阴挺出、乳余疾、乳难、乳痛、妒乳等。同时列举了妇科常用腧穴47 个，并记载了辨证取穴和循经取穴的选穴思路。同为晋代医家的葛洪和他的妻子鲍姑是历史上倡导艾灸疗法的先驱，他们开创了艾灸治疗急症之先河。葛洪所著的《肘后备急方》里面涉及了胎动不安、妊娠恶阻、妊娠伤寒、产后时行、产后中风、产后腹痛、产后乳病等多种妇产科疾病，并首创隔物灸疗，包括隔盐灸、隔蒜灸、隔川椒灸等。书中还载有很多食疗方剂，如生梨汁治咳嗽，蜜水送炙鳖甲散催乳，小豆与白鸡炖汁、青雄鸭煮汁治疗水肿病等。

四、隋唐时期

隋代医家巢元方主持编撰的《诸病源候论》，全书共五十卷，其中有八卷是论述妇科疾病的，阐述了妇科疾病的病因病机。他认为妇人带下、崩漏、月经不调诸候，皆由内伤冲任二脉与手太阳、手少阳之经所致，对针灸治疗妇科疾病起到了一定的指导作用。如书中提到："妇人月水来腹痛者，由劳伤血气，以致体虚，受风冷之气，客于胞络，损冲、任之脉。"阐释了痛经的病因病机，并奠定了针灸治疗痛经的理论基础。

唐代社会文化进步发展，经济繁荣，带动和促进了各个学科的进步。唐代医家孙思邈熟谙针药之妙，诸多病证的治疗都采用了针药并用的方法。其编写的《备急千金要方》中列有妇人三卷，对妇人的经带胎产诸病论述详细。书中记载妇人的针灸治疗方，涉及了胎、产、经、带、妇科杂病等，较《针灸甲乙经》增加了胎漏、滑胎、横生逆产、产后血晕、产后恶露不止等有关妊娠分娩的病证，还收载了多种隔物灸法，如隔蒜灸、豆豉灸、黄蜡灸、隔盐灸、黄土灸等。书中甚至提到了难产催生的针灸方法。熏洗法在《千金要方》中也有诸多介绍，比如烟熏法、气熏法、淋洗法、浴洗法等。《备急千金要方》还设食治篇，发展和丰富了药膳疗法。书中除集中叙述五脏喜恶宜忌、食物气味归经以外，还着重论述食疗在医药中的地位，指出其重要性。其中记载了治疗产后虚乏的羊肉黄芪汤，具有补肾清热、养阴润燥功效的猪肾荠汤方。孙思邈弟子孟诜在《千金要方》的基础上撰《食疗本草》，是我国现存最早的食疗类专著。该书特别关注女性健康，比如提出崩中的女子可食小蓟根、月经量多可食椿、食鲈鱼可以安胎等。

晚唐时期成书的《经效产宝》，是昝殷集唐代以前诸家关于胎产的论述，兼收民间验方，结合个人临床经验著成的。全书共三卷，上卷论妊娠期杂病及难产诸疾，中、下卷均论述产后诸疾。在外治法方面记载了催生、下胞衣、产后便难、乳肿、乳痈等病的治法。其中所载的治疗产后血晕的"醋铁熏法"被后世医家广为运用。昝殷还著有《食医心鉴》，此书较为系统地总结了唐以前药粥方的临床应用经验，重在介绍食疗处方，记述了中风、脚气、消渴、淋病及部分妇科、儿科疾病的食治方药，包括了各种羹、煎、馄饨、饼、茶、酒等。比如治"气血不调""虚损无力"的"白羊肉红米粥"方；治"产后虚损，乳汁不下"的"猪蹄粥"方；治"产后痢，腰腹肚痛"的"野鸡肉馄饨"方等等。

五、宋金元时期

宋代是中国历史上经济与文化教育最繁荣的时代之一，中医药在这个时期迎来迅速发展，妇产科在当时从内科中分出，被设定为九科之一，成为世界上最早的独立分科。由当时政府主持编撰的《太平圣惠方》和《圣济总录》对产后虚劳、产后水肿、产后小便不通、产后气血两虚、堕胎后手足逆冷等产后病的治疗进行了补充，为后世医家在针灸妇科发展方面提供了宝贵的资料。而这两部书中还都专设"食治门"，标志着食疗学作为一门独立专科，得到了当时政府的重视。在药膳方剂中，记载的粥品最多（如治腰脚疼痛，不可转侧的"梅实仁粥"方），成为食治门中的主流。此外还有面食（如治下焦虚损羸瘦、腰胯疼痛或多小便的"羊肾毕罗方"）、饼、茶、菜肴、点心等剂型。《圣济总录》中有酒、饼、面、饮、散等不同形式。

这一时期出现了不少妇产科论著，最具代表性的是陈自明编写的《妇人大全良方》，该书是我国第一部完善的妇产科专著，在继承《金匮要略》理论的基础上对针刺的手法、穴位特点及操作原则方面加以补充说明，进一步推动了针灸妇科学的发展完善。书中提及的一些针灸治疗方法，至今还被广泛运用。针灸家王惟一的《新铸铜人腧穴针灸图经》，载穴三百五十四个，较《针灸甲乙经》略有增加，对于治疗妇科疾患的腧穴记载不但丰富且阐述详细，如"阴谷二穴，水也，在膝内辅骨后大筋下小筋上，按之应手，屈膝乃取之，足少阴脉之所入也，为合。治膝痛如离……妇人漏血不止，腹胀满不得息，小便黄，男子如蛊，女子如妊娠，可灸三壮，针入四分，留七呼"。

南宋医家王执中主张辨证施治，使针灸妇科学理论更具科学性，提高了针灸治疗妇科病的效果。其编撰《针灸资生经》载有"治月事不利见赤白而有身，则败阴寒，穴行间""治月水不利见血而有身，则败乳肿，穴呈临泣"等。琼瑶真人著《针灸神书》，书中除论述经络气血流注、穴位分部尺寸等以外，尤其着重阐发各种针刺手法操作及其具体应用，亦不乏对针灸治疗妇产科疾病的阐述，如"胎衣不下连腹疼，三阴升阳一二回，再用气上上二穴，连下升阴急去催，三里调胃气上法，再取气上气自开，足冷微微出些汗，搓搓便战出针来"等。其他论著也载有不少外治法的内容，窦材编撰的《扁鹊心书》以重视经络和针灸疗法为特点，列举出妇科各种疾病的选穴和灸量，灸药并用，有其独到之处。《杨家藏书方》中记载用吴茱萸汤先熏后洗治疗"下焦虚冷，脐腹疼痛，带下五色，月水崩漏、淋漓不尽"。《普济本事方》有将中药伏龙肝末水调涂脐下或取井中水涂心下治疗妊娠热病的记载。

金元时期，长期战乱，民不聊生，疾病流行，但医学界出现了百家争鸣的繁荣景象，并涌现了以刘完素、张从正、李杲、朱震亨为代表的"金元四大家"。攻下派代表张从正认为"邪去而正安"，在治疗方面强调攻邪，在补泻方面强调泻法，其代表作《儒门事亲》中提到"乳汁不下针肩井二穴效"，这里的肩井穴就是起到泻的作用。李东垣是著名医家张元素的高徒，首创内伤学说理论，《东垣试效方》载有坐药龙盐膏、胜阴丹等治疗痛经。朱丹溪治疗妇科疾病以滋阴降火为纲，在《丹溪心法》中提到"妇人月经不调刺窍阴二分，此穴大效，须待经定为度，在足四指间灸三壮""经闭久，忽大崩，复又绝，后又行不调者，刺丰隆六分止血，石门五分断经"及"产后血块痛，三阴交、气海宜灸之"等。不仅是金元四大家，当时的其他医家也丰富了针灸妇科学的内容。元代刊行的灸法著作《西方子明堂灸经》，全书共八卷，论述全身腧穴的灸法主治，分绘正面、侧背面、侧（伏）面的腧穴图和各腧穴的部位、主治病证及灸法等。罗天益在《卫生宝鉴》中提到"女子不月，会阴灸三壮，穴在两阴间"。危亦林在《世医得效方》中记录"治产后小便不通，腹胀如鼓，闷乱不醒，缘未产之前，内积冷气，遂至产时尿胞运功不顺，用盐于产妇脐中填，可与脐平，却用葱白剥去粗皮，十余根作一束，切作一指厚，按盐上，用大艾炷满葱饼子大小，以火灸之，觉热气直入腹中，即时通便"，以隔盐、隔葱白灸的方法治疗产后尿潴留。杜思敬所著《针经摘英集》，书中首次记载了多首配穴处方，比如其中提出以针补太冲、合谷，泻三阴交，治产中不顺或横或逆或胎死腹中，胞衣不下；以三阴交、太冲治女子漏下不止；以曲池、支沟、足三里和三阴交治妇人经脉不通等，诸如此类处方，标志着妇科针灸处方开始由单穴向多穴演化。另外窦汉卿的《针经指南》和何若愚的《子午流注针经》也都涉及了妇科疾病的针灸治疗。

虽然元代战乱不止，民不聊生，但这个时期出现的《饮膳正要》，是我国最早的一部营养学专著，书中提到："虽饮食百味，要其精粹，审其有补益助养之宜，新陈之异，温、凉、寒、热之性，五味偏走之病。若滋味偏嗜，新陈不择，制造失度，俱皆致疾。可者行之，不可者忌之。如妊妇不慎行，乳母不忌口，则子受患。"

六、明清时期

明代政治比较稳定，封建经济高度发展，且中后期出现了资本主义萌芽，商品经济推动着对外交流、科学技术和文化发展，医学水平有了明显提高。针灸妇科学已渐渐发展成了一门较系统的学科，出现了不少系统而详尽的妇产科和针灸专著，更出现了"桑枝灸""神针火灸"和"雷火针灸"等新艾灸法。当时还流行一种改进后的煮竹筒法，在煮筒的水中加入特定的药物，然后以药汁煮筒吸拔。这样可使操作时在负压的基础之上增加药物作用，既扩大了治疗范围，也增强了治疗效果。王化贞所著的《产鉴》，记载了复方贴脐治疗转胞的方法。张时彻的《急救良方》记载了用蓖麻子研敷足心催生、贴百会穴配合足心纠正胎位的方法。李时珍编写的《本草纲目》里也有不少穴位敷药疗法的记录，并有涂、扑、擦、吹等数十种外治法，如载有"妇人阴痒，蛇床子一两，白矾二钱，煎汤频洗"。

由明代政府主持编撰的《普济方》，是我国古代最大的一部方书，书中收录了十二种妇科病的二百余种针灸治疗方法，还收录了诸如脐疗、熏洗、手足心疗法等诸多疗法。同时期的医家们也在各种作品中提到了针灸治疗妇科病的心得与方法，所涉及的疾病种类相当广泛。比如徐春甫在《古今医统大全》中提到产后子宫脱垂；楼英的《医学纲目》中提到闭经和产后手足冷，载"妇人经脉不通取曲池、支沟、三里、三阴交，此四穴壅塞不通则泻之，如虚耗不行则补之""产后手足逆冷刺肩井立愈"；李梴在《医学入门》里提到催生、产时和产后病的治疗，"通经催生俱泻合谷、三里、至阴三穴，虚者补合谷泻至阴""胞衣不下泻照海、内关"及"神门治产后腹胀小便不通"等；王肯堂在《证治准绳·妇科》中提到带下病以及难产的治疗，"崔氏四花穴治赤白带如神""横产、难产，右脚小指尖头灸三壮，立产"；《类经图翼》提到癥瘕、滑胎等妇产科病的针灸治疗；徐凤所编著的《针灸大全》虽然是一部以介绍历代针灸文献资料为重点的综合性针灸著作，但其中对针灸治疗妇科病也有不少实用的介绍；高武所撰的《针灸聚英》也是一本针灸专论，虽然侧重于基础理论，对疾病的论述有限，但依然有关于妇科病针灸治疗的记载；《针灸大成》由明代杨继洲著、靳贤补辑重编，总结了明代以前中国针灸的主要学术经验，书中提到了三十一种妇科病的针灸方法，对现代临床针灸治疗一样具有指导作用。

不能被忽略的还有李时珍编写的《本草纲目》，该书不仅是本草学的集大成者，也是药膳原料的总结。书中提供了数百个药膳食疗方，诸如用酒煮食乌鸡治风虚，用赤小豆、豆制品等十多种食物和猪脂为丸治疗劳倦，各种米粥治脾胃病证等，都是经典药膳。

此外，医家龚廷贤在《寿世保元》中提到了"以意随呼吸，一往一来，上下于心肾之间"，他认为"人生以气为本，以息为元，以心为根，以肾为蒂……人呼吸常在于心肾之间，则血气自顺，元气自固，七情不炽，百骸之病自消矣"，由此提出了一种以调息为主的静功自我疗法。该法被后世医家所发展，比如适用于产后盆底肌机能恢复的提肛疗法。

清代是中国历史上最后一个封建王朝，封建专制制度被再次推向鼎盛。清代初中期多民族统一的国家政权得到稳固，但后期由于政权专制、闭关锁国、文化禁锢，科技发展一度停滞不前。这个时期针灸妇科学虽然没有太多突破性发展，但也为后世积淀了很多宝贵的经验。如《针灸逢源》列举了治疗妇科疾病的针灸方法有多达十三种。《医宗金鉴》是清乾隆四年由太医吴谦负责编修的一部医学教科书，其中载录有针灸妇科的歌赋。《针灸集成》由廖润鸿撰写，论述了针灸法、禁针灸穴、别穴、要穴、奇穴、针灸禁忌时日、骨度法、十四经经穴、经外奇穴及诸病针灸法，在治疗妇科病方面提到"经水无期而来者，血虚有热也，经水将来作痛者，血实气滞也；经候过多色瘀，黑甚，呼吸小气，脐腹极寒，汗出如雨，任脉虚衰，风冷客乘，胞中不能固之致，关元穴百壮""苍汗阴痛，下髎、中髎、太冲、独阴"等。吴亦鼎编写的《神灸经纶》为灸疗专书，书中列举的外科之骑竹马灸法，主治一切痈疽恶疮发背妇人乳痈等。吴谦编纂的《医宗金鉴·刺灸心法要诀》提到，在遇到胎位不正的难产时，"横逆难产灸奇穴，妇人右脚小指尖，炷如小麦灸三壮，下火立产效通仙"。此外清代还出现了诸如《傅青主女科》之类的妇科学专著。这些书中虽然没有具体论述针灸治疗方法，但其指导思想及治疗原则都对针灸妇科学产生了积极的作用，令针灸妇科学更加完整。

不得不提的是，清代由郭志邃编写的《痧胀玉衡》。该书是中医历史上第一部比较系统的痧症专著，对于刮痧部位和刮痧材料的选择上有着详尽的描述。书中提到了"胎前产后痧""妇人隐疾痧"等，认为："孕妇之痧，最易伤胎；产后之痧，须防恶阻，较之平人更甚，当急为救疗。庶于痧毒未攻坏脏腑之时，可以施治。若属暗痧，发于此时，胎前痧脉；溷于有孕，产后痧脉，杂于恶阻，又无心腹痛剧，痧从暗发。须当究其证候，察其声色，看有痧筋，急宜刺破。"意味着中医疗法在针对妇科病的治疗方面有了另外的选择。

七、近现代以来

而今，随着科学的发展、人们卫生保健意识的提高、优生优育理念的推广，女性健康问题得到了极大的重视，具有中医特色的治疗方法被广泛运用并创新发展。比如电针法，就是将毫针刺入腧穴得气后，在针具上通以接近人体生物电的微量电流，利用针和电这两种刺激，相结合以防治疾病的一种新的针刺方法。按照脉冲电流的波形分为：连续波、疏密波和断续波，因其波形特点而各具治疗特点。比如穴位埋药线疗法，是一种将药线埋入穴位，代替针灸针在穴位内产生针刺效应的方法，现在广泛运用于慢性疾病的治疗中，如慢性盆腔炎、痛经等。不仅是体穴，耳穴、头针、腹针这类局部针法也被开发运用。耳压疗法基于现代全息生物学说，通过针刺、放血、艾灸、按摩等方法刺激耳廓上相应的穴位，可以达到"治病而不致病"的目的。头针疗法则是根据脏腑经络理论，在头部选取相关经穴进行治疗或根据大脑皮层的功能定位，在头皮上划分出相应的刺激区域进行针刺，可治疗脑源性疾患，也可治疗腰腿痛、夜尿、三叉神经痛、肩周炎、各种神经痛等常见病、多发病。腹针疗法是以腹部作为针刺选穴的唯一部位治疗全身疾病的，现在也常运用于调理月经等妇科疾病的治疗中。

随着科技的进步，妇科特色疗法结合传统治疗理念，不断有新的治疗方法涌现，也越来越多地体现出了人文关怀的特点。比如根据《黄帝内经》之"五音五脏"理论而产生的音乐疗法，以音乐为主题，取材于自然音乐，在宫、商、角、徵、羽基础上形成的各种韵曲（调），从听觉上辅助调节阴阳的平衡。而同样情志相胜疗法则是中医在五行学说及情志相胜等理论指导下创立的一种心理治疗方法，以治疗由情志偏颇引起的某些心身疾病。

第二章

经络与女性生理病理

第一节　经络、天癸与胞宫

一、经络

　　经络理论是中医基础理论的重要组成部分，是专门研究人体经络系统的组成、循行分布及其生理功能、病理变化，并指导临床实践的中医学理论。《灵枢·经别》："十二经脉者，人之所以生，病之所以成，人之所以治，病之所以起，学之所始，工之所止也。粗之所易，上之所难也。"《扁鹊心书》："学医不知经络，开口动手便错。"经络系统是运行气血、联系脏腑和体表及全身各部的通道，包括了十二经脉、十二经别、十五络脉、十二经筋、十二皮部、奇经八脉等。经络纵横交贯，遍布全身，将人体内外、脏腑、肢节联成为一个有机的整体，并以此行气血，营阴阳，使人体各部正常功能活动得以保持协调和相对平衡。

　　十二经脉是经络系统的主体，也称为"十二正经"，在体表左右对称地分布于头面、躯干和四肢，与相应脏腑络属。包括了手三阴经（手太阴肺经、手厥阴心包经、手少阴心经）、手三阳经（手阳明大肠经、手少阳三焦经、手太阳小肠经）、足三阴经（足太阴脾经、足厥阴肝经、足少阴肾经）和足三阳经（足阳明胃经、足少阳胆经、足太阳膀胱经）。其中手足三阴经分布于四肢内侧和胸腹，手足三阳经分布于四肢外侧和头面、躯干。

十二经别，是十二经脉中最重要的支脉，是从十二经脉别行分出，深入躯体深部，循行于胸、腹及头部的经脉。由于其与一般经脉不同，但又包括在正经系统之内，所以称之为别行的正经，简称为"经别"。如肾经膀胱经构成一合，肝经胆经构成二合，脾经胃经构成三合，心经小肠经组成四合，三焦经心包经组成五合，肺经大肠经组成六合。

十五络脉又称十五别络，是指人体十二经脉加上躯干前的任脉、躯干后的督脉各自别出的一络和躯干侧的脾之大络，共十五条。十二经的别络均从本经四肢肘膝关节以下的络穴分出，走向其相表里的经脉，即阴经别走于阳经，阳经别走于阴经，加强了十二经中表里两经的联系，沟通了表里两经的经气，补充了十二经脉循行的不足。任脉、督脉的别络以及脾之大络主要分布在头身部。任脉之别散于腹部；督脉之别散于头，并别走膀胱经；脾之大络散布于前后胁肋。

十二经筋是十二经脉之气输布于筋肉骨节的体系，是附属于十二经脉的筋肉系统。经筋最早见于《灵枢·经筋》，《说文解字》曰："筋为肉之力，腱为筋之本。"因此经筋与运动功能密切相关。其循行分布均起始于四肢末端，结聚于关节骨骼部，走向躯干头面。十二经筋行于体表，不入内脏。经筋为病，多为转筋、筋痛、痹证等。

十二皮部相当于现代医学的皮肤，保卫人体的最外层，是十二经脉的功能活动反映于体表的部位，也是络脉之气散布之所在。十二皮部根据十二经脉的循行路线将人体皮肤划分为十二份，《素问·皮部论》云："皮者脉之部也，邪客于皮则腠理开，开则邪入客于络脉，络脉满则注于经脉，经脉满则入舍于腑脏也。"因此，脏腑的病变可由皮部病邪传入，而脏腑病变也可通过经络反映于皮部。皮部可以起到保卫机体、抗御外邪和反映病证的作用，也是刮痧、火罐、推拿治疗直接接触的部位。

奇经八脉是任脉、督脉、冲脉、带脉、阴跷脉、阳跷脉、阴维脉、阳维脉的总称。奇（qí），与正相对，因为与十二正经不同，奇经八脉既不直属脏腑，又无表里配合关系，其循行别道奇行，故称奇经。所谓"奇行"，是说十二正经的循行都是左右对称的，而奇经中带脉、督脉、任脉都只有一条单行脉，冲脉除一小部分外也是单行的。《难经》首次提出"奇经八脉"，直至明代李时珍在《奇经八脉考》中对奇经八脉进行了深入研究，其指出十二正经流溢之气，入于奇经，转相灌溉，内温脏腑，外濡腠理。此外，奇经八脉与脑、髓、骨、脉、胆、女子胞等奇恒之腑联系密切，而奇经八脉中的任、督二脉各有其所属腧穴。

任脉：行于腹面正中线，其脉多次与手足三阴经及阴维脉交会，能总任一身之阴经，故称"阴脉之海"。任脉起于胞中，与女子妊娠有关，故有"任主胞胎"之说。

督脉：行于背部正中，其脉多次与手足三阳经及阳维脉交会，能总督一身之阳经，故称为"阳脉之海"。督脉行于脊里，上行入脑，并从脊里分出属肾，与脑、脊髓、肾又有密切联系。

冲脉：上至于头，下至于足，贯穿全身，成为气血的要冲，能调节十二经气血，故称"十二经脉之海"，又称"血海"。同妇女的月经有关。

带脉：起于季胁，斜向下行到带脉穴，绕身一周，如腰带，能约束纵行的诸脉，与女子带下病有关。

阴跷脉、阳跷脉：跷，有轻健跷捷之意。有濡养眼目、司眼睑开合和下肢运动的功能。

阴维脉、阳维脉：维，有维系之意。阴维脉的功能是"维络诸阴"；阳维脉的功能是"维络诸阳"。

二、天癸

天癸是人体内一种源于先天，藏之于肾，不仅仅受肾中精气支配和制约，还与各脏关系密切的精微物质。天癸在人的一生中起着相当重要的作用，特别在生殖方面，能促进人体生长发育和生殖功能，使人在一定时期内具有生育能力。"天癸"一词最早见于《素问·上古天真论》："女子七岁，肾气盛，齿更发长；二七而天癸至，任脉通，太冲脉盛，月事以时下，故有子；三七，肾气平均，故真牙生而长极；四七，筋骨坚，发长极，身体盛壮；五七，阳明脉衰，面始焦，发始堕；六七，三阳脉衰于上，面皆焦，发始白；七七，任脉虚，太冲脉衰少，天癸竭，地道不通，故形坏而无子。"当身体盛壮时，气血盛，五脏精气盛，肾受藏满盈，天癸故能溢泄。身体衰老而"形坏"，"形体皆极"之时，五脏精气衰，肾精亏虚，天癸随之竭。"天癸"，天者，在卦为乾。《周易·系辞上传》曰："乾知大始，坤作成物。"大始，为天地万物的开创，"天"可以代表人的先天。癸者，为天干第十位，五行属水，故"天癸"即"天水"，意为"先天之水"。天癸与妇女的月经和生殖能力有密切关系，是推动月经来潮的物质基础。正如《血证论》所说："故行经也，必天癸之水，至于胞中，而后冲任之血应之，亦至胞中，于是月事乃下。"因此天癸至，则表示性腺轴趋于成熟，月经来潮，排卵逐步规律，第二性征发育明显，开始具有生殖能力。天癸竭则表示性腺轴衰退，生殖机能逐渐丧失。天癸萌发过早可引起性早熟如月经初潮过早；天癸衰少可引起原发性闭经、滑胎、胎萎不长及第二性征发育不佳等；天癸衰竭过早，可引起绝经期提前，卵巢早衰。

在整个女性的发育过程中，天癸起着极为重要的作用，而经络在此过程中起到不可或缺的桥梁作用。天癸与冲任二脉关系最为密切。冲脉为十二经气血汇聚之所，是周身气血运行之要冲，任脉循行腹部中，为阴脉之海，"任"有"担任"和"妊养"之意。冲任二脉皆起于胞宫，此皆血之所从生，而胎之所由系。任脉为"阴脉之海"，冲脉为"十二经脉之海""血海"，天癸至，则冲任二脉气血流通，并逐渐充盛，注于胞宫而成为月经。天癸通过冲任二脉及其与其他经脉的联系达至四肢百骸、五脏六腑，从而使其作用于全身。

三、胞宫

胞宫是体现妇女生理特点的重要器官、生殖之脏，又名女子胞、子处、子宫、子脏、血室、胞室等。关于胞宫之名的记载最早见于《黄帝内经》，在《素问·五藏别论》中称之为"女子胞"，将其归为奇恒之腑。脏腑的生理特点，脏是藏而不泻，腑是泻而不藏，而胞宫是亦泻亦藏，藏泻有时，因此称为"奇恒之腑"。胞宫行经、蓄经、育胎、分娩，藏泻分明，各依其时，"奇恒之腑"的表述，充分体现了胞宫功能的特殊性。有关胞宫的形态，《景岳全书》曰："阴阳交媾，胎孕乃凝，所藏之处，名曰子宫。一系在下，上有两歧，中分为二，形如合钵，一达于左，一达于右。"可见中医学的子宫形态除了包括子宫的实体之外，还包括两侧的附件（输卵管、卵巢）。

胞宫又称胞室、血胞、胞藏、女子胞、子宫、子脏、血脏、血室、子处，其居于下焦，与冲、任、督三脉的循行有直接关系。《灵枢·五音五味》云："冲脉、任脉，皆起于胞中。"《素问·骨空论》曰："督脉者，起于少腹以下骨中央，女子入系廷孔……其络循阴器。"沈金鳌在《杂病源流犀烛·奇经八脉门》则描述道："其阳者，起胞中，从少阴之后，行太阳夹脊之中道上颠，历百会、都庭以统宗诸阳，其名曰督。"

依据《素问·上古天真论》的说法，女性到 14 岁左右，肾气充实，天癸至，任脉通，太冲脉盛，胞宫发育逐渐充分，开始发挥行经、孕育的生理功能。冲脉为血海，为总督诸经气血之要冲，能调节十二经气血。在天癸与冲任脉的作用下，血海按时蓄盈满溢，产生了月经。而男女媾精，成胎于胞宫，精血由任脉下行充养胎儿，月经不潮，胞胎日长。分娩之后精血上行为乳，以哺养婴儿，胞宫失养，其形略小。回乳之后，精血又复下行，按期蓄泻，月经复潮。女性到了 49 岁左右，任脉虚，太冲脉衰少，天癸竭，精血不再下行充养胞宫，胞宫萎缩，丧失行经、孕育的功能。有现代研究者通过对清末以前主

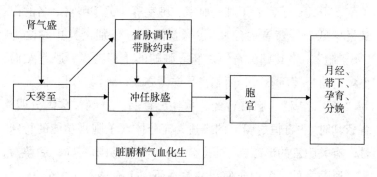

图 2-1　女性生殖生理关系图

要的中医针灸著作统计发现，与胞宫相关经穴所在经脉，涉及十二条正经及任督二脉，最多的为任脉、肾经，其次为脾经、膀胱经、胃经等经脉。

第二节 经络与女性生殖生理的关系

女子生殖功能从成熟到衰老的整个过程，肾气旺盛，天癸至，是女子发育成熟过程中的动力。五脏六腑所藏之精血是产生月经的物质基础，冲、任二脉的通盛，是排出月经、孕育胎儿的主要条件。冲、任、督、带四脉和十二经脉、五脏六腑形成一个复杂的互联网络，互为影响，共同维系女性正常的生理功能。

一、冲、任、督、带四脉

女性整个生理过程，冲、任、督、带四脉与胞宫密切关联，因此显得尤为重要。《儒门事亲·卷一》言："冲、任、督三脉，同起而异行，一源而三歧，皆络带脉……皆统于篡户，巡阴器，行廷孔、溺孔上端……以带脉束之。"冲、任、督脉三脉均源于胞宫，出于会阴，约束于带脉，与全身经络相联系。督脉主阳，冲任主阴，带脉固束纵行诸经，冲、任、督、带四脉互相协调，共同调节胞宫的阴阳气血。

1. 冲脉与任脉

《灵枢·海论》曰："冲脉者，为十二经之海。"冲脉主渗灌溪谷，统率、调节十二经气血，直接关系着月经与乳汁的生化，与女子月经、生殖关系密切。张介宾在《景岳全书》中也解释道："经本阴血，何脏无之，惟脏腑之血，皆归冲脉，而冲为五脏六腑之血海，故经言太冲脉盛，则月事以时下，此可见冲脉为月经之本也。"

从经脉循行来看，冲脉起于胞中，从会阴穴与任、督二脉分行，一支往前并足少阴肾经夹脐循腹而上，一支向后背脊里贯脊而上，另有一下行支，并足少阴肾经，下行至内踝后。再分而为前行和向下支，共计有三十五穴。冲脉上行至头，下行至足，背行于脊内，前行分布于胸腹，与各经络之间存在着广泛的联系。从生理功能上看，冲脉为十二经气血汇聚之所，是全身气血运行的要冲。气血充盛，归于冲脉，血满而溢，月事以时下。

任脉总任一身之阴经，故又称"阴脉之海"，能"主胞胎"，总调阴经气血，调节月经，促进女子生殖功能，并在唇口部与督脉相接，沟通人体阴阳之气化。任脉行于腹面正中线，总任一身之阴脉。李时珍在《奇经八脉考》中写道："任脉为阴脉之海，其脉起于中极之下，少腹之内，会阴之分……同足厥阴、太阴、少阴并行腹里。"任脉与足少阴肾经、足太阴脾经和足厥阴肝经交会。

冲任二脉有运行气血、联络脏腑与胞宫、沟通上下内外、调节阴阳、调控机体各部分的信息及经孕的通路的作用，是维持妇女经、孕、胎、产正常功能之根本。

2. 督脉

督脉的循行在《素问·骨空论》中就有记载："督脉者，起于少腹以下骨中央，女子入系廷孔，其孔，溺孔之端也；其络循阴器合篡间，绕篡后，别绕臀，至少阴与巨阳中络者，合少阴上股内后廉，贯脊属肾，与太阳起于目内眦，上额交颠上，入络脑，还出别下项，循肩膊内，挟脊抵腰中，入循膂，络肾。"督脉起于下极之腧长强，并于脊里，上至风府，入脑，上颠，循额，至鼻柱止于龈交；其分支联系少阴肾经，在下腹部经气冲等穴联系腹部之气，从腹正中过关元，上喉部环唇，循面至目下中央的承泣穴。督脉循行于头顶背后的正中线，与冲脉、任脉、带脉、手足三阳经、阳维脉、肾经、心经、膀胱经、肝经等均有密切联系，能总督一身的阳经，所以称为"阳脉之海"。督脉与任脉同起胞中，一行于身后，一行于身前，交会于龈交，其经气循环往复，沟通阴阳，调摄气血，并与肾相通运行肾气，从而维持胞宫正常的生理活动。

3. 带脉

秦越人《难经》首次对"带脉"进行了定义论述，《二十八难》中提到其循行部位为："带脉者，起于季胁，回身一周。"带脉出自十四椎，起于季肋之端的足厥阴肝经的期门穴，环绕腰部一周，如带束腰，故称带脉。带脉绕身一周，冲、任、督三脉都络入带脉，带脉既可约束、统摄冲任督三经的气血，又可固摄胞胎。清朝傅山指出了带脉与胞胎不固的关系，在《傅青主女科》中总结道："带脉无力，则难以提系，必然胞胎不固，故曰带弱则胎易坠，带伤则胎不牢。"因此带脉参与维持子宫的正常位置，直接影响月经、带下和生育。

二、肝、肾、脾、胃经与女性生殖的生理关系

冲、任、督、带四脉在循行中与相应的十二经脉或并行或交会或循经或络属脏腑，以此与肝、肾、脾、胃等多个脏腑建立了密切的联系。肾为先天之本，脾为后天之本，胃为水谷之海，肝为罢极之本，冲、任、督、带四脉功能的正常运行离不开肝、肾、脾、胃等脏腑的调控。冲脉与肾、脾二经交会，又与胃经"会于气街""合于宗筋"，冲脉得胃气濡养、肾阴滋润、脾血补充，受肝气的调控。督脉主阳，冲、任主阴，阴阳协调，共同调节一身阴阳气血。带脉与纵行的肾经、脾经、胃

经、肝经相交，不断得到先后天的充养和肝气的调控。

1. 足厥阴肝经

肝藏血，主疏泄，与冲、任、督、带脉有密切的联系。冲为血海，冲脉通行上下，与十二经相通，于会阴及足趾处与肝经相络，肝血之余纳入冲脉，故冲脉又受肝血滋养。而肝藏血，肝主血液的贮藏与调节，肝血有余，下注血海，变化而为月经。肝经与督脉会于人之颠顶，任脉于中极、关元穴与肝经交会，并在毛际、少腹、咽喉、口唇、目系等多处与肝经并行，相互联络，其脉气互相交并影响。叶天士称"八脉隶乎肝肾""肝肾内损，延及冲任奇脉"，足厥阴肝经过阴器，抵小腹，胞宫位于小腹部，冲、任、督脉皆起于胞中，带脉下系胞宫，故肝经通过冲任督带四脉与胞宫密切联系。另外，肝的经脉本身亦"循股阴入毛中，环阴器，抵小腹"，与前阴、少腹、乳房有密切的生理联系，因此肝经可以调节女性经带胎产，维持和调节生殖功能。

2. 足少阴肾经

在十二经当中，肾经是与冲脉联系最为密切的一条经脉。冲脉在腹部穴位有幽门、通谷、阴都、石关、商曲、肓俞、中注、四满、气穴、大赫、横骨等十一穴，皆为肾经穴。肾经与任脉交于关元，与冲脉下行支相并而行，与督脉同是"贯脊属肾"，肾经通过冲脉、任脉、督脉与胞宫直接联系。肾脉气血壮盛，则冲脉气血壮盛；肾脉气血虚衰，则冲脉虚衰而致病，反之亦然。《普济方》云："治妇人月事不调，过月则闭，刺足少阴经。"

3. 足太阴脾经

《素问·阴阳别论》曰："二阳之病发心脾，有不得隐曲，女子不月。"经络的循行上，脾经与任脉交会于中极，又与冲脉交会于三阴交，脾经通过冲任二脉与胞宫相联系。脏腑功能上，脾胃为后天之本，气血生化之源，气机升降之枢纽，脾气健运，后天生化之源充盛，冲脉血海亦盛，令血海蓄溢有常，而月经按期而至。同时脾司中气，其气主升，对血液有收摄、控制的作用，而胞宫的经、孕、产、育都是以血为用的，因此，脾所生、所统之血，直接为胞宫的行经、胎孕提供了物质基础。

4. 足阳明胃经

足阳明胃经和冲脉"合于宗筋，会于气街"，同冲脉在腹部并行而上。根据"冲脉隶于阳明经"的特定关系，胃经与冲脉相互依存，满亏互补，保证了机体气血的充足。从生理功能上看，冲为十二经气血汇聚之所，是全身气血运行的要冲，女子月事亦有赖于冲脉血满。胃为五脏六腑之本，水谷之海又在阳明，胃土健运，气血充盛，归于冲脉，使月事得下。因此阳明经气血充沛，是维系女性以月经为表征的生殖生理正常的重要物质基础。

此外，足阳明胃经循行经过乳房，足厥阴肝经循行至乳下，足太阴脾经循行经过乳外侧，足少阴肾经、任脉循行经过乳内侧，冲脉循行散于胸中，冲任二脉循行过乳房。不仅是经、产，以上诸经与乳房的关系也非常密切。除了肝、肾、脾、胃经，隋代巢元方在其所著的《诸病源候论·妇人杂病诸候》中还提出："手太阳小肠之经，手少阴心之经，此二经为表里，主上为乳汁，下为月水。"认为女性经水与乳汁的产生与手少阴经、手太阳经所主之血的盈亏亦有关。

三、胞络与女性生殖的生理关系

胞络之名起于《黄帝内经》，为分布于胞宫上的络脉。胞络为络脉之一，络脉是经脉分出的旁支，络脉的主体是十五络脉，由十二正经在四肢部别出，发出分支，逐级变细，向内散布于组织深部，向外散布于皮表，纵横交错，加强表里气血联络，遍布于脏腑组织间，负责联系脏腑内外和整体协调。《素问·奇病论》曰："胞络者，系于肾，少阴之脉贯肾。"可知胞络系于肾，肾气、肾精通过胞络输注于胞宫。张景岳在注释胞络时说："胞中之络，冲任之络也。"高世栻曰："胞脉主冲任之血。"由此可见，胞脉、胞络者，为冲脉、任脉在子宫之内的络脉，故有主月经、主胎孕的作用。

第三节　经络对女性生殖病理的影响

中医妇科疾病归纳起来包括经、带、胎、产、杂病诸疾，发病原因错综复杂，究其原因，外因有寒、热、湿邪；内因有情志、饮食、房事过劳等，最终引起脏腑、经络、阴阳、气血、津液、情志等生理功能失调。

冲、任、督、带四脉在女性经、孕、产、乳等生理功能和经、带、胎、产、杂病等疾病的发生、发展中起到了关键作用。《黄帝内经》是最早记载冲任二脉的，为后世医家诊疗妇科疾病奠定了理论基础。《素问·上古天真论》载："冲脉为病，女子不孕。"《素问·骨空论》述："任脉为病，女子带下瘕聚。"到明清时期冲任理论趋于成熟，《妇人大全良方·博济方论》中总结："妇人病有三十六种，皆由冲任劳损所致也。"

1. 冲脉为病

《黄帝内经》云："冲脉为病，逆气里急。"冲脉为病，不仅可表现为气机逆乱，也可表现为气机下陷，如少腹坠胀即为冲气下陷之证，如吴鞠通《温病条辨》曰："少腹下坠，冲脉虚也。"李时珍《奇经八脉考》载："冲直而通，故谓之冲。"冲脉以通为用，若冲脉为病，则易为冲气上逆，可出现为逆气里急，如胃失和降，则见妊娠恶阻；如血随气上，可致经行吐衄、倒经。冲脉为病，还可引起少腹拘急作痛、季胁部支满而心烦、崩漏、停经、不孕等。

冲脉不通的原因不外乎寒凝、湿热、血瘀。如《金匮要略》总结道："妇人之病，因虚、积冷、结气，为诸经水断绝，至有历年，血寒积结，胞门寒伤，经络凝坚……在中盘结，绕脐寒疝……或结热中，痛在关元……在下未多，经候不匀，令阴掣痛，少腹恶寒；或引腰脊，下根气街，气冲急痛，膝胫疼烦，奄忽眩冒，状如厥癫；或有忧惨，悲伤多嗔，此皆带下，非有鬼神。"若寒邪客于冲脉，致血海凝滞则可见月经延期，量少色黑，有血块，经期腹痛等，出现"冲脉为病……女子带下瘕聚"的病证。若冲脉血海有热，热迫血行可见月经量多。冲脉从少腹内浅出而环绕阴器，故湿热下注可见外阴瘙痒、溃烂。冲脉达于咽喉，环绕唇口，若冲脉浮火上冲，耗伤阴液则见经期口糜。冲脉不通可由瘀结引起，而瘀结之产生，可因外感风寒、内伤生冷、七情郁结等因素所导致，亦可因产后恶露未净、瘀血凝结而发生。当然冲脉不通的原因，还包括虚损。"冲"脉之"冲"，还有壮盛的意思，所谓"冲为血海"。《素问·上古天真论》载："太冲脉盛，月事以时下，故有子。……太冲脉衰少，天癸竭，地道不通，故形坏而无子也。"冲脉为五脏六腑之海，受十二经气血，其气壮盛而上下通行。冲脉血亏，多源于心、肝、脾虚损，化源不足而致血海枯少，可见月经量少色淡、经迟、闭经、产后乳少等。

2. 任脉亏虚

《素问·骨空论》云："任脉为病，男子内结七疝，女子带下瘕聚。"任脉为病，多为任脉之精血亏虚、任脉虚寒、任脉不固等。"任脉虚，太冲脉衰少，天癸竭，地道不通，故形坏而无子"，任脉精血虚衰，胞脉闭阻，地道不通，则导致月经后期、闭经、不孕。而任脉虚证多由先天不足或房劳过度所致。任脉亏虚，气血虚弱则面色无华，神倦乏力，女性胞宫血亏则月经量少、色淡、质清；肾精亏损则见腰膝酸软，形寒肢冷，元阳不能温暖下焦，可有痛经而喜温喜按，月经色暗，见血块，月经不调等；元气不固则月经淋漓不断、带下绵绵、阴挺；任脉气血不调，胎元不固则堕胎、小产、滑胎。任脉实证多为寒凝、湿热所致。黄元御《素灵微蕴·带下解》曰："任为诸阴之长，水寒血冷，任脉凝冱，阴气搏结则为瘕瘕，阴精流注则为带下。"寒邪凝于任脉而滞于胞宫，气血凝滞则经期后延，量少色暗，可出现阴痛、少腹冷、月经失调、闭经、不孕、崩漏、带下等。若湿热由任脉郁于胞宫，则津液溢泻，可见阴中赤白绵绵，热邪客胞中，煎熬阴血，则月经量少、质稠，若热迫血行则月经多、色红。

总而言之，冲任二脉损伤，是妇产科疾病重要的发病机制。李中梓《内经知要》云："女子诸证，虽由督脉所生，实亦冲任之病。"《诸病源候论》曰："月经不调为冲任受伤，月水不通为冲任受寒，漏下乃冲任虚损。"若冲任脉虚或受损，不能下注胞宫则见月经后期、月经过少、闭经、痛经等。若冲任脉不固则见月经先期、月经过多、经期延长、月经先后无定期、崩漏、胎漏、经行吐衄等。《医学衷中参西录》曰："血瘀冲任则可闭经。"若风寒之邪于经期或产后直犯冲任，致冲任脉积寒，则出现月经后期、痛经、不孕等病；若外伤、金刃、虫毒损伤或孕后跌仆闪挫，伤及冲任，致瘀血阻碍冲任脉，阻滞胞宫，则导致崩漏、痛经、闭经、癥瘕、胎漏等。

3. 督脉失统

奇经八脉的功能活动均与督脉相关，受督脉的阳气支配才能发挥正常的生理功能活动。《黄帝内经》云："督脉为病，脊强反折。"叶天士《临证指南医案》中认为督脉病证常见脊柱、腰骶等督脉所过部位的僵硬、疼痛、下坠、畏寒、酸楚不适以及背部气上冲之疼痛、经漏、带下等，临证常以此为辨证要点。督脉者，总督诸脉，乃阳脉之海。《素问·骨空论》说："督脉为病……女子不孕。"女性的生殖功能与督脉有关系。五脏六腑、十二经脉、督脉行于人身之背，统摄人一身之阳气，充溢人之脑髓，且督脉又以精血为本，故督脉虚证多为精血亏损或阳气衰败等。若督脉气虚，阳气不运而寒凝下焦，症见腰背脊酸冷，月经不调，量少色淡，经期后延，腹痛绵绵，喜温喜按，白带清稀，或宫寒不孕等。督脉实证多由外感六淫、内伤七情等导致督脉经气闭阻而产生。若为风寒入侵，通过督脉闭阻于胞宫可见月经延期，量少色黑，有血块，腹痛拒按，得热痛减，带下稀白等。若为湿热侵犯督脉则可见月经先期，月经量多、质稠色红，带下赤黄、有臭味等。

4. 带脉不和

《难经·二十九难》曰："带之为病，腹满，腰溶溶如坐水中。"溶溶，缓纵之意，即带脉为病的主证是腰腹胀满冷痛，如坐水中。《金匮要略》曰："妇人之病，因虚、积冷、结气，为诸经水断绝，至有历年，血寒积结，胞门寒伤，……或有忧惨，悲伤多嗔，此皆带下。"清代尤在泾在《金匮要略心典》中注释为："带下者，带脉之下，古人列经脉为病，凡三十六种，皆谓之带下病，非今人所谓赤白带下也。"因此带下病可被理解为广义上的女性带脉之下的疾病，可因虚劳、寒凝、气滞、血瘀或情志不畅所引发。而妇科常见的月经病、阴道炎、不孕症甚至流产可能都与带脉相关，西晋王叔和在《脉经》提到："带脉也，动，苦少腹痛，引命门。女子月水不来，绝经复下止，阴辟寒，令人无子。"明朝李时珍也在《奇经八脉考·气口九道脉》中指出："中部左右弹者，带脉也，动苦少腹痛引命门，女子月事不来，绝继复下，令人无子。"清朝傅山指出了带脉与胞胎不固的关系，在其所著的《傅青主女科》中说道："带脉无力，则难以提系，必然胞胎不固，故曰带弱则胎易坠，带伤则胎不牢。"因此如果带脉通调，约束有力，则胞宫藏泄有时，气血调达，升降有序，脏腑安和。一旦带脉失和，不但导致脏腑功能失常，十二经及冲、任、督气血运行紊乱，还令胞宫藏泄无权，影响生殖功能，引发诸多妇科疾患。带脉病实证包括寒湿证、湿热证，虚证包括气虚证、气陷证。寒湿浸淫下焦，带脉不固，冲、任、督受累，则见带下色白无味，胞宫寒冷则见月经不调、痛经、经行腹泻等。若湿热之气下注带脉，则可见带下色黄腥臭，阴痒，月经先期、量多色赤等症。若带脉气虚不能约束诸经，则见带下绵绵、淋漓、清稀无味，月经不调甚至崩漏。若中气下陷，带脉失约，失去维系胞宫的作用，可致阴挺、胎漏等。

　　不只是以上四脉，胞络在经、带、胎、产、杂病等疾病的发生、发展中也起到了重要作用。《素问·评热病论》云："月事不来者，胞脉闭也。"胞络具有环流全身经气、渗灌周身血液等功能，胞络中气血旺盛、输布渗灌正常则胞宫得养。胞络失养或损伤的病因主要有外感、内伤、七情、痰饮、瘀阻，形成虚实两种病机。若久病或过劳或先天不足、后天失养而气血虚，致胞络中络气郁滞不通，可发生痛经、月经先后不定期、不孕等。若经期产时，忽视卫生，感染邪毒，或情志过极影响胞络中气血运行，导致湿热之邪损伤络脉，令胞宫失养，可致月经不调、痛经、闭经、崩漏、带下病、产后发热等。久居湿地或经期冒雨涉水，寒湿之邪侵袭胞宫，胞络为寒湿凝滞，可致痛经、闭经、癥瘕等。外伤或房事不节，血瘀、痰浊壅滞胞络致血不循经而为月经过多、崩漏，或致胞络瘀阻或瘀塞则出现痛经、子宫肌瘤等。

此外，脏腑所属的经脉与脏腑相连，可因为脏腑功能的变化对女性生理产生影响。如肾为先天之本，主藏精气，是人体生长、发育和生殖的根本。若肾气不足，冲任不固，封藏失职，可致崩漏、带下增多；若肾阴亏损，精亏血少，冲任血虚，血海不能按时满溢，可出现月经后期、月经稀少、闭经、不孕；若肾阳不足，冲任失于温煦，胞脉虚寒，血为寒凝，则会导致月经后期、月经稀少、痛经、闭经、不孕。肝主疏泄，喜条达，若情志不畅，肝气郁结，气滞血瘀，冲任之脉失于调畅，血海蓄溢失常，可致月经先后不定期、崩漏；若肝气郁而化火，热伤冲任，迫血妄行，可致月经先期、月经过多、崩漏甚至经行吐衄。脾胃为后天之本，乃气血生化之源，而冲任又隶于阳明经，无论是血海满溢形成月经，还是妊娠之时脏腑经络的阴血下注冲任以养胎元，均需要充沛的水谷精微滋养及精血的化生。若脾气虚，冲任不固，血失统摄，可致月经先期、月经过多、崩漏、带下增多等。胞宫所需的精、血、津、液等精微物质均有赖肺气的推动，若肺气不利，则气血运行不畅，精微不能输布于胞宫，久而为病。《素问·评热病论》中言："胞脉者，属心而络于胞中。"说明心与胞宫由胞络直接相联，当胞络气血障碍达到一定程度时，心可以感觉到胞络闭阻造成的疼痛。心主血脉，心气不足则血亏，心气不通则血瘀，胞脉失濡失畅，导致胞宫疾病。

第四节　经络的临床应用

关于经络记载最早的专著是《足臂十一脉灸经》和《阴阳十一脉灸经》。至秦汉时期，《黄帝内经》系统而全面地记载了经络理论和辨证方法，《灵枢·经脉》曰："经脉者，所以能决死生，处百病，调虚实，不可不通。"指出经络对于临床诊察和治疗具有重要的指导意义，也同时说明了经气的通畅对机体的生理功能具有决定性作用。

1. 指导诊断

《灵枢·九针十二原》曰："凡将用针，必先诊脉，视气之剧易，乃可以治也。"经脉脏腑相关是经络理论的核心内容之一，经络内属脏腑，外络肢节，当机体生理功能发生异常时，就会沿着所属经络通路反映到体表，出现各种症状和体征。首先是望诊，《灵枢·邪气脏腑病形》曰："十二经脉，三百六十五络，其血气皆上于面而走空窍。"因为经络在头面部循行，所以脏腑气血的盛衰以及病变我们可以通过观察面部皮肤气色的变化、五官形态的变化分辨出来。如《望诊遵经·黑色主病条目》云："妇人眼眶灰黑者，崩中带下也。"《灵枢·五色》中记载："面王以下者，膀胱子处也。""女子色在于面王，为膀胱子处之病。"大意指鼻尖下面的上唇部，属于反映膀胱和子宫生殖系统病变的部位，妇女膀胱或生殖系统有病变时，可在上唇部出现异常病色。

舌诊是望诊的一个重要部分，五脏六腑的任何变化，通过经络联系，直接影响舌的舌神、舌色、舌形、舌态。《灵枢·经脉》说："手少阴之别……循经入于心中，系舌本。""厥阴者肝脉也……而脉络于舌本也。""脾足太阴之脉……入腹,属脾络胃,上膈,挟咽,连舌本,散舌下。""足少阴之脉……循喉咙,挟舌本。"《灵枢·营卫生会》又说:"上焦出于胃上口……上至舌。"《灵枢·经筋》也指出:"足太阳之筋,其支者,别入结于舌本。"我们可以看出,通过经络系统,舌与经脉、经别、经筋以及心、肝、脾、肾、胃、三焦等诸脏腑有着直接的联系,而在诸多脏腑中,心和脾与舌的关系尤为密切。因此通过观察舌质不同部位的颜色、形态的变化,可以诊断疾病。妇人经、带、胎、产、乳等特殊的生理功能,无不以血为本,以气为用,而脏腑乃气血化生之源。从临床调查资料看来,女性因生理特点,在月经期,舌可出现蕈状乳头充血,舌质偏红,舌尖有明显的红刺,月经过后可以恢复正常的生理现象,说明舌尖和妇科有着密切的关系,它可以反映子宫的生理状态。有研究者发现舌尖瘀点的出现反映了病理性的痛经或妇科肿瘤,子宫部位的肿瘤出现舌尖瘀点主要是呈弥漫性的瘀点,而卵巢方面主要是集中性的舌尖瘀点。有研究对妇科肿瘤患者进行了舌象采集,发现小于60岁组患者舌形多为裂纹舌;大于60岁组则舌形多为瘀斑舌,舌面瘀紫有瘀点、瘀斑。又有学者发现同为功能失调性子宫出血,凡血热者,常呈舌色鲜红;瘀血者,常有舌尖边出现紫红点或瘀斑;血亏脾虚者,常出现舌质淡白不荣;湿热下注者,常有舌苔黄腻厚而舌色红绛。

　　脉诊来源于经络,经络切诊包括寸口脉、人迎脉、趺阳脉、太溪脉的切诊以及经络分部的切诊。一般认为以寸口脉诊阴经病证的虚实,人迎脉诊阳经病证的虚实,趺阳脉诊阳明经的盛衰,太溪脉诊肾脉的盛衰。其中,寸口是手太阴肺经的动脉,《素问·经脉别论》说:"气口成寸,以决死生。"由于五脏六腑的气血通过经络而会合于肺，故脏腑病变均可反映于寸口。同时肺经起于中焦，与脾同属太阴，脾胃为气血生化之源，因此独取寸口可以诊断全身的病变。古代文献中，对妇科病的脉诊也有所描述。如《诊家枢要》曰："妇人女子，尺脉常盛而右手大，皆其常也。若肾脉微涩或左手关后尺内脉浮，或肝脉沉而急，或尺脉滑而断绝不匀，皆经闭不调之候也。"《诸病源候论·妇人杂病诸候》云："诊其右手关后尺脉，浮则为阳，阳脉绝，无子也。又脉微涩，中年得此，为绝产也。少阴脉如浮紧，则绝产。恶寒，脉尺寸俱微弱，则绝嗣不产也。"《景岳全书·脉神章》曰："若虚寒者，必缓而迟细，为阳虚。"

2. 解释特殊时期的生理现象

古代医家已经认识到了女性特殊生理时期的正常生理变化，并通过经络理论进行了阐释。如妇人妊娠期间闭经，被理解为妊娠后胞脉闭阻，《素问·评热病论》："月事不来者，胞脉闭也，胞脉者属心而络于胞中，今气上迫肺，心气不得下通，故月事不来也。"再比如比较罕见的"子喑"，又被称为"妊娠失音""妊娠不语"或"哑胎"，指妊娠期间出现声音嘶哑，或不能发声的一种症状，《素问·奇病论》中就有"人有重身，九月而喑"的记载并解释为"胞络者，系于肾，少阴之脉贯肾，系舌本，故不能言……无治也，当十月复"，将子喑归为一种孕晚期络脉阻滞的一种表现。后世医家如张从正的《儒门事亲·身重喑哑》也解释为"夫妇人身重，九月而喑哑不言者，是胕之络脉不相接也，则不能言"。此外，《脉经·卷九》里还提到了一种生理现象——激经，指的是怀孕以后，月经仍按月来潮，且量、时间相对较短，到三个月后自行停止，无损于孕妇健康及胎儿的生长、发育，俗称"垢胎"

"盛胎""妊娠经来"等。清代名医张山雷在《沈氏女科辑要笺正》中解释道："若妊娠月月行经，又不碍胎，惟旺盛者偶或有之，然虽如期而来，亦必不如平时之多，其方为有余而溢之征。"将激经之因归之为"母气壮盛，荫胎有余而血之溢"，认为"血虽漏而生子仍不弱，此阴之强也，不必治之"。

3. 指导治疗

针灸是建立在经络理论上最悠久、最常见的传统治疗方式。针灸具有疏通经络、调理气血、平衡阴阳、补虚泻实的作用。《灵枢·九针十二原》曰："余欲勿使被毒药，无用砭石，欲以微针通其经脉，调其血气，营其逆顺出入之会。"针灸治病可刺激体表的经脉穴位，对相应脏腑的生理功能和病理改变起到一定的调节作用，从而达到治疗疾病的目的。《灵枢·根结》载："用针之要，在于知调，调阴与阳。"六淫外邪或七情内因等引起经络之气的瘀阻、不足或太过，都可导致阳气输布失常，阳无所立，阴邪作乱，气血失和，引起疾病发生。针灸治疗妇科崩漏、闭经、带下病，局部取穴均以任脉、膀胱经为主，配穴规律主要是远近配穴、局部配穴、四肢配穴、俞募配穴等，随证取穴主要集中在任脉、膀胱经、肝经、脾经、肾经、胃经的经脉上。有学者对古今文献汇总统计，初步得出针灸治疗胞宫相关疾病的取穴规律：三阴交为临床常用的主穴之一；按部位取穴治疗胞宫相关疾病以下腹部（任脉穴居多）及腰骶部穴位（膀胱经穴居多）最常用；膝下以肝、肾、脾经穴位为主。还有研究者分析《针灸甲乙经》发现：《针灸甲乙经》继承了《黄帝内经》的学术思想，治疗妇科病尤其是不孕症、妇科杂病和外阴疾病，选穴上重视足厥阴肝经、足阳明胃经、足少阴肾经、足太阳膀胱经和任脉穴位的使用，并重视腹部、背部等处近治选穴，重点运用的穴位是三阴交、气冲、石门、中极、曲骨与八髎穴。

刮痧是一种历史悠久的中医外治疗法，以中医皮部理论和络脉理论为基础。皮部是刮痧直接作用的部位，也是脏腑经络气血的外在反映部位，而络脉布散于全身，沟通表里、联系脏腑、灌渗气血，与皮部密切相关。刮痧利用工具与体表肌肤直接接触，刮至皮肤或皮下组织出痧，从而达到治疗效果。有研究者查阅了国内近十五年的文献，发现刮痧可参与治疗妇科相关疾病，其中涉及痛经、闭经、乳腺增生、经前期综合征、绝经前后诸证等，并认为刮痧对气滞型患者更具治疗优势。

在中药治疗上，临床上常根据归经理论，选取特定药治疗某些病。比如妇科名中医朱南孙归纳前贤经验，将带脉药分类如下：多选升麻、五味子升提带脉；龙骨、牡蛎、海螵蛸、椿根皮固托带脉；白芍、甘草止带脉之疼痛；艾叶、干姜温带脉之寒；黄芩、黄柏、白芷炭清带脉之湿热；当归、熟地黄补带脉之阴。

第三章

中医特色疗法

第一节　针灸疗法

一、毫针疗法

毫针疗法，又称"体针疗法"，即用毫针（包括芒针）刺入体表的经络腧穴或病变部位以治疗疾病，是常用的一种针刺疗法。一般针体长度在 4 寸以下（含 4 寸）者称为毫针，针体长度在 5 寸以上（含 5 寸）者，称为芒针（又称长针）。实际上，芒针只是在尺寸上比毫针长，其操作方法与毫针相类。毫针刺入体表相应部位，可促进和调整经络气血运行，协调和恢复机体阴阳平衡，达到扶正祛邪、防治疾病的目的。毫针疗法是古今针灸临床运用最多、手法最丰富、应用最广泛的治疗方法。

【操作方法】

1. 刺手和押手

针刺操作分刺手和押手。所谓刺手，就是持针的手，临床上多数医生以右手持针，故称右手为刺手。押手是按压穴位的手，一般以左手按压穴位辅助进针，故左手称为押手。刺手的作用，主要是握针具。持针姿势一般以拇、食、中指夹持针柄，以无名指抵住针身，运针时运用指力，使针尖快速透入皮肤，再行捻转，刺向深层，并施提插、捻转等各种手法。押手的作用，主要是固定穴位，减少进针时的疼痛感，并使针有所依靠，不致摇晃和弯曲，以便行针施术，还可以调整和加强针刺感应，以提高效果。

2. 进针法

毫针的进针方法有双手进针法和单手进针法。

双手进针法即左右手互相配合将针刺入。这是最基本的进针方法，必须熟练掌握之后，再练习单手进针法。双手进针法根据不同的针刺部位及针的长短而分为指切进针法、夹持进针法、提捏进针法、舒张进针法。

（1）指切进针法：以左手拇指或食指或中指指甲切压在穴位上，右手持针，紧靠指甲缘将针刺入皮肤。此法适用于短毫针刺入肌肉丰厚处穴位的情况。

（2）夹持进针法：左手拇指提住针身下端，露出针尖，右手拇指食指持针柄，将针尖对准穴位，当右手指力下压时，左手拇指同时用力，两手协同将针刺入皮肤，然后右手捻转，左手继续下压，将针刺入所要求的深度。此法适用于3寸以上的长针刺肌肉丰厚处穴位的情况。

（3）提捏进针法：左手拇指和食指将针刺部位的皮肤提起，右手持针从提起的上端刺入。此法适用于皮肉浅薄的部位，特别是面部腧穴的进针。

（4）舒张进针法：以左手拇、食二指，或食、中二指平放于针刺部位的皮肤上，分开两指将皮肤撑开绷紧，右手持针刺入，此法适用于皮肤松弛有皱纹的部位，如腹部的穴位进针。

单手进针法即左手拇、食二指夹持针柄，中指指端靠近穴位，指腹抵住针尖及针身下端，当拇、食指向下用力时，中指随之屈曲，紧靠夹持针体，将针刺入。此法多用于短毫针，并可与指切、提捏、舒张进针法配合使用。

临床上应根据腧穴所在部位的解剖特点、针刺深浅和手法要求，灵活选用以上各种进针手法，使进针顺利并减轻患者的疼痛。

此外，还有管针进针法，即为了减少进针时的疼痛，可用特制的针管（不锈钢或玻璃、塑料等制成）代替押手，选平柄毫针装入针管中，将针尖所在一端置于穴位上，上端露出针柄 2~3mm，然后将针快速拍入穴位内，再将针管抽去，施行各种手法。此法进针不痛，多用于儿童和惧针者。

3. 针刺的角度和深度

针刺操作中，正确掌握针刺方向和角度、深度，是增强针感、提高疗效、防止意外发生的重要环节，取穴的正确性不仅是指体表的位置，还必须与正确的针刺角度、方向结合起来才能充分达到治疗效果。

针刺的角度是指进针时与皮肤形成的夹角，其角度大小主要是根据针刺腧穴部位和治疗目的而决定的，一般分为直刺、斜刺和平刺 3 种。直刺：针身与皮肤呈 90° 垂直刺入，适用于全身大多数腧穴及肌肉丰厚部位，如四肢及腹部穴位多用直刺。斜刺：针身与皮肤呈 45° 角倾斜刺入，适用于骨骼边缘的腧穴或内有重要脏器不宜深刺的部位。平刺：又称横刺、沿皮刺，针身与皮肤表面呈 15° 角沿皮刺入，适用于皮肉浅薄处。

针刺的方向即进针时针尖要朝着一定的方向刺。针刺的方向往往需要根据经脉循行的方向、腧穴分布的部位及针感所需达到的病变部位决定。针刺的方向与角度是密切相关的。如头顶部腧穴多向前后平刺；面颊、眼区腧穴多直刺；颈项、咽喉部腧穴多向周围斜刺；胸部正中的任脉腧穴多向上下平刺；侧胸部腧穴多沿肋骨向外斜刺；上下腹部腧穴多直刺；腰背部腧穴多向上或向脊柱斜刺；四肢部腧穴一般多直刺。并且为了保证治疗效果和针刺安全，针刺某些腧穴时必须朝向某一特殊方向，如针刺哑门时，针尖应朝向下颌方向；针刺某些背部腧穴时，针尖应朝向脊柱方向。

针刺的深度是指针身刺入皮肉的深度。一般以既有针感又不伤及重要脏器为原则。在实际运用中，必须根据腧穴的部位和患者的病情、年龄、体质以及经脉循行的深浅、不同时令等情况而定。病情：一般来说，阳证、表证、新病宜浅刺；阴证、里证、久病宜深刺。年龄：老年人气血衰退，均不宜深刺；年轻力壮，气血旺盛的人可以深刺。体质：人的体质和形体有肥瘦强弱之分，形瘦体弱者宜相应浅刺；形盛体强者可适当深刺。部位：凡在头面及胸背部腧穴者宜浅刺，四肢、臀、腹部腧穴可适当深刺。经脉循行深浅：循行于肘臂、腿膝部的经脉较深，所以可深刺；循行于手指、足趾部的经脉较浅，故宜浅刺。另外，可根据经脉的阴阳属性进行针刺，如《灵枢》："刺阴者，深而留之，刺阳者，浅而疾之。"时令：由于人体与时令息息相关，针刺必须因时而异，临床上，一般按照春夏宜浅、秋冬宜深的原则。

4. 针刺手法

针刺手法即进针后为了取得针感或进行补泻而施行的各种手法，分为基本手法和辅助手法。

（1）基本手法

基本手法分为提插法、捻转法。

1）提插法：针尖进入一定深度后将针从浅层插向深层，再由深层提到浅层称为提插法。提插的幅度、频率需视病情和腧穴而定。一般来说，提插幅度大，频率快，刺激量就大；提插幅度小，频率慢，刺激量就小。

2）捻转法：针刺进入一定深度后，用拇、食指一前一后来回捻动针柄，称为捻转法。捻转的幅度在180°～360°，并且注意不能单向捻转，以免肌纤维缠绕针身，增加患者局部疼痛或造成出针困难。一般来说，捻转的角度大，频率快，刺激量就大；捻转的角度小，频率慢，刺激量就小。

（2）辅助手法

辅助手法分为循法、弹法、刮法、摇法、搓法、飞法、震颤法。

1）循法：针刺后如无针感，用手沿经络在穴位上下轻轻循按。循法多用于气至迟缓的虚证，是一种催气手法。

2）弹法：是在针刺后的留针过程中，用手轻弹针柄，使针体微微振动，以加强针感的手法。

3）刮法：针刺达到一定深度后，用指甲刮动针柄，称为刮法。如以右手拇指抵住针柄顶端，同时以食指或中指指甲从针柄下端向上刮动，称"单手刮法"。刮法可以加强针感的扩散，用于催气、行气。

4）摇法：针刺达一定深度后，以手持针柄将针摇动。用这种方法行气，可使感应在一定的方向上传导。

5）搓法：是将针刺入一定深度后，右手持针柄作单向捻转的方法。用此法可催气、行气、补泻。

6）飞法：先以拇、食指以较大幅度捻转数次（一般3次左右），然后放手，拇、食指张开，如飞鸟展翅之状，一捻一放，反复操作，用于催气、行气。

7）震颤法：以右手持针柄，作小幅度快速提插，使针身发生微微震颤，提插时一般针刺深度不变。

以上行针的基本手法和辅助手法，临床上既可单独使用也可结合使用。几种手法的应用，可根据不同情况选择。如刮法、弹法可用于一些不适宜做大幅度捻转操作的腧穴；飞法、震颤法均可以用于肌肉丰厚处的腧穴；摇法可用于位置较浅的腧穴。

4. 毫针补泻手法

施行一定的针刺手法，可以达到补虚泻实的目的。针刺补泻是通过针刺腧穴，运用一定的手法激发经气以鼓舞正气、疏泄病邪而防治疾病的方法。所谓针刺补泻，是针对患者不同的机能状态和疾病性质而言的：针刺补法鼓舞人体正气，使低下的机能恢复旺盛；针刺泻法可疏泄病邪，使亢进的机能恢复正常。毫针补泻手法是实现针刺补泻最主要的手段和方法，可分为单式补泻手法和复式补泻手法。

（1）单式补泻手法

1）捻转补泻：针下得气后，拇指向前用力重，向后用力轻者为补法；拇指向后用力重，向前用力轻者为泻法。

2）提插补泻：针下得气后，先浅后深，重插轻提，以下插用力为主者为补法，先深后浅，轻插重提，以上提用力为主者为泻法。

3）徐疾补泻：进针时徐徐刺入，疾速出针者为补法；进针时疾速刺入，徐徐出针者为泻法。

4）迎随补泻：进针时针尖随着经脉循行去的方向刺入为补法，针尖迎着经脉循行来的方向刺入为泻法。

5）呼吸补泻：患者呼气时进针，吸气时出针为补法；患者吸气时进针，呼气时出针为泻法。

6）开阖补泻：出针后迅速按闭针孔为补法；出针时摇大针孔而不按为泻法。

7）平补平泻：进针得气后均匀地提插、捻转即为平补平泻。

在上述单式补泻手法中，捻转补泻和提插补泻是基本的补泻手法。

（2）复式补泻手法

1）烧山火：将穴位的可刺深度分为浅、中、深三层（天、人、地三部），先浅后深，每层各做紧按慢提（或用捻转补法）九数，然后退回至浅层，称为一度。如此反复操作数度，再将针按至深层留针。在操作过程中，可配合呼吸补泻中的补法，出针时按压针孔。多用于治疗顽麻冷痹、虚寒性疾病等。

2）透天凉：针刺入后直插深层，按深、中、浅的顺序，在每一层中紧提慢按（或用捻转泻法）九数，称为一度。如此反复操作数度，将针提至浅层留针。在操作过程中，可配合呼吸补泻中的泻法，出针时摇大针孔而不按压。多用于治疗热痹、急性痈肿等实热性疾病。

【适用范围】

飞法可应用于某些肌肉丰厚部位的腧穴；摇法、震颤法可用于部位较为浅表的腧穴。通过各种行针手法的运用，可促使针后得气或加强针刺感应，以起到疏通经络、调和气血、防治疾病的作用。

【注意事项】

除遵循针灸施术的注意事项外，运用毫针疗法还应注意：

（1）在颈项部、胸背部针刺时，一定要了解局部解剖情况，掌握针刺方向，切忌乱刺、深刺。

（2）在神经干附近和神经分布表浅处（如内关、阳陵泉、督脉穴位），针刺手法应轻柔，不要强捻猛捣，在有放电感及强烈针感出现时应轻轻退针或变换方向，不宜再做强手法，以防损伤神经和脊髓。

（3）对体弱而针感不强或无针感者，可留针候气，不宜长时间多方向找针感，以防损伤神经、血管。

（4）术者对经络走向要清楚，以便在发生异常情况时及时起针，以防劣性效应加剧而致不可逆的损害。

二、三棱针疗法

三棱针疗法是用特制的三棱形不锈钢针刺破穴位或浅表血络，放出少量血液以治疗疾病的一种方法。

【操作方法】

1. 针具

三棱针用不锈钢或紫铜制成。针长约6cm，针柄较粗，呈圆柱形，针身呈三棱形，三面有刃，针尖锋利。

2. 刺法

刺法分点刺法、挑刺法、散刺法、泻血法。根据病情及部位的需要，可选用不同的刺法。

（1）点刺法：手持三棱针，对准所要放血的部位或络脉，迅速刺入0.05~0.1寸，随后迅速退出，以出血为度。出针后不要按闭针孔，让血液流出，并可轻轻挤压穴位，以助排血。随后，以消毒干棉球压住针孔，按揉止血。多用于四肢末端穴位，如十宣、十二井穴或头面部的太阳、印堂、攒竹、上星等穴。

（2）挑刺法：用三棱针迅速刺入皮肤1~2mm，使针身倾斜挑破皮肤，挤出少量血液或黏液，或刺入皮肤约5mm，使针身倾斜，针尖轻轻提起，挑断皮下白色纤维组织。多用于颈椎综合征、肩周炎、失眠等。

（3）散刺法：用三棱针在病变局部的周围进行点刺，根据病变部位大小，可刺 10～20 针，针刺深浅须依据局部肌肉厚薄、血管深浅而定。可由病变外围向中心环形点刺，达到祛瘀生新、舒筋活络的目的。多用于局部瘀血、血肿、水肿、顽癣等。

（4）泻血法：以橡皮管结扎于针刺部位近心端，令局部静脉充盈，左手拇指按压于被刺部位，局部消毒后，右手持三棱针对准被刺部位的静脉，迅速刺入 0.05～0.1 寸即将针迅速退出，使血液流出，亦可轻轻挤压静脉近心端，以助瘀血排出。多用于肘窝、腘窝的穴位及其附近的浅表静脉。

3. 强度与疗程

三棱针疗法强度与点刺的深浅、范围以及出血的多少有关。病情轻、体质差的患者，宜采用浅刺、少刺的轻刺激；病情重、体质好的患者，应采用深刺、多刺的强刺激。

疗程也要视出血多少和病情轻重而定。一般浅刺微出血，可每日 1 次或 2 次；如深刺多出血，每周可放血 2～3 次，也可每隔 1～2 周放血 1 次。

【适用范围】

三棱针法具有活血通络、开窍清热、调和气血、消肿止痛的作用。临床上适用范围广泛，多用于实证、热证、瘀血、疼痛等，如妇科肿瘤、月经不调、闭经、痛经、乳房肿痛、胞衣不下、回乳等。

【注意事项】

除遵循针灸施术的注意事项外，运用三棱针法还应注意：

（1）局部皮肤和针具要严格消毒，以免感染。

（2）熟悉解剖部位，切勿刺伤深部大动脉。

（3）一般下肢静脉曲张者，应选取边缘较小的静脉，注意控制出血。对于重度下肢静脉曲张者，不宜使用。

（4）点刺、散刺时，针刺宜浅，手法宜轻快，出血不宜过多。

（5）施术中要密切观察患者反应，以便及时处理。如出现血肿，可用手指挤压出血或用火罐拔出，若仍不消退，可用热敷以促其吸收。如误伤动脉出血，应用棉球按压止血或配合其他止血方法。

（6）虚证、产后及有自发出血倾向或损伤后出血不止的患者不宜使用。

三、皮肤针疗法

本法是指运用皮肤针叩刺人体一定部位或穴位，激发经络功能，调整脏腑气血，以达到防治疾病目的的一种疗法，是以多支短针组成、用来叩刺人体一定部位或穴位的一种针具。

皮肤针又有梅花针、七星针、罗汉针之分，其中，梅花针是针灸学中多针浅刺的一种疗法，有两千余年的悠久历史。我国现存最早的医书《黄帝内经》里记载有"毛刺""扬刺"和"半刺"等刺法，后人就是根据这些记载而发展创制了现在的梅花针。梅花针治病，是以经络学说为指导，从整体观念出发，辨证论治，根据病情采取不同手法，叩打一定皮肤部位进行治疗的。《景岳全书》指出"病之于内，形之于外"，即当内脏病变时，常在体表的一定部位出现阳性反应和阳性物。这些阳性反应和阳性物便是梅花针疗法检查、诊断疾病的重要依据，也是治疗时重点刺激的部位。

【操作方法】

本疗法针法的基本手法是"弹刺法"，关键在于操作者腕部的功力。

1. 刺激强度

根据刺激强度，分为轻、中、重三种。轻刺则为补法，重刺则为泻法，介于两者之间的中等强度刺激则为平补平泻。对于感觉迟钝或麻木的患者，应根据病证，采用适当的刺激强度，达到治疗目的。

（1）轻度刺激：叩打时使用腕力较轻，冲力也小。患者稍有疼痛感，皮肤局部略有潮红。具有补的性质。

（2）中度刺激：叩打时腕力稍大，冲力亦较大，介于轻、重刺激强度之间。患者有轻度痛感，局部皮肤有潮红、丘疹，但不出血。具有平补平泻性质。

（3）重度刺激：叩打时腕力较重，冲力大。患者有较明显痛感，但能忍受，叩打到局部皮肤明显发红，并可有轻微出血。属于泻的手法。

操作频率每日或隔日 1 次，10 次为一个疗程，疗程间隔 3~5 日。

2. 叩刺部位

根据叩刺部位的选择分为循经叩刺法、局部叩刺法和穴位叩刺法。

（1）循经叩刺法：指沿着经络循行路线进行叩刺的一种方法。最常叩刺的部位是任脉、督脉和膀胱经。

1）任脉叩刺线：任脉叩刺线由曲骨穴至天突穴。沿任脉由曲骨穴上行叩刺至天突穴为补；从天突穴下行叩刺至曲骨穴为泻；上行和下行交替叩刺，即为平补平泻。主治：任脉为阴经脉气汇聚之处，主治阴经脉络疾病，以足厥阴肝经、足少阴肾经疾病为主，如白带过多、月经不调、不孕、痛经、崩漏下血、阴中痛、乳痈等病证。

2）督脉叩刺线：督脉叩刺线由长强穴至大椎穴。沿督脉长强穴上行叩刺至大椎穴为补；从大椎穴下行叩刺至长强穴为泻；上行和下行交替叩刺，则为平补平泻。主治：不孕、闭经、痛经、赤白带下、妇人阴中痛、前阴痛等。

3）膀胱经叩刺线：膀胱经叩刺线上起下位颈椎，下至骶尾椎部。沿膀胱经循行路线叩刺，叩刺线与后正中线的距离分别为1.5寸和3寸，每针相距0.5~1cm。必要时也可以在两行中间再叩刺一行。一般可循经叩刺8~16次。主治：月经不调、痛经、闭经、赤白带下、难产、胎位不正、恶露不尽、产后缺乳、不孕、妇人腹中包块、妇人阴中痛、阴肿、阴痒等。

（2）局部叩刺法：即在病变局部叩刺或在病变局部由外围向中心围刺或散刺。在脊柱两侧及体表其他部位检查，发现阳性物（条索状物、结节状物、海绵状物）及阳性反应区（酸、痛、麻、木）时，在治疗中须重点叩刺。

1）对阳性物的叩刺：叩刺阳性物时，首先要摸清楚阳性物的形状、大小、软硬、深浅、分布范围以及其起止和走向，并用手指按压有无疼痛反应、基底部与周围组织有无粘连等，然后在阳性物表面皮区及周围采用较重手法密刺。为了刺准阳性物，术者可以用左手拇指和示指将阳性物固定，然后进行叩刺。对条索状物要注意加强起止端的叩刺。

2）对阳性反应区的叩刺：阳性反应区是指酸、痛、麻、木区域。治疗时对此皮区应采取密刺，手法较一般部位要重些。

3）对疼痛或酸痛区的叩刺：在此区叩刺，必须细心找到最痛的反应点，在痛点皮区做重点叩刺，并加用辅助手法，即以左手食指或拇指尖不时揉按痛点，并向四周疏散揉按。

4）对麻木区的叩刺：麻木区的叩刺，除对皮肤感觉迟钝或消失的阳性区进行密刺外，还要在麻木区的周围健康皮肤处做疏通性叩刺。即梅花针先叩刺正常皮肤区，然后逐渐向麻木阳性反应区呈向心性叩刺。这种由健康皮肤的四周向麻木阳性反应区叩刺的方法，称为疏通诱导法。对一些病证的患部（如皮炎、湿疹、脱发区等），也要由四周向中心部叩刺。

（3）穴位叩刺法：即是在选择好的穴位表面皮区进行叩刺。临床较常用的有各种特定穴、夹脊穴、阿是穴等。每个穴位叩刺范围要根据个体差异、人体的高矮肥瘦以及穴位所在的部位而定。一般以穴位表面 0.5～2cm 为直径做圆形均匀密刺，每个穴位开始 20 次左右，随后可增至 40～50 次。

【适用范围】

皮肤针疗法具有通经活络、消肿止痛、祛风除湿、开窍泄热、调和气血等作用，广泛应用于临床各科，以功能失调性疾病疗效更佳，对器质性病变也有一定疗效，如痛经、月经不调、崩漏、带下病、滞产、恶阻、胞衣不下、脏躁等。

【注意事项】

除遵循针灸施术的注意事项外，运用皮肤针法还应注意：

（1）注意检查针具，当发现针尖有钩毛或缺损，针锋参差不齐者，须及时修理。

（2）针具及针刺局部皮肤（包括穴位）均应消毒。重刺后，局部皮肤须用酒精棉球消毒清洁，以防感染。

（3）局部皮肤有创伤及溃疡者，不宜使用本法。

（4）凝血功能障碍、急重症、传染性疾病不宜用此法。

（5）叩刺时要保持针尖的平正，避免针尖斜向刺入和向后拖拉起针，以减轻疼痛。

四、皮内针疗法

皮内针疗法是以特制的小型针具固定于腧穴部的皮内或皮下，进行较长时间埋藏的一种方法，临床需作较长时间留针的病证，可采用本法。皮内针又称"埋针"，通常用 30 号或 32 号不锈钢丝制成的图钉形和麦粒形的两种针具。具体来说，它是将针具刺入皮内，固定后留置一定时间，利用其持续刺激作用来治疗疾病的一种方法。

【操作方法】

1. 分类

（1）图钉形皮内针埋针法：图钉形皮内针也称揿针，用于耳穴和体穴埋藏。在局部常规消毒后，用镊子夹持针柄，对准穴位，垂直刺入，使环状针柄平整地留在皮肤上，用胶布固定。

（2）麦粒形皮内针埋针法：可应用于身体大部分穴位。用消毒镊子夹持针柄，对准已消毒的穴位，沿皮下刺入 0.5~1cm，针柄留于皮外，用胶布固定。

2. 埋针时间

一般 2~3 天为宜。秋季埋针时间可适当延长，夏季可适当缩短。两次埋针间隔时间：同一穴位起针后 1 周可再次埋针，不同穴位可以连续进行。若为疼痛性疾病，埋针时间以疼痛缓解为度，不一定持续数日。

【适用范围】

本法常用于慢性顽固性疾病，以及反复发作的疼痛性疾病，如月经不调、痛经等妇科疾病。

【注意事项】

除遵循针灸施术的注意事项外，运用皮内针疗法还应注意：

（1）关节、胸腹、颜面及体表大血管部位均不宜埋针。

（2）埋针部位持续疼痛时，应调整埋针深度和方向。调整后仍感疼痛，应予出针。

（3）埋针期间，针处不可着水，以防感染。若局部感染，应即出针，并做相应处理。

（4）对金属过敏者禁止埋针。

五、头针疗法

头针又称头皮针疗法，是指在头部进行针刺以治疗疾病的方法。可根据传统的脏腑经络理论选取相应的头部穴位，或根据大脑皮层的功能定位在头皮的投影选取相应的头穴线进行治疗。

头针法是在传统针灸理论基础上发展而来的。《素问·脉要精微论》指出："头者，精明之府。"头为诸阳之会，手足六阳经皆上循于头面，所有阴经经别和阳经相合后亦上达于头面。头针治疗疾病的记载始于《黄帝内经》，后世《针灸甲乙经》《针灸大成》等文献记载头部腧穴治疗全身疾病的内容则更加丰富。随着医学理论的发展和临床实践的积累，头针的穴线定位、适用范围和刺激方法渐成体系，头针已成为世界上针灸临床常用的治疗方法之一。

【操作方法】

1. 治疗部位的暴露

在针刺前，暴露头皮，分开局部头发。既便于取穴，也可防止针尖刺入发囊引起疼痛，同时应避开局部感染及瘢痕部位。

2. 头针进针法

（1）指切进针法：一手拇指的指甲掐切头穴，一手持针，针尖紧靠指甲边缘，迅速刺入皮下。

（2）捻转进针法：一手持针，稍微用力，缓慢捻转进针，捻转角度在45°以内，拇指向顺时针和逆时针均匀捻转，边捻转边进针。

（3）快速进针法：用一手拇、食指尖捏住针体下端，距针尖约2cm处，将针尖对准进针点，手指尖距头皮5～10cm，手腕背屈后突然向腹侧屈曲，使针尖冲进头皮下或肌层。

（4）单手快速推进针体：飞针刺入后，一手拇、食指尖捏住针柄下半部，中指紧贴针体末端，沿头针刺激区（治疗线）方向，将针体推进至帽状腱膜下层。

（5）双手快速推进针体：飞针刺入后，一手拇食指尖捏住针柄下半部，中指紧贴针体，另一手拇、食指尖轻轻捏住针体近皮处，以免针体弯曲，然后将针体推进至帽状腱膜下层。

3. 针刺的角度和深度

（1）针刺的角度：针体与皮肤宜成15°～30°，即沿皮刺的方法。如此针体在帽状腱膜下层，易于操作，患者痛感轻，临床易获疗效。

（2）针刺的深度：宜根据患者具体情况和处方要求决定，一般针体平卧进针1寸左右为宜。婴幼儿宜浅刺。

4. 针刺的方向

（1）治疗需要：临床治疗中，以百会穴前为阴，百会穴后为阳。凡病变部位在阴（内脏、胸腹、肢体前面、头面部）者，针刺由后向前；病变部位在阳（躯干、腰背、肢体后面、枕、项部）者，针刺由前向后。

（2）经脉循行：某些头针治疗线在经脉循行线上，如额中线、顶中线、枕上正中线与督脉重合。根据经脉循行走向，决定针刺方向，达到扶正祛邪的目的。

（3）操作方便：对于颞、枕部的头穴，一般均采取由上而下的针刺方向，以便操作，同时可避免局部疼痛。

5. 针刺手法

针刺手法与其他部位针刺手法相类似，包括捻转补泻、提插补泻、徐疾补泻、迎随补泻、震动手法、弹拨针柄手法等。若是多针同时刺激某一头穴或头针治疗线，可使用对刺法、交叉刺法、齐刺法等等。另外还可在针刺部位加电针治疗仪增强刺激。

【适用范围】

头针法临床适应证较广泛，如：妇女功能性月经不调、痛经、经前期头痛、绝经前后诸证、失眠、脏躁等。

【注意事项】

除遵循针灸施术的注意事项外，运用头针法还应注意：

（1）因为头部有毛发，故必须严格消毒，以防感染。

（2）由于头针的刺激较强，刺激时间较长，医者必须注意观察患者表情，以防晕针。

（3）婴儿由于颅骨缝骨化不完全，不宜采用头针治疗。中风患者，急性期如因脑出血引起昏迷、血压过高时，暂不宜用头针治疗，须待血压和病情稳定后方可做头针治疗。如因脑血栓形成引起偏瘫者，宜及早采用头针治疗。

（4）由于头皮血管丰富，容易出血，故出针时必须用干棉球按压针孔 1~2 分钟。

（5）头针刺激线上除用毫针刺激外，尚可配合电针、艾灸、按压等法进行施治。

（6）进针须避开毛囊，以免疼痛，避免触及血管、骨膜。毫针推进时术者手下如有抵抗感或患者感觉疼痛时，应停止进针，将针往后退，然后改变角度再进针。对头皮坚韧者，推进针体时可稍做捻转，以助推进。

（7）额部头穴痛感较强，进针时须嘱患者憋气（屏息），深吸一口气，暂停呼吸，进针则无痛感。

（8）留针要因人、因时、因病情而定。体弱者留针时间较短，体壮者可适当延长留针时间。夏季不宜久留针，冬季气候寒冷，适宜久留针。病情重、症状顽固者应久留针，病情轻、症状经治疗已消失者可以不留针或少留针。

（9）留针期间应嘱患者及家属注意安全，不要碰触留置在头皮下的毫针，以免折针、弯针。对在颞部或枕部妨碍咀嚼、睡眠的针，可提前取出。

六、电针疗法

电针疗法是指在刺入人体穴位的毫针上，用电针机通以微量低频脉冲电流，利用针和电两种刺激相结合的方式，以防治疾病的一种方法。电针仪的种类很多，主要有交直流可调电针机、脉动感应电针机、音频震荡电针机、晶体管电针机等等。

【操作方法】

1. 电针方法

在使用电针机前，必须先把强度调节旋钮调至零位无输出，再将电针机上每对输出的两个电极分别连接在两根毫针上。一般将同一对输出电极连接在身体的同侧，在胸、背部的穴位上使用电针时，不可将两个电极跨接在身体两侧，更不应让电流从心脏部位穿过。打开电源开关后，选好波型和频率，调节电流强度，使电流强度从无到有，由小到大。切忌由大到小，或忽有忽无，忽小忽大。电流强度的大小因人而异，一般以患者感到舒适为度。临床治疗，一般持续通电 15 分钟左右，治疗期间可根据患者情况适当调节电刺激强度，使患者出现酸、胀、热等感觉或局部肌肉作节律性的收缩。

电针治疗一般选取 2 个以上的腧穴进行治疗，若病情只需单穴使用电针时，可选取有主要神经干通过的穴位（如下肢的环跳穴等），将针刺入后，接在电针机的一个电极上，另一极则接在用水浸湿的纱布上，作为无关电极，固定在同侧经络的皮肤上。如果在互相邻近的一对穴位上进行电针治疗时，两根毫针之间要以干棉球相隔，以免短路，影响疗效，损坏机器。

治疗结束后，应先将电流量降至零值，关闭电源，然后从针柄上除去电极夹，并将刺入组织的毫针拔出。术终还要注意清点针数，检查针刺部位，以免发生遗针或继发出血。

2. 电流刺激强度

当电流达到一定强度时，患者有麻、刺感觉，这时的电流强度称为"感觉阈"；如电流强度再稍增加，患者会突然产生刺痛感，这时的电流强度称为"痛阈"。感觉阈和痛阈因人而异，在不同病理状态下其差异也较大。一般情况下，在感觉阈和痛阈之间的电流强度，是最适宜的刺激强度，但此范围较小，需仔细调节。超过痛阈的电流强度，患者不易接受，应以患者能接受的强度为宜。当患者对电流刺激量产生耐受时，需及时调整电流刺激量。

3. 刺激参数

电针刺激参数包括波形、波幅、波宽、频率和持续时间等，综合体现为刺激量。电针的刺激量就像针刺手法和药物剂量一样，对临床疗效有着重要影响。

（1）波形：临床常用的电针输出波形为连续波、疏密波和断续波等。

1）连续波：连续波由基本脉冲波简单重复，中间没有停顿，频率连续可调，每分钟几十次至每秒钟几百次不等，一般频率低于 30Hz 的连续波叫疏波，频率高于 30Hz 的连续波叫密波，可用频率旋钮选择疏波或密波。密波易抑制感觉神经和运动神经，常用于止痛、镇静、缓解肌肉和血管痉挛等；疏波短时间使用兴奋肌肉，提高肌肉韧带的张力，调节血管的舒缩功能，改善血液循环，促进神经肌肉功能的恢复，长时间使用则抑制感觉神经和运动神经。

2）疏密波：疏密波是疏波、密波交替出现的一种波形，疏、密波交替持续的时间各约 1.5 秒。疏密波能克服单一波形易产生耐受现象的缺点，刺激作用较大，治疗时兴奋效应占优势，能引起肌肉有节奏的收缩，刺激各类镇痛介质的释放，促进血液循环和淋巴循环，增强组织的营养代谢，消除炎性水肿等。

3）断续波：断续波是节律性时断时续的一种波形。断时，在 1.5 秒时间内无脉冲电输出；续时，密波连续工作 1.5 秒。该波形不易使机体产生耐受，对神经肌肉的兴奋作用较疏密波和连续波更强，对横纹肌有良好的刺激收缩作用。

（2）波幅：波幅一般指脉冲电压或电流的最大值与最小值之差，也指它们从一种状态变化到另一种状态的跳变幅度值。电针的刺激强度主要取决于波幅的高低。波幅的计量单位是伏特（V）。

（3）波宽：波宽指脉冲的持续时间，波宽与刺激强度亦相关，宽度越大意味着给患者的刺激量越大。临床使用的电针仪波宽大都固定不可调节，一般采用适合人体的输出脉冲宽度，为 0.4 毫秒左右。

（4）频率：频率是指每秒钟内出现的脉冲个数，其单位是赫兹（Hz）。通过频率的调节可组合成不同的刺激波组。脉冲的频率不同，其治疗作用也不同，临床使用时应根据不同病情来选用。不同频率的电刺激能促进不同中枢神经递质的释放。2Hz电刺激可使脑脊液中脑啡肽和内啡肽的含量增高；100Hz电刺激可使强啡肽含量增高；2/100Hz交替进行的疏密波可使内啡肽和强啡肽同时释放，二者协同发挥镇痛作用。

【适用范围】

电针法有止痛、镇静、改善血液循环、调整肌张力等作用，适用范围基本和毫针刺法相同。临床常用于治疗月经病、带下病、妊娠病、产后病、乳房疾病和妇科杂病等。

【注意事项】

除遵循针灸施术的注意事项外，运用电针法还应注意：

（1）每次治疗前，检查电针机输出是否正常。治疗后，须将输出调节电钮等全部退至零位，随后关闭电源，撤去导线。

（2）电针感应强，通电后会产生肌收缩，须事先告诉患者，使其思想上有所准备，配合治疗。

（3）对患有严重心脏病的患者，治疗时应严加注意，避免电流回路经过心脏；不宜在延髓、心前区附近的穴位施用电针，以免诱发癫痫和引起心跳、呼吸骤停。

（4）曾作为温针使用过的毫针针柄表面往往氧化而导电不良；有的毫针针柄由铝丝绕制，并经氧化处理成金黄色，导电性能也不好。这类毫针最好不用，如使用时须将输出电极夹在针身上。

（5）治疗时，如遇到输出电流时断时续，往往是电针机发生故障或导线断损，应修理后再用。

（6）毫针多次使用后易缺损，在消毒前应加以检查，以防断针。

七、耳针疗法

耳针疗法，是以毫针、皮内针、艾灸、激光照射等器具，通过对耳郭穴位的刺激以防治疾病的一种方法。其治疗范围较广，操作方便，且对疾病的诊断也有一定的参考意义。

【操作方法】

1. 毫针法

即用毫针针刺耳穴治疗疾病的一种常用疗法，一般采用0.5寸、1寸的28~30号毫针。先探测耳穴敏感点，经过消毒，然后快速刺入耳穴。大多数耳穴垂直进针，以刺入软骨为度，个别穴位水平进针，如交感、耳迷根等。留针15~60分钟，一般慢性病、疼痛性疾病留针时间可延长。起针时以消毒干棉球压紧针眼，以免出血，再以碘酒消毒，以防感染。

2. 电针法

即将传统的毫针法与脉冲电流刺激相结合的一种疗法。先将毫针分别刺入选定的耳穴，然后将电针仪的输出正负极接于毫针针柄上，在全部旋钮都在零的位置时，启动电源开关，选好频率与波型，进一步调高输出电流强度至所需的刺激量。通电时间以10~20分钟为宜。治疗完毕将电位器拨回零位，再关闭电源，除去电夹极电线，然后起针。

3. 水针法

即将微量药液注入耳穴，通过注射针对穴位的作用以及注入药物的药理作用的共同刺激，以治疗疾病的一种方法。又称"耳穴封闭"法。以结核菌素注射器配26号针头，吸取药液，分别注入耳穴的皮内或皮下，将针芯回抽，如无回血，则缓慢推注药液，每穴约 0.1~0.5mL。注入后，局部隆起药物肿泡，此时可产生痛、胀、红、热等反应。隔日 1 次，10 次为一个疗程。

4. 梅花针法

即用梅花针叩刺耳穴治病的一种疗法。先自行按摩双耳数分钟，使之呈轻度充血状态，再用左手托住耳郭，右手持消毒的梅花针在选定的耳穴区作快速雀啄样叩刺，刺激强度由轻到重。叩打后，耳郭充血发热或有少量渗血。每日 1~2 次，10 次为一个疗程。

5. 埋针法

即将皮内针埋于耳穴内治疗疾病的一种方法。皮内针有颗粒式和揿钉式两种，耳穴埋针应选用揿钉式。用左手固定耳郭，右手用镊子夹住消毒的皮内针针柄，轻轻刺入所选定的穴位皮内，一般刺入针体的2/3，刺入后再用胶布固定。或者直接将已消毒的揿钉式皮内针柄贴在预先剪好的小块胶布中央，再按揿于耳穴内。一般埋患耳即可，每日自行按压 3 次，留针3~5 天，10 次为一个疗程。

6. 耳灸法

即以温热刺激耳郭治病的一种方法。

（1）绒香灸：用点燃的绒香对准耳穴悬灸，取 2~3 穴，患者以感到温热疼痛为度，每穴灸治 2~3 分钟，每次灸 10~15 分钟，隔日 1 次，双耳皆灸，10 次为一个疗程。

（2）灯草灸：将一段蘸油的灯心草竖置在患者耳穴上，点燃灯草，在燃尽时会发出轻微的爆声。

（3）火柴灸：可用划燃的火柴头对准所选耳穴，迅速按灸一下，约 1~2 秒钟，每次取 1~2 穴，双耳交替灸之。

（4）艾温灸：如温灸全耳，可用艾条悬灸，待耳朵充血、灼热即可。急性病每天 1 次，慢性病隔天 1 次。

7. 放血法

即用三棱针在耳穴上点刺出血治疗疾病的一种方法。先按摩耳郭，使其充血，常规消毒穴位皮肤，左手固定耳郭，右手持消毒三棱针，对准耳穴，迅速刺入约 2mm 深，放 5 ~ 10 滴血，隔日 1 次，急性病可一日施 2 次。

8. 光针法

即以小功率的气体激光器刺激耳穴，以获取治疗作用。本法无损害、无痛感，对儿童尤为适宜。激光器接通电源后，调节电压，待红色激光光束稳定输出，达到该机最佳工作范围时，即可照射耳穴。如电压不稳定，激光光束有闪烁现象，应随时调整，以免影响疗效。每天或隔天照射 1 次，每次照射 2 ~ 3 分钟，10 次为一个疗程，疗程间休 1 周。

【适用范围】

耳针疗法有止痛、镇静、调节内分泌等广泛作用。

临床上常用于治疗痛经、月经不调、闭经、崩漏、绝经前后诸证，通过耳穴刺激可对急性或慢性妇科疾病起到治疗或辅助治疗作用。

【注意事项】

除遵循针灸施术的注意事项外，运用耳针法还应注意：

（1）针刺后如果针孔发红、肿胀，应及时涂碘伏消毒，防止化脓性软骨膜炎的发生。

（2）湿热天气，耳穴压丸、埋针留置时间不宜过长，耳穴压丸宜 3 ~ 5 日，耳穴埋针宜 1 ~ 3 日。对普通胶布过敏者宜改用脱敏胶布。

（3）耳穴刺血施术时，医者应避免接触患者血液。

（4）对扭伤和运动障碍的患者，进针后嘱其适当活动患部，有助于提高疗效。

八、腹针疗法

腹针疗法是运用中医的理、法、方、穴，通过在腹部进行针刺，调节脏腑、经络以治疗全身疾病的一种新的针灸方法。具有简便、易行、安全、适应证广等优点。

【操作方法】

腹针疗法的操作规范贯穿于腹针疗法的全过程，在临床治疗时与传统的治疗方法不同，必须按照腹针的要求进行操作。

1. 治疗前的检查准备

（1）询问病史、现病史，并做好记录。

（2）详细的检查结合病史明确诊断的同时，观察平卧体位时患者的阳性体征。

（3）根据检查的结果给患者确定治疗处方。

（4）根据患者的体型选择针具。

（5）在腹针病历上用不同的颜色对穴位的进针深度进行标记。①红笔标记的穴位表示深刺或中刺，蓝笔标记的穴位表示浅刺；②同一种颜色的笔进行标记时，用 D 表示深刺、M 表示中刺、S 表示浅刺。

2. 治疗时的体位

（1）腹针治疗时，患者采取平卧体位，四肢放松，腿可伸直或半屈曲。在治疗的过程中，患者可根据舒适程度对体位进行适当的调整。

（2）术者应根据自己的习惯决定操作的方位，左利手站在患者的左侧，右利手站在患者的右侧。

（3）根据处方的需要对每个穴位进行度量并在腹部标记，

然后根据处方的要求，依序进行针刺并对穴位针刺的深浅进行调整。

（4）进行平卧体位的治疗前后对照，根据对照的结果决定是否对处方或穴位针刺的深浅进行调整。

3. 针刺的手法

（1）针尖抵达预计的深度时，一般采用只捻转不提插，或轻捻转慢提插的方法，使腹腔内的大网膜有足够的时间游离，避开针体，以免刺伤内脏。

（2）施术时一般采用三部法，即候气、行气、催气手法。候气即为进针后停留3~5分钟，行气为候气后再捻转使局部产生针感，催气即再隔5分钟行针加强针感使之向四周或远处扩散。

（3）治疗过程中，根据环境温度为患者腹部保暖。

4. 针具的选择

为了避免针刺意外的发生，便于控制进针的深度，腹针治疗时通常给每一个患者使用统一长度的针具来进行。一般而言，较高大或矮胖体型的人，腹壁的脂肪层较厚，太短的针有时达不到施治的深度，一般选用60mm长度的针具治疗。而中度肥胖及普通体型的人，腹壁的脂肪层适中，一般采用50mm长度的针具治疗。消瘦体型的人，腹壁的脂肪很薄，较易刺穿腹壁层，一般采用更短一些的如40mm长度的针具治疗。这样，不仅在施术时针具得心应手，而且可以在进针时减少患者的痛苦，使进针的深度得到很好的控制。

5. 进针的深度

腹壁层较厚，针刺时不仅疼痛程度较轻而且便于施术。由于腹壁的分层局部解剖结构各不相同，因此，影响的外周系统亦有明显的不同，往往同样的一组穴位可以依据进针的深浅不同而治疗不同疾病。

6. 常用处方

（1）天地针：中脘、关元。腹针以神阙为中，中脘为天，关元为地。中脘是胃之募穴，胃与脾相表里，有水谷之海之称；关元是小肠的募穴，别名丹田，有培肾固本、补气回阳之功，故两穴合用具有补脾肾之功能。

（2）引气归原：中脘、下脘、气海、关元。方中中脘、下脘均位于胃脘，有理中焦、调升降的作用，且手太阴肺经起于中焦，故兼有主肺气升降的功能。

（3）腹四关：滑肉门、外陵左右共 4 个穴位组成。滑肉门位于神阙之上，可治疗躯干上段及上肢的疾患，外陵位于神阙之下，可治疗下腹及下肢的疾患。该 4 穴具有通调气血、疏理经气使之上输下达肢体末端的作用，是引脏腑之气向全身布散的妙穴，故称"腹四关"。临床用于治疗全身性疾病，与引气归原或天地针合用时，兼有通腑之妙。

【适用范围】

腹针疗法治疗范围广，涉及病证多，尤其在治疗妇科疾病中有着独特优势；临床上常应用于妇科痛证（如原发性痛经、子宫内膜异位症、慢性盆腔炎性疾病）、生殖内分泌疾病（如多囊卵巢综合征、未破裂卵泡黄素综合征）、子宫肌瘤、不孕症、盆底功能障碍（压力性尿失禁、产后尿潴留）等。

【注意事项】

腹腔中脏器较多，故针刺时应摆好体位，注意避开大血管及脏器，对肝脾肿大、胃下垂及膀胱充盈者，尤应注意。

九、温针疗法

温针疗法是在毫针针刺后，在针尾加置艾炷，点燃后使其热力通过针身传至体内，以防治疾病的一种方法。

【操作方法】

（1）一切准备工作均同毫针针刺疗法。

（2）按照针刺疗法将针进到一定深度，施用手法，使患者取得酸、麻、沉、胀的感觉，留针不动。

（3）在针尾装裹如枣核大或小枣子大的艾绒，点火使燃。或用艾卷剪成长约2cm的一段，插入针尾，点火加温。

（4）一般温针燃艾可1~3炷，使针下有温热感即可。

（5）留针15~20分钟，然后缓慢起针。

【适用范围】

温针灸将针刺与艾灸结合应用，具有温通经络、消瘀散结、培元固气、祛风散寒除湿的作用，适用于既需要留针而又适宜用艾灸的病证，临床上用于痛经、月经量过少、闭经、月经后期、慢性盆腔炎等。

【注意事项】

除遵循针灸施术的注意事项外，运用温针疗法还应注意：

1. 针尾上装裹的艾绒，一定要装好，以免燃烧时艾团和火星落下，造成烧伤。

2. 如用银针治疗，装裹的艾团宜小，因银针导热作用强。

3. 点燃艾绒时，应先从下端点燃，这样可使热力直接向下辐射和传导，增强治疗效果。

4. 如有艾火落下，可随即将艾火吹向地下，或直接熄灭。同时嘱咐患者不要更换体位，以免针尾上装裹的艾绒一起落下，加重烧伤，同时也为了防止造成弯针事故。为了防止可能发生的烧伤，可在温针的周围皮肤上垫上毛巾、衣物等。

5. 其他注意事项可参看毫针疗法和艾灸疗法。

十、火针疗法

火针疗法是指将针具加热至针体通红，使用一定的刺法将火针迅速刺入人体特定部位的治疗方法。火针古称燔针、焠刺、烧针、温针，是中国古代"九针"之一。

【操作方法】

1. 刺法分类

（1）按针刺方式分类

1）点刺法：在针刺部位用单针点刺的方法。多用来深刺，在病灶或取穴部位仅刺一针，主要用以缓解疼痛及治疗脏腑疾患等全身性病证，亦是其他针刺方法的基础。

2）密刺法：在针刺部位用火针密集刺激病灶局部的针刺方法。密集程度取决于病变轻重及面积大小，病情重、病变部位面积小的密刺，以每针相隔不大于1cm为宜，针刺深度以针尖透过皮肤病变组织，刚接触到正常组织为宜。密刺法可以足够的热力，改善局部气血运行，促进组织再生。

3）围刺法：用火针围绕病灶周围施以多针刺激的方法。针刺点在病灶与正常组织交界处，刺后形状为一闭合环形，进针间隔以1～1.5cm为宜，进针深浅视病灶深浅而定。局部红肿者，可直接用火针刺络放血。围刺法以中粗火针为宜，火针过细则力小，过粗则徒损皮肉。此法可改善局部血液循环。

4）散刺法：指用火针在针刺部位施以多针疏散刺激的方法，每针间隔以2cm为宜，可改善局部气血运行，达到止麻、止痒、定惊、解痉、止痛等目的。

5）刺络法：指用火针刺入体表气血瘀滞的血络，放出适量血液的方法。

（2）按出针快慢分类

1）快针法：指进针后迅速出针的一种火针刺法，一般一针只需1/3秒，即一秒三针。快针法快进快出，具有时间短、痛苦小的优点。此法虽时间短暂，但只要针体有足够的热力，就可起到激发经气、温经通络之效。

2）慢针法：指火针刺入针刺部位后，留针3~5分钟，然后出针的一种火针刺法。

（3）特殊针法

1）烙熨法：在针刺部位表面轻而稍慢地烙熨，多使用平头火针。

2）割治法：指用中粗或三棱火针，针尖烧红后迅速割治外痔或较大赘生物的一种治法。注意勿伤及周围正常皮肤组织。

2. 操作流程

（1）操作前

1）选择针具：根据患者的性别、年龄、体质及病情虚实、取穴部位选择。

2）选择体位：根据取穴部位，以患者舒适为原则选择体位，常用体位为仰卧位、俯卧位、侧卧位、仰靠坐位、俯伏坐位及侧伏坐位。

3）定位：火针进针迅速，因此操作前需定位并加以标记，以保证进针准确。

4）消毒：医者操作前应先洗净双手，使用75%酒精消毒；定位后，使用75%酒精或0.5%~1%碘伏消毒针刺部位；多次使用的火针操作前及操作结束应使用酒精灯燃烧消毒。

（2）操作中

1）烧针：医者靠近针刺部位，一手握笔式持针，将针尖及针体前部与灯焰呈锐角在外焰上加热，根据针刺所需深度，决定针体烧红的长度，烧针以通红为度，才可达到效力，同时针红可使火针进针穿透皮肤时阻力减小，患者痛苦较少。

2）进针：火针进针的关键是稳、准、快。针体烧红后，迅速准确地刺入针刺部位。这要求医者有一定的指力及腕力，因此需要反复练习，熟练掌握。

3）火针的进针角度多为垂直，进针深度则由针刺部位、病情性质、体质差异、季节等多方面因素决定。四肢、腰腹部可针刺至0.2~0.5寸。实证、秋冬季节、肥胖者可深刺，虚证、春夏季节、瘦弱者应浅刺。医者应仔细体会针刺的深度，注意针感变化自行调节针刺深度。如针刺压痛点时，医者手下沉紧应停止进针，针刺脓肿时，针下出现空虚感则为适宜深度。

4）留针：火针疗法一般不留针，但在祛瘤、化痰、散结时，则需要留针，留针时间多为1~5分钟；针刺淋巴结时留针1~2分钟；远部取穴治疗疼痛性疾病时，可留针5分钟。

（3）操作后

出针：火针离开针刺部位后，用干棉球迅速按揉针孔，以减轻疼痛。若针刺部位出血，不必止血，待自然停止后用干棉球擦拭即可。若为脓肿性病变，出脓务尽，再行包扎。

3. 施术间隔

火针疗法会造成一定程度的肌肤灼伤，需要时间康复。一般情况下，火针最短应间隔1日才可再次施治，急症可每日针1次，但不应连续超过3日，3次后无效可更换治疗方法。慢性病可连续治疗，间隔时间可较长，3~7日1次。

【适用范围】

火针疗法具有温经散寒、活血化瘀、软坚散结、祛腐生肌等作用，临床主要用于痛经、月经不调、外阴白斑、乳腺增生、急性乳腺炎、慢性盆腔炎、子宫肌瘤、卵巢囊肿、闭经等。

【注意事项】

针刺后应向患者交代注意事项。针后当天如出现针孔高突、发红、瘙痒，这是机体对火针的正常反应，切忌搔抓，以免范围扩大。火针治疗是经过高温加热后进行的，感染的可能性很小，应告知患者不必担心。针后当日避免洗澡，以免污水进入针孔。火针治疗期间忌食生冷，禁房事。

十一、平衡针疗法

平衡针灸是全军平衡针灸治疗培训中心王文远主任经过30余年的临床研究创立的一门现代针灸学，是以中医心神调控学说和西医神经调控学说为理论基础形成的针灸与心理、生理、社会、自然相适应的整体医学调节模式。

平衡针灸疗法通过针刺中枢神经分布在周围神经上的特定靶穴来调节和修复大脑基因程序，使失调、紊乱、破坏的中枢管理程序系统恢复到原来的平衡状态，间接地依靠患者自身去调节、修复和治疗。

【操作方法】

1. 穴位选择

临床常用的平衡穴位共38个。其中，头颈部平衡穴位9个，上肢部平衡穴位11个，胸腹部平衡穴位3个，脊背部平衡穴位3个，下肢部平衡穴位12个。以下只论述妇科疾患相关的穴位及其操作：

（1）升提穴（BP‒HN1）

定位：位于头顶正中，距前发际正中10cm（5寸），后发际直上 16cm（8 寸），距双耳尖 2cm（1 寸）处。

针刺方法：针尖沿皮下骨膜外向前平刺 4cm（2 寸）左右，一只手向前进针，另一只手可按住针尖使其不要露出体外。

针刺手法：采用滞针手法，待针体达到一定深度时，采用顺时针捻转 6 圈，然后再按逆时针捻转 6 ~ 10 圈后即可将针退出。

针感：以局部强化性针感出现麻、胀、紧、沉为主。

主治：以虚证和子宫脱垂等中气下陷性疾病为主。

（2）胃痛穴（BP – HN5）

定位：位于口角下一寸或下颌正中点旁开 3cm（1.5 寸）。

针刺特点：以针刺三叉神经第三支产生的针感为宜。

针刺手法：滞针手法。

针感：以局限性针感出现的酸、麻、胀为主。

主治：此穴用于实证为主的疾病，临床上常用于以肝郁气滞、气滞血瘀等实证为主的痛经。

（3）痛经穴（BP – A1）

定位：在胸骨柄正中线 1/2 处，相当于第四肋间隙。

针刺特点：以针刺第四肋间静脉的前皮脂内侧支出现针感为宜。

针刺手法：一步到位针刺法，待针体进入一定要求深度后即可出针，不提插不捻转。

针感：以局部酸、麻、胀为主，并向腹部和下腹部放射。

主治：原发性痛经、继发性痛经、经前期综合征。临床还可用于盆腔炎、阴道炎、附件炎等。

（4）疲劳穴（BP – B2）

定位：位于肩膀正中，相当于大椎至肩峰连线的中点。

针刺特点：指针疗法，以指腹按压局部分布的锁骨上神经、副神经、肩胛上神经出现针感为宜。

针刺手法：根据不同病情、年龄、性别、体质而选择轻、中、重手法，双侧同时取穴。

针感：局部酸、胀、沉。

主治：绝经前后诸证。

（5）乳腺穴（BP－B3）

定位：位于肩胛骨中心处，肩胛内上缘与肩胛下角连线的上1/3。

针刺特点：以针刺肩胛上神经后出现的针感为宜。

主治：急性乳腺炎、乳腺增生、产后缺乳、乳房胀痛等。

（6）过敏穴（BP－LE3）

定位：位于屈膝位的髌骨上角上2寸处，股四头肌内侧隆起处。

针刺手法：上下提插。对体虚患者可配合捻针滞针。

针感：局部针感。

主治：支气管哮喘、急性荨麻疹、风疹、湿疹、皮肤瘙痒、牛皮癣、神经性皮炎等病，在妇科方面主要治疗月经不调、痛经、闭经、功能性子宫出血等。

2. 具体流程

（1）选择针具：平衡针针具长度以 cm 为单位，分为2cm、4cm、6cm、8cm、10cm、12cm、14cm、16cm（分别为平衡针1～8号），针刺时根据患者年龄、性别、体质、病情、胖瘦、针刺部位来选择不同型号的针具。

（2）检查针具：针刺前应对针尖、针体、针柄进行检查。

（3）选择体位：根据取穴部位，以患者舒适为原则选择体位，常用体位为仰卧位、俯卧位、正坐膝直位、正体坐位、仰靠坐位、俯伏坐位、侧卧位及侧伏坐位。

（4）消毒：医者操作前应先洗净双手，使用75%酒精消毒；定位后，使用75%酒精或0.5%~1%碘伏消毒针刺部位。

（5）针刺：①固定针体针刺法：拇指与食指用消毒棉球捏住针身下端，针尖约露出1.5cm，对准穴位，将针端快速刺入皮下，另一只手快速向下推进，达到要求的针感即可出针，如膝痛穴。②固定皮肤针刺法：一只手固定局部皮肤肌肉，另一只手快速将针尖刺入，针刺到一定深度，出现要求的针感即可出针，主要用于特殊部位的穴位，如降压穴等。

【注意事项】

除遵循针灸施术的注意事项外，运用平衡针法还应注意：

（1）对初诊者、恐惧针灸者，采用卧位，在给予强化性针感时应先从轻度针感开始。

（2）当个别患者针刺部位出现不适时，可选择与其相称部位指针疗法解除不适感。

（3）针刺过程中应用提插手法时，提插次数应控制在9次以内，以减少局部软组织的损伤。

十二、穴位埋线疗法

穴位埋线疗法是在针灸经络理论的指导下，将医用羊肠线或其他可吸收线体埋入穴位，通过对穴位持久、缓慢、柔和的刺激，产生长效的针感效应，达到疏通经络气血、调整脏腑阴阳的目的，从而治疗疾病的一种方法。穴位埋线是一种长效、低创的针灸疗法，它特别适用于各种慢性、顽固性疾病以及畏惧针刺的患者。

穴位埋线疗法分为穿刺针埋线法、三角针埋线法、切开埋线法等，临床上最常用的是穿刺针埋线法。

【操作方法】

1. 埋线方法

常规消毒局部皮肤，镊取一段约 1~2cm 长已消毒的羊肠线，放置在腰椎穿刺针针管的前端，后接针芯，左手拇食指绷紧或捏起进针部位皮肤，右手持针，刺入到所需的深度，当出现针感后，边推针芯，边退针管，将羊肠线埋植在穴位的皮下组织或肌层内，针孔处覆盖消毒纱布。也可用 9 号注射针针头作套管，28 号 2 寸长的毫针剪去针尖作针芯，将 00 号羊肠线 1~1.5cm 放入针头内埋入穴位。

2. 术后反应及处理

（1）正常反应：无菌性炎症反应，一般无须处理。少数反应较重的病例，埋线处有少量渗出液，亦属正常，可不做处理。若渗液较多，可用 75% 酒精棉球擦拭，覆盖无菌纱布。少数患者可于埋线后 4~24 小时内体温轻度上升（38℃ 左右），但无感染征象，一般无须处理，持续 2~4 日后可恢复正常。

（2）异常反应：治疗时无菌操作不严或治疗后伤口保护不好，易致感染。一般在治疗后 3~4 日出现埋线局部红肿、疼痛加剧，并可伴有发热，应予局部热敷或抗感染处理。个别患者对外科缝线过敏，出现局部红肿、瘙痒、发热，甚至出现脂肪液化、外科缝线溢出等反应，应予抗过敏处理。埋线过程中若损伤神经，可出现神经所支配的肌肉群瘫痪或感觉异常，应及时抽出外科缝线，并予适当处理。

【适用范围】

穴位埋线法主要通过疏通经络、平衡阴阳、调和气血达到治疗疾病的目的。

用于慢性病证，如月经不调、痛经、慢性盆腔炎、多囊卵巢综合征、乳腺增生等。

【注意事项】

（1）术者应严格针具消毒并按技术规范操作。

（2）局部皮肤有感染或溃疡、感冒发热、月经期及有出血倾向者均不宜埋线。

（3）神经干及大血管分布的表浅部位应避免埋线，以防损伤。

（4）肩上、胸背部埋线不宜过深，防止伤及内脏。

（5）根据穴位不同部位，选择埋线的角度和深度，如局部有结节，可做局部剥离、松解。

（6）埋线后 1~2 天为防止污染针孔处皮肤，不宜洗澡。

（7）埋线 3 天内禁忌吃海鲜、辣椒等发物。

（8）埋线后如有局部轻度红肿热痛、酸胀、轻度发热乏力属正常现象。

（9）如出现感染应予局部抗感染处理。

（10）有的人特殊体质对药物载体过敏，埋线后出现局部红肿、瘙痒、发热反应，可做抗过敏处理。

（11）对于出针后有皮下出血者予以压迫止血，可先冷敷，24 小时后热敷。一般瘀青可在 7~15 天后逐渐消退。

十三、耳压疗法

耳压疗法是在耳穴表面贴敷颗粒状药物或磁珠等，刺激耳郭穴位，以防治疾病的一种方法。

【操作方法】

1. 耳压选用材料：油菜子、小米、绿豆、莱菔子、王不留行子、白芥子以及磁珠等均可酌用，目前应用最多的是王不留行子、磁珠、白芥子。它们的主要作用是平喘、镇静、止痛、消炎和降压等。其中白芥子的止痛消炎作用尤为明显。

2. 具体操作：将胶布剪成 0.5cm×0.5cm 大小的方块，然后将白芥子、王不留行子或其他颗粒状药物粘贴在小方块胶布中央，根据不同的病证贴敷在不同的耳穴上，每日患者可自行按压次数，隔日更换，左右耳穴交替贴敷，穴位可根据病情症状酌情增减。

【适用范围】

耳压疗法临床多应用于痛经、月经不调、闭经、崩漏、绝经前后诸证、经前期综合征。通过耳穴刺激，可对急性或慢性妇科疾病起到治疗或辅助治疗作用。

【注意事项】

（1）为防止胶布潮湿，按压不能过度用力，以不损伤皮肤为度，以免引起皮肤炎症。

（2）夏季汗多，宜勤换；冬季冻疮及耳郭炎症者不宜贴敷。对胶布过敏者忌用。

（3）定时按压比不定时按压效果好，耳压后有酸、麻、胀、痛、灼热感者效果好。

（4）对过度饥饿、疲劳、精神高度紧张、年老体弱者按压宜轻；急性疼痛宜用重手法强刺激；一般患者宜中度刺激；孕妇可用轻刺激。习惯性流产者慎用。

（5）本法配合药物及其他疗法应慎重，以免治疗重叠，产生拮抗作用。

（6）治疗期间不要服镇静药物。

（7）复诊治疗前取掉粘有压丸的胶布，清洗耳郭，局部肿胀或表皮溃烂者涂擦紫药水，已感染者及时对症处理。

第二节　艾灸疗法

一、麦粒灸疗法

麦粒灸疗法是将艾绒制成麦粒大小的艾炷，置于穴位或病变部位上，通过施灸以治疗疾病的一种方法。本疗法属于灸法中的直接灸，但非化脓性灸。

【操作方法】

先将艾绒制成麦粒大小的艾炷，再在所灸的穴位和病变部位上涂以凡士林，使艾炷能黏附于皮肤上而不致掉落。点燃后，当艾炷烧近皮肤，患者有温热或轻微灼痛感时，将未燃尽的艾炷移去，再施第2壮；也可在穴位及病变部位周围轻轻拍打，以减轻灼痛感。因艾炷小，灼痛时间极短，约20秒钟，但应以不烫伤皮肤和产生水疱为准，故患者易于接受，一般可灸3~7壮，灸后不用膏药敷贴。

【注意事项】

除遵循针灸施术的注意事项外，还应注意：

（1）颜面五官、阴部和有大血管处不宜使用本法。

（2）孕妇的腹部和腰骶部不宜使用本法。

（3）防止皮肤灼伤、起疱和化脓感染。

二、隔姜灸疗法

隔姜灸疗法是在艾炷与皮肤之间隔一姜片进行施灸，以防病治病和保健的一种治疗方法。本疗法最早可见于明代杨继洲的《针灸大成》："灸法用生姜，切片如钱厚，搭于舌上穴中，然后灸之。"本疗法至今仍广泛应用于临床。

【操作方法】

将鲜生姜切成3~4mm厚的姜片，用针刺许多小孔，以便热力传导，上置适当大小的艾炷，点燃施灸，一般灸到患者觉得热，局部皮肤红晕汗湿为度。如初灸1~2壮感觉灼痛，可将姜片稍提起，然后重新放上。此灼痛非真热，是姜刺激之故，如疼痛难忍，可移动姜片，亦可在姜片下填纸再灸。

【适用范围】

隔姜灸具有温督通任、鼓舞正气、强壮真元、调节阴阳气血等作用，临床上常用于治疗痛经、习惯性流产、卵巢早衰、产后身痛等。

【注意事项】

（1）隔姜灸用的姜应选用新鲜的老姜，宜现切现用，不可用干姜或嫩姜。

（2）姜片的厚薄，宜根据部位和病证而定。一般而言，面部等较为敏感的部位，姜片可厚些；而急性或疼痛性病证，姜片可切得薄一些。

（3）在施灸过程中若不慎灼伤皮肤，致皮肤起透明发亮的水疱，须注意防止感染。

三、隔蒜灸疗法

隔蒜灸疗法是在艾炷与皮肤之间衬隔蒜片或蒜饼进行施灸，以防治疾病的一种方法。本疗法古代流传甚广，最早记载见于晋代葛洪《肘后备急方》："灸肿令消法，取独颗蒜横截厚一分，安肿头上，炷如梧桐子大，灸蒜上百壮，不觉消，数数灸，唯多为善，勿令大热，但觉痛即擎起蒜，蒜焦更换用新者，不用灸损皮肉。"本疗法至今仍广泛应用于临床。

【操作方法】

（1）将独头大蒜切成薄片，厚5mm左右，或将其捣烂制成薄饼，放置于穴位或肿疡上（以未溃者为宜），艾置蒜上灸之，炷如黄豆大，每灸4~5壮换去蒜片，每穴1次，灸7壮。

（2）取大蒜500g，去皮捣成蒜泥，让患者俯卧，于其脊柱正中自大椎穴至腰俞穴铺敷蒜泥一层，约0.2寸厚、2寸宽，周围用棉皮纸围住，然后用中艾炷在大椎穴至腰俞穴点火施灸，不计其数，直到患者自觉口鼻中有蒜味时停灸。灸后，以温开水渗湿棉皮纸周围，移去蒜泥，因蒜泥和火热的刺激，脊部正中多起水疱，灸后应休息一段时间。本法又称为铺法或长蛇灸疗法。

【适用范围】

隔蒜灸法具有清热解毒、杀虫等作用，临床上可用于乳腺炎的治疗。

【注意事项】

同隔姜灸。

四、药饼灸疗法

药饼灸疗法为隔物（间接）灸疗法之一，是将药饼置于皮肤一定穴位，再在药饼上放置艾炷施灸，以防治疾病的一种方法。通过艾炷施灸和药物对皮肤乃至机体的刺激作用，促进全身的血液循环，提高机体抵抗疾病的能力。

【操作方法】

根据治疗疾病范围和种类的不同，药饼灸疗法包括附子饼灸、豆豉饼灸、蒜饼灸、巴豆灸、葶苈饼灸、商陆饼灸以及香附饼灸等方法，其中附子饼灸和豆豉饼灸临床最为常见。

1. 附子饼灸

取生附子为细末，过筛，除去杂质，以沸水或黄酒适量调制为饼，约厚0.5cm，放于穴位，上置艾炷灸之。饼干更换，以内部温热、局部肌肤红活为度。日灸1次，以愈为度。

2. 豆豉饼灸

取淡豆豉为细末，过筛，量疮之大小，用适量药末和入黄酒做饼，软硬适中，约厚0.6cm，放于疮孔周围，勿使皮破，上置艾炷灸之，每日灸1次，以愈为度。

【适用范围】

隔附子饼灸具有温补肾阳等作用，多用于治疗命门火衰而致的宫寒不孕。

【注意事项】

（1）药饼的配方及制作应据病证而定，强调辨证施治的原则。

（2）药饼一般要求新鲜配制，现制现用；每只药饼只能使用一次。

五、艾条灸疗法

艾条灸疗法是将艾条或药条点燃后，熏烤腧穴或患处，通过温和热力来刺激皮肤以防治疾病的一种方法。艾条灸法可分为温和灸、雀啄灸和回旋灸。

【操作方法】

1. 温和灸

施灸时将艾条的一端点燃，对准应灸的腧穴或患处，距皮肤2～3cm，徐徐熏烤，使患者局部有温热而无灼痛感为宜，一般每处灸 5~7 分钟，至皮肤出现红晕为度。对于昏厥、局部知觉迟钝以及小儿患者，医者可将示、中两指分张，置于施灸部位的两侧，这样就可以通过医者手指的感觉来测知患者局部的受热程度，从而随时调节施灸的距离，以免烫伤。

2. 雀啄灸

施灸时，对准施灸部位，艾条点燃的一端与施灸的皮肤并不固定在一定距离，而是像鸟雀啄食一样，上下运动施灸。

3. 回旋灸

将燃着的艾条保持与皮肤 2~3cm 的距离，均匀地往复回旋熏灸。

【适用范围】

艾条灸疗法的温和灸、雀啄灸和回旋灸对一般应灸的病证均可采用，但温和灸多用于灸治慢性病，雀啄灸和回旋灸多用于灸治急性病。临床上常用于治疗痛经、月经不调、盆腔炎、子宫脱垂等妇科疾病。

【注意事项】

（1）温灸后半小时内不要用冷水洗手或洗澡。

（2）温灸后要喝较平常多量的温开水，有助器官排出体内毒素，绝对不可喝冷水或冰水。

（3）饭后 1 小时内不宜温灸。

（4）脉搏每分钟超过 90 次禁灸；过饥、过饱、酒醉禁灸；孕妇的腹部和腰骶部不宜灸。

六、雷火针灸疗法

雷火针灸疗法，又称"雷火神针疗法"，是用药物加上艾绒制成的艾条施灸穴位以治疗疾病的一种方法。其与太乙针灸疗法一样，以芳香走窜的药物作药引，使具有祛风、散寒、利湿、通络作用的药力渗透入穴位，达到温通经络、畅行气血、祛除寒湿的目的。

【操作方法】

选定施灸穴位，做好标记，以棉布 5 ~ 7 层按于穴位上，将雷火针的一端点燃，对准穴位，紧按在棉布上，使温热之药气透入穴位深部。如患者感到太烫，可略提起，待热减再灸。如有两支，则将另一支点燃，接替施灸，这样热力可以持续深透入穴位，效果更好。每日灸 1 次，10 次为一个疗程。

【适用范围】

雷火针灸以芳香走窜的药物作引经药，药力渗透入穴位，有温经通络的作用。临床上常用于治疗痛经、输卵管堵塞、子宫肌瘤、卵巢囊肿、慢性盆腔炎、月经不调、不孕症等。

【注意事项】

（1）用灸时，火头应与皮肤保持适当距离，以患者能忍受为度，切忌火头接触皮肤，以免烫伤。如有皮肤烫伤，应对症处理。

（2）治疗过程中应注意用火安全，避免火灾发生。

（3）治疗后，两小时内勿擦洗灸疗部位，否则影响疗效。

第三节　推拿疗法

一、常用推拿疗法

推拿，又称按摩，是指运用医者的手或肢体的某一部位，在人体体表有关经络、穴位或部位上，按一定的规范和技术要求进行操作的各种特定的技术动作。实践证明，推拿疗法在妇科病治疗中，具有平衡阴阳、通经活络、调理气血、散寒泄热等作用。推拿通过各种不同的手法，作用于肌表，通达于经脉、肌肉、筋骨，由浅入深，使气血流畅，达到活血化瘀、调理气血的目的。现代医学研究表明，推拿不仅能促进血液循环，而且能升高皮温，扩张局部毛细血管，使血流旺盛，促进人体的新陈代谢。

【操作方法】

按手法的动作与形态相结合分为摆动类手法、摩擦类手法、震颤类手法、挤压类手法、叩击类手法、运动关节类手法。

1. 摆动类手法

摆动类手法是通过腕部有节奏的摆动，使压力轻重交替地呈脉冲式持续作用于机体的一类手法，包括有一指禅推法、滚法、揉法等。

（1）一指禅推法：术者将拇指的指端、指腹或桡侧偏锋置于体表，运用腕部的来回摆动带动拇指指间关节的屈伸，使压力轻重交替，持续不断地作用于治疗部位上。摆动时，尺侧要低于桡侧；压力、频率、摆动幅度要均匀，动作要灵活；坐位练习和操作时，肘关节略低于手腕；临床应用时应注意拇指自然着力，不可用蛮力下压。一指禅推法每分钟摆动一般为120～160次，当加快到每分钟200次以上则称为缠法。本法接触面小，深透力强，可广泛应用于全身各部穴位上，具有舒筋通络、调和营卫、行气活血、健脾和胃、调整脏腑功能等作用。

以此法刺激腰骶部的八髎穴，可以壮腰补肾、通经络、调下焦，能治疗痛经、闭经、月经不调、赤白带下、盆腔炎等病证。

（2）㨰法：用手背近小指侧部分、手掌小鱼际侧的赤白肉际处或小指、无名指、中指的掌指关节突起部分为着力部位，吸定在一定的治疗部位上，有节奏地作腕关节屈伸和前臂旋转的协同动作，使贴于治疗部位上的掌背部分作来回滚动。本法具有舒筋活血、滑利关节、缓解肌肉韧带的痉挛、增强肌肉韧带的张力和活力的作用，多用于颈项、腰背及四肢部。每分钟摆动一般为 120～160 次。

本法可用于颈椎病、肩关节周围炎、腰椎间盘突出症、各种运动损伤等，也是常用保健推拿手法之一。㨰法接触面广，刺激平和舒适，亦可用于虚证。

（3）揉法：以指、掌的某一部位在体表施术部位上做轻柔灵活的上下、左右或环旋揉动。根据肢体操作部分的不同而分为掌揉法、指揉法等。其中掌揉法又分为大鱼际揉法、掌根揉法等，指揉法分为拇指揉法、中指揉法等多种揉法。操作时所施压力要适中，以受术者感到舒适为度。揉动时要带动皮下组织一起运动，不可与体表形成摩擦运动，动作要灵活而有节律性。揉动频率一般情况下是每分钟 120～160 次，但比如指揉法在面部操作时可以缓慢操作。揉法接触面可大可小，刺激平和舒适。指揉法接触面小，力弱，适于头面部腧穴；大鱼际揉法因其腕部的旋动、摆动而产生揉压动作，适用于腹部、面部、颈项部及四肢部；掌根揉法面积较大，力沉稳适中，多用于背、腰、臀、躯干部。

本法具有宽胸理气、活血化瘀、消积导滞、消肿止痛之功，适用于全身各部。常用于脘腹痛、胸胁闷痛、便秘、泄泻等肠胃疾病以及因外伤引起的红肿疼痛等。

2. 摩擦类手法

此类手法是以掌、指、肘以及肢体的其他部分贴附于体表，作直线或环形旋转移动。

（1）擦法：用手指指面、手掌面、大鱼际或小鱼际部分着力，紧贴于患者体表治疗部位的皮肤上，稍用力下压，呈上下或左右方向进行直线往返摩擦移动，产生一定的热量并能深透，称为擦法。此法具有祛风散寒、舒筋通络、宽胸理气、行气活血、健脾和胃、温肾壮阳等功用。一般往返频率为每分钟100～120次。用全掌着力摩擦的，称为"掌擦法"，多用于胸胁、腹部、肩背、腰部等面积较大而又比较平坦的部位；用大鱼际着力摩擦的，称为"鱼际擦法"，多用于四肢、腰背部；用小鱼际着力摩擦时，称为"侧擦法"，适用于肩背、腰臀及下肢部。推拿手法中，产热最强的应属擦法，尤以小鱼际擦法为甚。

临床可用摩丹田，擦肾俞、命门等温补肾阳。比如对于寒湿凝滞型的痛经患者，可以直擦背部膀胱经与督脉，横擦肾俞、命门，用擦法使之温热，以透热为宜，可以起到温阳散寒止痛的效果。

（2）摩法：术者以手掌面或手指指腹置于体表上，作轻缓的盘旋摩动。用手掌面摩动的，称为"掌摩法"；用手指指腹摩动的，称为"指摩法"。摩法操作时肘关节自然屈曲，腕部放松。要缓急适中、轻重得宜。正如《石室秘录》所云："摩法不宜急，不宜缓，不宜轻，不宜重，以中和之义施之"。可顺时针和逆时针双向操作，每分钟频率100～120次，根据病情的需要，可减慢（每分钟30～60次）或加快（每分钟150～200次）。如配合药膏，称为膏摩。摩法是最古老的推拿手法，消散郁结的作用较好。正如《圣济总录》所云："摩其壅塞，以散郁结。"

摩法主要适用于胸胁及腹部，具有宽胸理气、健脾和胃、消积导滞、活血止痛的作用。如顺时针摩腹，有助于经血的排出，减轻痛经的症状。

（3）推法：用手掌或手指指腹或肢体的其他部分紧贴在需要治疗的部位、穴位或经络循行的路线上，反复作单方向的呈直线、弧线或环形线形式向前移。推法类似擦法，但擦法是用力来回摩擦，要求达到局部发热；推法则是轻快柔和地单向推动，操作时虽连续不断，但在手返回推出起点时，不能在体表上摩擦，其意是推动气血行进，不要求局部发热。推法通经活脉、荡涤积滞的作用较强，适用于全身各个部位，能疏通经络、行气活血、祛瘀消肿、健脾和胃等（根据施术部位的不同，还有其他作用）。推动的频率可快可慢，主要视着力部分的不同和病情的需要而定，一般的频率为每分钟 50 ~ 100 次。

（4）搓法：用双手的指掌面着力，对称性地夹持住、托抱住施术部位，双手交替或同时相对用力做方向相反的来回快速搓揉，并在原部位或同时作上下往返移动者，称为搓法。搓动要快，移动要慢，连续搓动，不得间歇，直至局部产生热感为度。不宜将治疗部位过于夹紧，切忌粗暴用蛮力，要使动作灵活而连贯。

搓揉速度应由慢而快，待结束时再由快渐慢，以免搓伤皮肤。本法适用于四肢及胁肋部，能疏通经络、调和气血、松肌解痉、疏肝理气。

（5）扫散法：用拇指螺纹面的桡侧与其余四指的指端着力，紧贴于患者头颞部与耳后、枕后的有关经穴、部位上，用力做前后、上下直线单方向的扫散抹动。扫散时用力要出重回轻，下重上轻，动作要灵活自如，持续连贯，不应使头颈出现晃动，以免引起头晕等不适感。

此法能平肝潜阳、醒脑安神、疏通皮部、祛风散寒。

3. 震颤类手法

以较高频率的节律性交替刺激持续作用于人体，使受术部位产生震动感觉的手法称为振动类手法。常用于结束手法，或与搓法配伍使用。本类手法包括振法和抖法。

（1）振法：指端、掌面、拳背着力，按压在患者体表一定的经络、穴位、部位上，有节律地轻重交替作持续不断的快速震颤动作，使被治疗的部位产生振动感觉。医者前臂和手部的肌肉要用力作静止性收缩，使功力集中在着力部分端、掌面或拳背上，产生快速而强烈的振动力，使被治疗的部位随之产生振动。振动时肩部及上臂要放松，意识要集中于着力部位，但不能过于用力向下按压，以免影响频率。震颤波幅要持续不断地传递到机体深部，一般要求能连续操作 1 ~ 2 分钟，振动的频率要快，一般每分钟 240 ~ 300 次，有的高达 400 ~ 600 次。

其中指振法适用于全身各部穴位，但多用于头面部及胸腹部；掌振法多用于胸腹部及百会穴；拳振法主要用于前额部。本法能起到舒筋通络、健脾和胃、理气止痛、消食导滞、调节肠胃功能、镇静安神等作用。

（2）抖法：用双手或单手握抓住患者上肢或下肢的远端，沿单一方向，微用力做连续的、高频率的、小幅度的、呈波浪形的上下抖动，使抖动波沿肢体远端传向肢体近端，使肌肉关节有松动感。抖法操作时，患者肢体关节要微屈，肌肉要充分放松。抖动幅度要小，一般在 2 ~ 3cm；抖动频率要快，抖上肢每分钟约 200 次，抖下肢每分钟约 100 次。抖动时频率要由慢而快，力量可由轻到重，动作必须要有连续性和节奏感，但操作时不能使患者的躯体有左右或前后晃动感。

4. 挤压类手法

本法是用指、掌、肘或肢体的其他部位按压或对称性地挤压体表的一类手法。该类手法有按压类和捏拿类两类。按压类手法是用指、掌、肘或肢体的其他部位垂直用力按压体表的手法，其代表手法为按法，还包括压法、点法、拨法等；捏拿类手法是用指掌对称性地挤捏体表或肢体的手法，此类手法包括捏法、拿法、拧法、捻法、挤法等。

（1）按法：用指、掌、拳、肘等肢体部分在体表一定的部位、穴位或痛点上，用力由轻到重逐渐按压，并持续一定的时间，古谓"按而留之"。按压时着力部位要紧贴患者体表，不可移动；按压的方向以垂直为主；按压的力量须由轻而重，使患者有一定的压迫感或按压的穴位有酸、胀、痛、热、麻等感觉。按压时间的长短和力量的大小要依据患者的体质、部位、病情而定，但一定要稳而持续，切忌用迅猛的蛮力。结束时，不宜突然放松，而应缓慢地减轻按压的力量。其中指按法适用于全身各部穴位；掌按法适用于腰、背、胸腹等面积较大而平坦的部位；屈指按法适用于四肢、腰臀肌肉较丰满的部位、穴位或骨缝处；屈肘按法适用于腰臀部、肩背及大腿部等肌肉丰满发达而厚实深在的部位或穴位；拳按法适用于腰背部。

此法具有舒筋活络、开通闭塞、温中散寒、活血止痛等作用，正如《厘正按摩要术》中所提"按能通血脉""按也最能通气"，经络不通时按之可解，即通经络、行气血。

（2）压法：用拇指螺纹面、掌面或肘关节尺骨鹰嘴部着力于治疗部位持续按压的手法。压法与按法的区别在于用力的方式，压法是持续地向下压，而按法则是有节奏地向下压，可以说按法包括了几个压法的过程，是有节奏、轻重交替的重复过程，而压法则相对静止，压住不动。压法用力从轻到重，然后压住不动，持续一段时间，再逐渐减压。根据着力部位的不同，分为指压法、掌压法、肘压法。指压法可用于全身各处穴位；掌压法适用于面积大而平坦的部位；肘压法主要用于腰臀部等肌肉丰厚部位。此法具有舒筋通络、解痉止痛的作用。

（3）点法：用指端、指间关节着力于患者体表，持续地向下进行点压的手法。根据着力面的不同，可分为指端点法、屈指点法。指端点法可用于全身各处穴位，屈指点法则适用于背部及腰臀部腧穴。点法的用力方向多与受力面相垂直，点在穴位上时，压力方向常常与针刺穴位的方向相一致，用力要由轻到重持续而稳定，使刺激逐步渗透到机体的组织深部使之产生"得气"的感觉，并以患者能忍受为度。

点法刺激较强，其与按法的区别在于：按法接触面积大，压力较为缓和，而点法接触面积小，压力较大，有以指代针之义。此法可舒筋活络、调经通气、活血化瘀、解痉止痛，常用于治疗各类痛证。

（4）拨法：以手指端深按于治疗部位，进行单方向或往返的拨动的手法。根据着力指端的不同可分为拇指拨法、三指拨法。拨法的按压力与拨动力方向相互垂直，拨动时指端应按住皮下肌纤维、肌腱或韧带，带动其一起运动，指端尽量不与皮肤产生摩擦，用力应由轻到重然后由重到轻，不可突加猛力。

该手法刺激较强，着力面积小，有较好的止痛和解除粘连的作用，可在全身多处应用，尤多用于阿是穴。

（5）捏法：以拇指和其他手指相对用力，在操作部位作有节律的、一紧一松的挤捏，并作匀速上下移动的手法。根据拇指与其他手指配合的多寡分为：三指捏法、五指捏法。三指捏法适用于颈部、肩部，五指捏法适用于四肢背部。操作时拇指和其他手指的指面及虎口、掌面自然紧贴于体表，拇指和其余手指要以指面着力，腕关节放松。施力时双手用力对称、轻柔、轻重交替、连续缓慢移动。

捏法属于动法中的静态手法，其特点是舒适自然，刺激中等，轻重适中，不会对受术者肢体产生晃动，能通经活络、行气活血、解痉止痛、消炎利肿。

（6）拿法：用拇指和其余手指相对用力，提捏或揉捏肌肤的手法。根据拇指与其配合手指的数目，可分为三指拿法、五指拿法。三指拿法适用于颈肩部，五指拿法适用于头部、腰部及四肢部。拿法在挤捏和提起时用拇指和其余手指的指面着力，避免指端着力。拇指和其余手指的指面虎口及掌面应尽可能地紧贴体表，力量柔和，富有节律性。

拿法是放松类手法的典型代表，能舒筋通络、解痉止痛、发散风寒、升举阳气、行气活血、消积导滞，临床应用比较广泛。

（7）拧法：用手指捏住皮肤进行急速地一拉一放的手法，是广泛流传于民间的一种推拿手法，也叫"揪法""扯痧""提痧"。用拇指的螺纹面和屈曲的食指桡侧面或屈曲的中指和食指，张开如钳形，夹住受术部位的皮肤，拧紧扯拉又迅速放开，如此反复操作，可闻及"嗒嗒"声。

应注意两指夹持皮肤的力量要适度，施术时手指要蘸清水或润滑剂，随蘸随拧，保持皮肤的湿润，以皮肤出现红紫色斑痕为度，前人称此为"痧痕透露"，此法具有发散解表、退热止痛、健脾和胃、清暑解郁的作用。

5. 叩击类手法

用手掌、拳背、手指或特制的器械叩击体表的手法为叩击类手法。本类手法包括拍法、击法、叩法、弹法等手法。

（1）拍法：五指并拢用虚掌拍击体表的手法。拍法可单手操作，也可双手同时操作。操作时五指自然并拢，掌指关节自然微屈，使掌心空虚，沉肩，垂肘，腕关节放松，肘关节主动作屈伸运动，带动虚掌有弹性、有节奏平稳地拍击施术部位。用双掌操作时，以双掌一起一落交替拍击施术部位。

拍法，依据拍打传力递能，可作用到机体组织深部，不但能疏散肌表经脉阻塞之病气，更能宣泄五脏六腑郁闭之邪气。此法常用于肩背部、腰骶部和下肢后侧，有活血化瘀、解痉止痛、益气升阳等作用。双掌拍法因双手同时操作，力量较弱，主要作用于肌表浅层组织，多用于脊柱两侧及两下肢后侧；单掌拍法力量集中而强，适于脊柱正中，沿脊柱自上而下重拍。

（2）击法：用拳背、掌根、掌侧小鱼际、指尖或桑枝棒击打体表一定部位。根据接触体表的部位或使用器械可分为：拳击法、掌击法、侧击法、指尖击法、桑枝棒击法。拳击法多用于颈背部；掌击法适用于脊柱及臀部、下肢后侧；侧击法多用于四肢部、肩颈部；指尖击法适用于头顶；桑枝棒击法多用于肩胛区腰臀部及下肢后侧。击打时方向要与体表垂直，用力要稳、含蓄，收发灵活，着力短暂而迅速，要有反弹感，即一击到体表就迅速收回，不可有停顿。动作应连续而有节奏感，击打的速度要快慢适中，击打的力量应因人、因病、因部位而异。手法中以击法最有疏通的效果，较拍法力量集中，可以通调一身阳气，多施用于大椎、八髎、命门、腰阳关等处，故经络不通、气血不畅皆可用击法。

因为此法具有舒筋通络、活血祛瘀、行气止痛的作用，故适合各种疼痛类疾病。

（3）叩法：以小指尺侧或空拳的尺侧缘叩击体表的手法。叩法刺激程度较击法为轻，有"轻击为叩"的说法，类同于击法。叩击时要用力适中，腕关节及手指放松，不可实力击打施术部位，使患者感觉有轻微的振动，伴随清脆的空响声。叩击时要有很强的节奏感，屈拳叩亦常两手同时操作，左右交替，如击鼓状。

此法具有行气活血、舒筋通络、镇静安神、醒脑开窍等作用。

（4）弹法：用指端背侧着力在施治部位施以弹动的手法。用拇指指腹抵住中、食指背侧相对用力，用指的驱动爆发力驱开中指或食指，使食指或中指指甲突然着力于患者体表，一弹即收，着力平稳。弹击时用力均匀，着力平稳，快而不急，缓而连贯，力度由轻渐重以不引起疼痛为度，频率在 120～160 次/分钟。

此法具有舒筋通络、祛风散寒、调和气血的作用。

二、乳房按摩疗法

乳房按摩疗法是指在妇女乳房部进行推拿，以催乳、通乳和防治乳腺炎的一种方法。

【操作方法】

1. 产前乳房按摩法

从妊娠第 5 个月起，每晚入睡前用手掌在对侧乳房顺时针方向揉摩，从乳房基底部开始向乳头方向边揉摩边推进。

2. 产后乳房按摩法

可在白天每次哺乳前进行，操作步骤如下：①热敷乳房 3～5 分钟。②双手轻握乳房，用手指沿乳房四周顺时针方向旋摩，而后用手指轻轻捏起乳房向乳头方向拨剥离胸小肌筋膜和乳房基底膜。③一手固定乳房，另一手根据乳腺分布的位置，由根部向乳头以螺旋形按摩直至全乳。④由乳房根部用手指的力量向乳头方向推进、按摩。⑤由根部向乳头挤压按摩，再依次按摩乳中、乳根穴。⑥用热毛巾擦拭乳头，祛除乳腺管中的乳栓。⑦用手掌顺时针方向旋转按摩双侧乳房后，用拇指和示指在乳晕四周挤压，挤出乳汁排空乳房。

3. 早期乳腺炎乳房按摩法

受术者取坐位，方法如下：①推抚法：受术者取坐位或健侧乳房卧位，充分暴露胸部。可以在患侧乳房上涂抹少许润滑油，然后双手全手掌由乳房四周轻轻向乳头方向推抚 50~100 次，动作一定要轻柔舒缓。②揉压法：以手掌上的小鱼际或大鱼际着力于患乳局部，在硬结处反复轻揉，顺、逆时针各 100 次。③揉、捏、拿法：以右手五指用力，抓捏患侧乳房局部，揉捏时要一紧一松，反复进行 10~15 次。左手轻轻将乳头向外推动数次，以扩张乳头部的输乳管。④震荡法：以右手小鱼际部着力，从乳房肿结处沿乳根向乳头方向作高速震荡推赶，反复 3~5 遍。局部出现有微热感时，效果更佳。

以上按摩的方法在实施时，都要遵循"向心性"原则，即从乳房四周向乳头方向进行，这也是乳汁沿导管排出体外的方向。开始时硬结局部可能会有些不适甚至疼痛，但一般都会在短时间内消失。

三、摩肾堂疗法

摩肾堂疗法是一种自我按摩疗法，以按摩肾区为主，促进肾区气血流注，从而防治由于肾气虚引起的各种病证。可用于防治肾气不足所引起的腰酸腰痛、尿频、遗尿、尿失禁等，亦可用于肾虚不孕、多囊卵巢综合征、痛经、卵巢功能低下、月经不调等。无病者可以此保健养生。

【操作方法】

每日早晨起床和晚上临睡前，坐于床上，两足下垂，宽衣松带，舌舐上腭，闭目内视头顶，两手掌心置肾俞穴处。以鼻慢慢吸气，同时提肛，吸满气后闭气不息，同时两手上下摩擦肾区各 120 次以上，多多益善。闭气至极后慢慢放气，同时放松全身。临睡前作毕即可卧睡；早起时作毕，则可小憩片刻后起床。

第四节 外治疗法

一、膏敷疗法

膏敷疗法是指将膏药或用各种液体调和药末而成的糊状制剂，贴敷于一定的穴位或患部，通过药物和穴位、经络的共同作用以治疗疾病的一种中医外治疗法。

【操作方法】

1. 选穴

通过辨证选穴，力求少而精，一般多选用病变局部的穴位、阿是穴或经验穴。其中神阙穴和涌泉穴为常用的敷贴穴。

2. 方法

敷贴药物之前应先用温水或 75% 酒精棉球擦净局部，然后用纱布、油纸或胶布固定。敷贴时间视药物刺激程度而定，如药物刺激性大，应视患者反应和发泡程度确定敷贴时间，多为数分钟至数小时不等。

【适用范围】

膏敷疗法适用范围较为广泛，主要用于慢性病的治疗，也可用于治疗某些急性病，如痛经、月经不调、带下病、妊娠病、产后病、妇科杂病等。此外，还常用于治未病。

二、灌肠疗法

灌肠疗法是将配制好的药液灌注并留置于肠腔，通过直接作用于病处及肠黏膜的吸收而达治疗目的的一种外治方法。由于灌肠法具有简便易行、作用迅速、疗效显著、无创伤无痛苦等特点，并可避免某些药物对胃黏膜的刺激，减少其对肝脏的毒副反应，患者易于接受，目前在临床治疗中有广泛的应用。

【操作方法】

本法常用清热解毒和活血化瘀药配伍组方，清热解毒药如红藤、毛冬青、败酱草、黄柏、金银花等，活血化瘀药如丹参、赤芍、当归、川芎、红花等，有癥块者，加三棱、莪术。用一次性灌肠袋或导尿管从肛门插入 10～14cm，将温度适中的药液 100mL 缓慢灌入，保留 30 分钟以上，或于睡前注入保留至次日凌晨疗效更佳。给药前应尽量排空二便，给药后卧床休息 30 分钟，以利于药物的保留。每天 1 次，7～10 天为一个疗程。

【适用范围】

灌肠疗法具有清热解毒、清癥散结的作用。临床上常用于治疗妇科盆腔炎性疾病后遗症、子宫腺肌病、继发性痛经、不孕症、卵巢囊肿、促排卵及预防妇科手术后盆腔粘连等。

三、熏洗疗法

熏洗疗法指用药物煎汤，趁热用药汤蒸汽熏皮肤或患部，待药液温时再淋洗和浸浴的一种外治法。妇科常用外阴熏洗、阴道冲洗。

1. 外阴熏洗

外阴熏洗是以煎好的中药熏汽向阴户进行熏蒸并用温度适宜的药液进行淋洗和浸浴的一种外治方法。其机制主要是借助药液的热度温通经络，促使药物的渗透和吸收，达到清热解毒、止带消肿的目的。常用于阴疮、阴痒、带下病等。常以清热解毒药为主，如白花蛇舌草、蒲公英、紫花地丁、虎杖、黄柏、连翘等。使用方法：将所有的药物包煎，煮沸 20~30 分钟后方可外用，将药水倒入专用盆内，趁热熏洗患部，先熏后洗，待温度适中可以洗涤外阴或坐浴，每次 10 分钟。

2. 阴道冲洗

阴道冲洗是用阴道冲洗器将中药药液注入阴道，在清洁阴道的同时使药液直接作用于阴道而达到治疗目的的方法。常用于盆腔或阴道手术前的准备，以及带下病、阴痒等的治疗。冲洗药液应根据冲洗的目的而选。若为了手术前的准备，可用普通的皮肤、黏膜消毒剂，如 1∶1000 新洁尔灭等。如用于治疗带下病、阴痒，则结合阴道分泌物检查结果选用中药。常用药有忍冬藤、苦参、白鲜皮、蛇床子、蒲公英、黄柏等清热解毒、利湿杀虫药，荆芥、薄荷、防风、白芷等祛风止痒药。使用方法：将所有药物包煎，煮沸 20~30 分钟后，待药水温度适宜时（与体温基本一致），置阴道冲洗器内进行冲洗。本法月经期停用，妊娠期慎用。

四、药熨疗法

药熨疗法，古称"汤熨"，是将药物或药剂加热后置于患处体表某些特定部位（如经络、腧穴等），进行热罨或揩摩、熨引，以促使其腠理疏通、经脉和调、气血流畅而解除疾苦的常用外治方法。

【操作方法】

不同的熨剂，在药熨治疗时操作方法不尽相同。一般常用的有炒熨法、蒸熨法、煮熨法、贴熨法、熨斗熨法等。

1. 炒熨法

将熨剂放入炒锅中炒热，翻炒时可根据病情酌加酒、醋等辅料。炒热后，以绢布包裹适量熨药，趁热直接熨引患处或治疗部位。如果熨剂温度降低，则应更换药包，继续熨引。一般每次药熨 15～30 分钟，也可根据病情适当延长药熨时间，温度保持在患者能忍受而稍有灼热感为宜（40～50℃），每帖熨剂可炒熨 2～3 次，待其药力已尽再更换一帖。

2. 蒸熨法

将药袋放入笼屉蒸透，一般需上火蒸 25～30 分钟。蒸透后的药袋趁热熨引治疗部位。药熨方法与炒熨法同。

3. 煮熨法

煮熨法与蒸熨法的不同之处在于：前者以蒸气加热，后者是将药袋直接投入水中煎煮，然后取出药袋进行热熨治疗。也可把熨剂按照常规煎药方法煎取药汁，再用纱布包裹药渣，以纱布包蘸取药汁热熨。

4. 贴熨法

取合适的药膏于火上略加烘烤，趁热贴在治疗部位上，或将配制好的软膏涂敷在治疗部位上，以熨斗等加热器具在衬垫物（如毛巾、纱布）上热罨。

5. 熨斗熨法

将药袋、药饼或药膏等熨剂置于治疗部位，其上覆以数层纱布或厚布、毛巾等衬垫物，再用熨斗或电热饼、热水袋、水壶等热熨器具进行熨引或热罨。熨引温度以不烫伤治疗部位皮肤为宜，持续 20～40 分钟。

五、药栓疗法

药栓疗法是将药物加工成粉末，加入适当的赋形剂制成固体药剂（即栓剂），或用药棉、纱布条等材料包裹、蘸湿药物后，充塞体腔而起到治疗作用的一种外治方法。

【操作方法】

1. 栓药用法

栓药主要用于肛门或阴道给药。一般每次取 1 枚栓药纳入肛门或阴道，每日 1～2 次。为了便于纳入肛门，可在栓药头部涂少许凡士林之类的润滑剂，如病变部位距肛门较远，可借助肛管推入。肛肠栓药应在排便、清洗肛门后进行；阴道栓药多在临卧前给药。

2. 塞药用法

塞药可广泛运用于耳、鼻、口腔及肛门、阴道等部位。治疗时直接将药棉条、药纱布条等充填患处或治疗部位即可。由于本法不仅可对体腔黏膜的局部病变产生直接治疗效应，更可通过黏膜的吸收直接进入血液循环而治疗全身性疾病，且有不经过肝脏及消化道途径的优点，从而避免或减少了药物在肝脏及消化道的生物化学反应，减少了药物对肝脏的毒副作用，克服了某些药物对胃肠的刺激作用，是一种很有发展前途的方法。

六、拔罐疗法

又名"火罐气""吸筒疗法"，古称"角法"。这是一种以杯罐作工具，借热力排去其中的空气产生负压，使之吸着于皮肤，造成淤血现象的一种疗法。新中国成立以后，由于不断改进方法，使拔罐疗法有了新的发展，进一步扩大了其治疗范围，成为针灸治疗中的一种疗法。罐的种类很多，目前临床常用的有陶罐、竹罐、玻璃罐和抽气罐。

【操作方法】

1. 火罐法

（1）准备材料：玻璃火罐两个（备用一个），根据部位，选择型号，镊子一把，95％酒精一小瓶（大口的），棉花球一瓶，打火机一个。

（2）术前检查：检查病情，明确诊断，是否合乎适应证。检查拔罐的部位和患者体位，是否合适。检查罐口是否光滑和有无残角破口。

（3）操作方法：先用干净毛巾蘸热水将拔罐部位擦洗干净，然后用镊子镊紧棉球，稍蘸酒精点燃，往玻璃火罐里一闪，迅速将罐子扣在皮肤上。

（4）留罐时间：3～6分钟比较合适，短时间留罐比长时间留罐好处多：渗血或充血轻微，便于吸收，增强抗病能力；不留斑痕；防止吸入过度，造成水疱伤引起感染。

（5）起罐：左手轻按罐子，向左倾斜，右手食、中二指按准倾斜对方罐口的肌肉处，轻轻下按，使罐口漏出空隙，透入空气，吸力消失，罐子自然脱落。

（6）火力大小：火力大小，也要掌握好。酒精多，火力大则吸拔力大；酒精少，火力小则吸拔力小。罐子叩得快则吸力大；叩得慢则吸力小。这些都可灵活运用。

（7）间隔时间：可根据病情来决定。一般讲来，慢性病或病情缓和的，可隔日一次。病情急的可每日一次，例如发高烧、急性类风湿或急性胃肠炎等病，每日一次、两次甚至三次，皆不为过，但留罐时间却不可过长。

（8）疗程：一般以1～2次为一疗程，如病情需要，可再继续几个疗程。

（9）部位：肩、胸、背、腰、臀、肋窝以及颈椎、足踝、腓肠肌等肌肉丰厚、血管较少的部位，皆可拔罐。可根据病情、疼痛范围拔 1~2 个或 4~6 个甚至 10 个玻璃火罐。

2. 水罐法

煮药罐：将配制好的药物装入布袋，添加清水煮至适当浓度，然后将竹罐投入药液中煎煮 15~20 分钟，再按照水罐法操作方法拔罐。一般常用煮罐药方为：麻黄、蕲蛇、羌活、独活、防风、秦艽、木瓜、川椒、生乌头、曼陀罗花、刘寄奴、乳香、没药各适量，加水 5000mL 煎煮去渣，再以药液煮罐 10~15 分钟，也可根据患者的病情辨证处方煮罐。

【适用范围】

拔罐疗法的适用范围较广，也可用于痛经、月经不调、慢性盆腔炎等病证。随着现代多种罐具的问世以及对拔罐法作用机制研究的不断深入，临床中拔罐法与其他多种疗法结合使用，使得拔罐法的适用范围越来越广，也成为常用的保健疗法。

七、刮痧疗法

刮痧疗法是以中医经络学说为理论依据，用器具在人体的穴位、经脉、皮肤和病变部位上进行反复刮拭，通过疏通经络、行气活血、调和脏腑来达到治疗疾病目的的一种方法。

【操作方法】

1. 刮痧的体位

刮痧时患者体位的选择，应以术者能正确取穴，操作方便，患者感到舒适自然并能持久配合为原则，常用的体位有以下几种：

（1）仰卧位：适用于头、面、颈、胸、腹及四肢前侧、内侧部的取穴与刮拭。

（2）俯卧位：适用于头、颈、肩、背、腰、四肢后侧部的取穴与刮拭。

（3）侧卧位：适用于头侧、面颊、颈侧、胸侧、腹侧及上下肢外侧部的取穴与刮拭。

（4）仰靠坐位：适用于头面部、颈前和上胸部的取穴与刮拭。

（5）伏案坐位：适用于头部、颈项背部的取穴与刮拭。

（6）侧伏坐位：适用于头侧、面颊、颈侧、耳部的取穴与刮拭。

2. 人体各部位的刮拭方法

（1）头部

1）刮拭方法：头部有头发覆盖，无须涂抹刮痧润滑剂，可在头发上面直接用刮痧板刮拭。为了增强刮拭效果可使用刮板薄面边缘、刮板角部或梳状刮板刮拭。施术者一手扶住患者头部，保持头部稳定，另一手用刮痧板刮拭。每个部位刮20~30次左右，至头皮发热为宜。刮痧手法可使用平补平泻法。

头部两侧：从头部两侧太阳穴开始，经过头维、颔厌等穴位刮至风池穴。

头前部：从百会穴开始，经过囟会、前顶、通天、五处、头临泣等穴位刮至前头发际。

头后部：从百会穴开始，经过后顶、脑户、哑门等穴位刮至后头发际。

全头部：以百会穴为中心，呈放射状向四周发际处刮拭，覆盖全头部穴位和运动区、感觉区、语言区等。

2）适应证：头部刮痧可改善头部血液循环，疏通全身阳气。可预防和治疗各种经行头痛、脱发、三叉神经痛、失眠、经行感冒、产后恶露不尽等疾病。

（2）面部

1）刮拭方法：面部刮拭应根据面部肌肉的走向，由内向外。因面部出痧影响美观，手法宜轻柔，以不出痧为度，无须涂抹刮痧润滑剂，可用温开水湿润皮肤后刮拭，手法多用补法，刮拭时间宜短，忌重力大面积刮拭。可每天 1 次。

前额部：从前额正中线开始，经过印堂、鱼腰、丝竹空等穴位分别朝两侧刮拭，上方刮至前发际，下方刮至眉毛。

两颧部：由内向外刮拭，经过承泣、四白、下关、听宫、耳门等穴位。

下颌部：以承浆为中心，经过地仓、大迎、颊车等穴位，分别向两侧刮拭。

2）适应证：刮拭面部有美容、养颜、祛斑的功效，可预防和治疗颜面五官科的疾病，如面部黄褐斑、痤疮等。

（3）项背部

1）刮拭方法：刮拭项背部大椎穴时，施力要轻柔，用补法，可用刮板棱角刮拭，以出痧为度。刮颈部两侧风池至肩井时要采用长刮法，一次到位，中途不停顿。项部到肩上肌肉较丰富，用力可重些，即用按压力重、频率慢的手法。

项背部正中线：从哑门穴刮至大椎穴。

项背部两侧：从风池穴开始，经过肩中俞、肩外俞、秉风穴刮至肩井、巨骨穴。

2）适应证：颈项部是人体十二正经中的手、足三阳经及督脉循行的必经之路，经常刮拭具有育阴潜阳、补益正气、防治疾病的功效，可主治妊娠感冒、经行头痛、乳癖、围绝经期失眠、痤疮、面部黄褐斑等。

（4）背部

1）刮拭方法：背部刮拭方向是由上向下，一般先刮背正中线的督脉（从大椎刮至长强），再刮位于正中线旁开 1.5 寸和 3 寸处的两侧膀胱经和位于正中线旁开 0.5 寸的夹脊穴。刮拭背部正中线手法宜轻柔，用补法，不可用力过重，以免伤及脊椎。可用刮板棱角点拨棘突之间。背部两侧刮拭时要视患者体质、病情适当选用补泻手法，力度均匀，中途不停顿。

2）适应证：督脉和足太阳膀胱经所有穴位都与人体的五脏六腑有联系，所以刮拭背部可以预防和治疗全身疾病。

（5）胸部

1）刮拭方法：胸部正中线刮拭可从天突穴开始，经过膻中穴向下刮至鸠尾穴，用力要轻柔不可过重，宜用平补平泻法，乳头处禁刮。胸部两侧刮拭，从正中线由内向外，先左后右，用刮板整个边缘沿肋骨走向刮拭。

2）适应证：可预防和治疗妇科乳腺小叶增生、乳腺炎、乳腺癌等。

（6）腹部

1）刮拭方法：刮拭腹部正中线，从鸠尾穴开始，经过中脘穴、关元穴刮至曲骨穴。刮拭腹部两侧，从幽门穴刮至日月穴。以下情况腹部禁刮：空腹或饱餐后；腹部近期手术者；肝硬化、肝腹水、肠穿孔患者；神阙穴禁刮。

2）适应证：可用于治疗月经不调、卵巢囊肿、不孕症等。

【适用范围】

刮痧疗法可用于内、外、妇、儿和五官等各科疾病。在妇科疾病的治疗上，刮痧可用于痛经、宫寒不孕、乳腺增生、经期发热、急性乳腺炎等。此外，刮痧还可预防疾病和保健强身。

第五节　饮食疗法

一、药膳疗法

药膳疗法是指选用具有一定药性、药效作用的食物或通过辨证，将食物与药物合理组配，烹调成菜肴，以产生保健康复、强身健体、抗病延年等效应的一类疗法。

【食疗方法】

1. 黄芪汽锅鸡

黄芪 20g，草母鸡（或童子鸡、乌骨鸡）500g，生姜 3g。先将母鸡洗净、切块加工处理，加入黄芪、生姜，再加适量的盐、酒、葱等调料一起放入气锅中，蒸后食用。功能大补元气，健脾补肺，养血调经。适用于元气亏损、精血不足、产后或病后体虚、神疲乏力、头晕目花等。

2. 当归生姜羊肉汤

当归 50g（用纱布包），生姜 10g，羊肉 500g。先将羊肉洗净，切成小块，加适量的酒、葱、盐、生姜及当归，用文火焖煮至羊肉烂熟，去药渣即成。功能温阳补血，益肾调经。适用于肾阳亏虚、精血不足、畏寒腰酸、月经不调、痛经等。

3. 百合鸡蛋汤

鸡蛋 2 个，百合 100g，冰糖适量。百合洗净，加水 3 碗，煎至 2 碗。鸡蛋去蛋白，将蛋黄搅散，倒入百合中拌匀，加冰糖稍煮。功能养阴润燥，清心安神。适用于病后体弱、绝经前后诸证。

4. 煨牛鞭

牛鞭 500g，猪油 50g，湿淀粉 50g，麻油少许。牛鞭洗净，剪开外皮，在开水锅内烫一下，捞出撕去外皮；锅内放适量清水，牛鞭入水中煮熟取出，从中间剖开除去尿道，切 3cm 长的小段；干锅中放猪油烧热，加葱、姜、蒜煸炒出香味，烹入料酒，加水、精盐、白糖，把汤调成浅红色，将牛鞭放汤内，用小火煨到汤将干时，拣出葱、姜、蒜，勾上湿淀粉，淋麻油，装入盘。功能壮阳补肾，填精补髓。适用于阳痿、早泄、性欲减退、畏寒乏力及不孕不育。

二、药茶疗法

药茶疗法是指应用某些中药或具有药性的食物，经加工制成茶剂以及汤、饮、乳、露汁、浆水等饮料，用于防治相关疾病的一种食疗方法。药茶除用茶叶作为基本原料外，还广泛应用其他食物及中药作为原料如菊花、决明子、生姜、紫苏、薄荷等。以复方形式制成的午时茶、近代的各种减肥茶和广东的各种凉茶等，也属于药茶范围。

【配方选择】

1. 失眠

（1）龙眼枣仁饮：龙眼肉 10g，枣仁 10g，芡实 10g，用水煎煮后去渣，再加糖适量饮用。功能养心安神，养血益肾。适用于心悸怔忡、失眠多梦、头晕眼花等。

（2）百合糖水：百合 150g，灯心草 5g，加糖适量煎煮，代茶饮用。功能养心安神，润肺除烦。适用于失眠多梦、心烦心悸等。

2. 月经病

（1）月月红茶：月季花 10g（鲜品 20g），玫瑰花 6g，红茶3g。上药研粗末，加水略煎煮，代茶饮。功能活血调经，理气止痛。适用于闭经、经行不畅所致痛经等月经病。

（2）玫瑰花茶：玫瑰花30g。玫瑰花洗净阴干备用，每次3～5g，沸水冲泡，代茶饮。功能理气活血，疏肝解郁。适用于月经不调及肝胃失和所致胃痛、胸闷嗳气等。

3. 子宫脱垂

参芦茶：参芦10g，冰糖30g。参芦切薄片，与冰糖加水，炖煮取汁饮。功能益气升提，健脾益肾。适用于中气下陷所致、子宫脱垂等。参芦与人参有着相似的滋补作用，可替代人参饮用。

三、药酒疗法

药酒疗法是将药物与酒一起加工制成含药的酒剂，通过内服或外用以防治有关疾病的一种治疗方法。

【制作方法】

应用浸泡法制作药酒最广泛。事先需将药物精选、切制、洗净、炮制。可分为冷浸法和热浸法两种。

1. 冷浸法

将事先加工成碎片或研成粗末的药物装在纱布袋内，放在瓶或罐内，加入适量的酒（一般以白酒为多），密封浸泡。浸泡的天数一般为10～15日（春、夏季日期可短些，秋冬季日期可长些），即可过滤使用。酒渣可再加入酒浸，第2次酒可适当减少一些。根据药物的性质和多少可1次、2次或多次浸泡、过滤。过滤后的酒液即为药酒。

2. 热浸法

将事先加工成碎片或粗末的药物装在纱布内，放在瓶或罐内，加入适量的酒（白酒或黄酒），经过隔水或蒸汽加热，密封 5 ~ 7 日，过滤取酒液使用，或将药罐埋在土中，过 5 ~ 7 日后滤取酒液使用。

（1）酿酒法：先将经过精选、切片、炮制的药物煮汁，再将药汁和酒曲、米等一起酿造成酒，酒成后存放数月即可使用。

（2）煮酒法：将经过精选、切片、炮制的药物以酒煎煮 3 ~ 4 沸，再过滤去渣，即可使用。

（3）淋酒法：将经过精选、切片、炮制的药物，炒热后以酒淋之，经过滤后取酒使用。

（4）淬酒法：将经过精选、切片、炮制的药物置于火中烧红，立即淬于酒中，再经过滤后取酒使用。

第六节 导引类疗法

一、呼吸静功疗法

呼吸静功疗法是一种以调息为主的静功自我疗法，原载于明代龚廷贤《寿世保元》卷四。其基本方法是"以意随呼吸，一往一来，上下于心肾之间"。龚廷贤认为："人生以气为本，以息为元，以心为根，以肾为蒂……人呼吸常在于心肾之间，则血气自顺，元气自固，七情不炽，百病不治自消矣。"

【操作方法】

1. 每日于子（23 ~ 1 时）、卯（5 ~ 7 时）、午（11 ~ 13 时）、酉（17 ~ 19 时）四个时辰，独处静室，床铺厚褥，盘坐于上，以干棉球塞耳。

2. 闭目绝念，意随呼吸上下于心肾之间，呼吸不急不慢，任其自然。坐约一炷香的时间后，可自觉口鼻之气渐渐柔和，再约一炷香时间，可觉口鼻之气似无出入。

3. 下坐前，先缓缓伸腿、开目，去耳塞，下床行数步后，仰卧床上稍睡片刻。起床后喝稀粥半碗。

二、提肛疗法

提肛疗法是将思想集中于会阴部，配合呼吸及收缩肛门的动作，以防治肛肠疾病的一种治疗方法。

【操作方法】

1. 姿势可取坐位或立位，坐位应保持端坐姿势，两手放于大腿上，掌心向上向下均可，坐时应坐在凳边，不要坐实坐满。立位需双脚分开，与肩同宽（或一横脚加一拳头的宽度），两脚呈平行状态站立，双肩自然下垂，不要上耸，也不要有意识地用力下坠。

2. 舌抵上颚，双目轻闭，摒除杂念，集中注意力于会阴肛门部，随着呼吸，肛门一提一放，一紧一松，深吸气时肛门收缩上提，呼气时放松，一呼一吸为 1 次，每天早起或晚上临睡前收缩肛门 20 次，30 日为一个疗程，休息 7 日，可继续第二个疗程。

三、八段锦疗法

以"八段锦"命名的气功疗法有多种，这里介绍的动功八段锦，是其中流传最广、最有代表性的一种。它是由八种子立式导引动作复合而成的气功套路，其每式动作的设计，都针对一定的脏腑或病证的保健与治疗需要，这是本法的最大特点。全套动作精炼，运动强度适中，有调整脏腑功能、疏通经络气血的作用，如应用得当，能防治多种疾病。

【操作方法】

1. 两手托天理三焦

直立，两足分开，与肩同宽。两臂自然下垂，掌心贴附腿侧。两臂外展，掌心向上，约至肩平处，乃屈前臂至头顶上方，覆掌，十指交叉，然后翻转掌心向上，如托物上举，同时足跟顺势踮起，两手分开，两臂内收复原，如鸟敛翼，反复进行，上举时吸气，下垂时呼气。

2. 左右开弓似射雕

由直立势左足平开一大步，身体下蹲作骑马式。同时，右臂曲肘，从胸前握拳，如拉弓弦向右，左手中、示指竖起，余三指环扣，从右臂内作推弓势向左，左臂随之伸直，头亦左转，目视指尖，左右互换，反复进行。推弓拉弦时吸气，左右换式时呼气。

3. 调理脾胃须单举

直立势同一式，左臂外展并翻掌上托，五指并拢，指尖向右，左臂伸直，头仰视手背，同时下方之右掌作按物势，指尖向前。左右互换，反复进行。上托下按时吸气，互换时呼气。

4. 五劳七伤往后瞧

直立势同一式，但两掌贴紧腿侧，头向左后方缓缓转动，目随之后视。然后，头再前转复原。左右交替，反复进行，转颈时吸气，复原时呼气。

5. 摇头摆尾去心火

由直立式，左足平开一步，身体半下蹲，作高马步势，两手反按大腿上方（虎口对腹）。头面躯干缓缓前俯，继之向左、向后，复向右、向前，缓缓作圆环转动，上身由俯而仰，复由仰而俯，转动数圈后，再反方向如法进行。由俯而仰时吸气，由仰而缩时呼气。

6. 两手攀足固肾腰

直立，并足，两膝挺伸，上身前俯，以两手攀握两足趾，头略昂起，然后恢复直立姿势，同时两手握拳，并抵腰椎两侧，上身后仰，再恢复直立姿势。反复进行，本式自然呼吸。

7. 攒拳怒目增气力

由直立式平开左足一大步，作骑马势，两手握拳，贴置腰侧，拳心向上；左拳向前平击，拳心向下，怒目奋力；收回左拳，如法击出右拳，左右交替进行。击拳呼气，收拳吸气。

8. 背后七颠百病消

直立，并足，两掌紧贴腿侧，两膝伸直，足跟并拢提起，离地数寸，同时昂首，作全身提举势。然后足跟顿地复原，反复进行。提跟时吸气，顿地时呼气。

四、太极拳保健疗法

太极拳是我国传统的体育保健方法之一，太极拳的动作轻松柔和，圆活自然，连贯协调，具有一定的健身和医疗价值，是延年益寿、防病治病的一种有效手段。

太极拳很早就已流传，属导引的范畴。所谓"导气令和，引体令柔"，是指其通过调整呼吸而使脏腑经络之气和顺，借助于肢体运动而使人体各部分趋于协调柔和。太极拳在长期的流传过程中形成了多种流派，近年来更得到进一步的继承发扬，使太极拳运动得到不断发展。

【操作方法】

1. 起势

（1）身体自然直立，两脚开立，与肩同宽，脚尖向前，两臂自然下垂，两手放在大腿外侧，眼向前平视。要点：头颈正直，下颏微向后收，不要故意挺胸或收腹，精神要集中。起势由立正姿势开始，然后左脚向左分开，成开立步。

（2）两臂慢慢向前平举，两手高与肩平，宽与肩同，手心向下。

（3）上体保持正直，两腿屈膝下蹲，同时两掌轻轻下按，两肘下垂与两膝相对；眼平视前方。要点：两肩下沉，两肘松垂，手指自然微屈，屈膝松腰，臀部不可凸出，身体重心落于两腿中间。两臂下落和身体下蹲的动作要协调一致。

2. 左右野马分鬃

（1）上身微向右转，身体重心移至右腿上；同时右臂收在胸前平屈，手心向下，左手经体前向右下划弧放在右手下，手心向上，两手心相对成抱球状；左脚随即收到右脚内侧，脚尖点地；眼看右手。

（2）上体微向左转，左脚向左前方迈出，右脚跟后蹬，右腿自然伸立，成左弓步；同时上体继续向左转，左右手随转体慢慢分别向左上、右下分开，左手高与眼平（手心斜向上），肘微屈；右手落在右胯旁，肘也微屈，手心向下，指尖向前；眼看左手。

（3）慢慢后坐，身体重心移至右腿，左脚尖翘起，微向外撇15°～60°，随后脚掌慢慢踏实，左腿慢慢前弓，身体左转，身体重心再移至左腿；同时左手翻转向下，左臂收在胸前平屈，右手向左上划弧放在左手上，两手心相对成抱球状；右脚随即收到左脚内侧，脚尖点地；要看左手。

（4）右腿向右前方迈出，左腿自然伸直，成右弓步；同时身体右转，左右手随转体分别慢慢向左下、右上分开，右手高与眼平（手心斜向上），肘微屈；左手落在左胯旁，肘也微屈，手心向下，指尖向前，眼看右手。

（5）与（3）同，左右方向相反。

（6）与（4）同，左右方向相反。

要点：上半身不可前俯后仰，胸部必须宽松舒展。两臂分开时要保持弧形，身体转动时要以腰为轴。弓步动作与分手的速度要均匀一致。做弓步时，迈出的脚先是脚跟着地，然后脚掌慢慢踏实，脚尖向前，膝盖不要超过脚尖；后腿自然伸直；前后脚夹角呈45°~60°（需要时后脚脚跟可以后蹬调整）；野马分鬃式的弓步，前后脚的脚跟要分在中轴线两侧，它们之间的横向距离（即以动作进行的线为纵轴，其两侧的垂直距离为横轴）应该保持在10~30cm。

3. 白鹤亮翅

（1）上身微向左转，左手翻掌向下，左臂平屈胸前，右手向左上划弧，手心转向上，与左手成抱球状；眼看左手。

（2）右脚跟进半步，身体后坐，身体重心移至右腿，身体先向右转，面向右前方，眼看右手。然后左脚稍向前移，脚尖点地，成左虚步，同时身体在微向左转，面向前方，两手随转体慢慢向右上左下分开，右手上提停于右额前，手心向左后方，左手落于左胯前，手心向下，指尖向前；眼平视前方。

要点：完成姿势胸部不要挺出，两臂上下都要保持半圆形，左膝要微屈，身体重心后移与右手上提、左手下按动作要协调一致。

4. 左右搂膝拗步

（1）右手从体前下落，由下向后上方划弧至右肩外，手与耳同高，手心斜向上；左手由左下向上，向右划弧至右胸前，手心斜向下；同时上体先微向左再向右转；左脚收至右脚内侧，脚尖点地；眼看右手。

（2）上半身左转，左脚向前（偏左）迈出成左弓步；同时右手屈回由耳侧向前推出，高与鼻尖平，左手向下由左膝前搂过落于左胯旁，指尖向前；眼看右手手指。

（3）右腿慢慢屈膝，身体后坐，身体重心移至右腿；左脚尖翘起微向外撤，随后脚掌慢慢踏实，左腿前弓，身体左转，身体重心移至左腿，右脚收到左脚内侧，脚尖点地；同时左手向外翻掌，由左后向上划弧至左肩外侧，肘微屈，手与耳同高，手心斜向上；右手随转体向上，向左下划弧落于左胸前，手心斜向下；眼看左手。

（4）与（2）同，左右方向相反。

（5）与（3）同，左右方向相反。

（6）与（2）同。

要点：前手推出时，身体不可前俯后仰，要松腰松胯。推掌时要沉肩垂肘、坐腕舒掌，同时须与松腰、弓腿上下协调一致。搂膝拗步成弓步时，两脚跟的横向距离保持30cm左右。

5. 手挥琵琶

右脚跟进半步，上体后坐，身体重心转至右腿上；上身半面向右转、左脚略提起稍向前移，变成左虚步，脚跟着地，脚尖翘起，膝部微屈；同时左手由左下向上挑举，高与鼻尖平，掌心向右，臂微屈，右手收回放在左臂肘部里侧，掌心向左；眼看左手食指。

要点：身体要平稳自然，沉肩垂肘，胸部放松，左手上起时不要直向上挑，要由左向上，向前略带弧形。右脚跟进时，脚掌先着地，再全脚踏实，身体重心后移和左手上起、右手回收要协调一致。

6. 左右倒卷肱

（1）上身右转，右手翻掌（手心向上），经腹前由下向后上方划弧平举，臂微屈，左手随即翻掌向上；眼的视线随着向右转体先向右看，再转向前方看左手。

（2）右臂屈肘折向前，右手由耳侧向前推出，手心向前、左臂屈肘后撤，手心向上，撤至左肋外侧；同时左腿轻轻提起向后（偏左）退一步，脚掌先着地，然后全脚慢慢踏实，身体重心移到左腿上，成右虚步，右脚随转体以脚跟为轴扭正；眼看右手。

（3）上体微向左转，同时左手随转体向后上方划弧平举，手心向上，右手随即翻掌，掌心向上；眼随转体先向左看，再转向前方看右手。

（4）与（2）同，左右方向相反。

（5）与（3）同，左右方向相反。

（6）与（2）同。

（7）与（3）同。

（8）与（2）同，左右方向相反。

要点：前推的手不要伸直，后撤手也不可直向回抽，随转体仍走弧线，前推时，要转腰松垮，两手的速度要一致，避免僵硬。退步时，脚掌先着地，再慢慢全脚踏实，同时，前脚随转体以脚跟为轴扭正。退左脚略向左后斜，退右脚略向右后斜，避免使两脚落在一条直线上。后退时，眼神随转体动作先左右看，然后再转视前手。最后退右脚时，脚尖外撤的角度略大些，便于接做"左揽雀尾"的动作。

7. 左揽雀尾

（1）上身微向右转，同时右手随转体向后上方划弧平举，手心向上；左手放松，手心向下；眼看左手。

（2）身体继续向右转，左手自然下落，逐渐翻掌经腹前划弧至右肋前，手心向上；右臂屈肘，手心转向下，收至于右胸前，两手相对成抱球状；同时身体重心落在右腿上，左脚收到右脚内侧，脚尖着地；眼看右手。

（3）上身微向左转，左脚向左前方迈出，上身继续向左转，右腿自然蹬直，左腿屈膝，成左弓步；同时左臂向左前方推出（即左臂平屈成弓形，用前臂外侧和手背向左侧推出），高与肩平，手心向后；右手向右下落，放于右胯旁，手心向下，指尖向前；眼看左前臂。要点：推出时，两臂前后均保持弧形，分手、松腰、弓腿三者必须协调一致，揽雀尾弓步时两脚跟横向距离不超过10cm。

（4）身体微向左转，左手随即前伸翻掌向下，右手翻掌向上，经腹前向上、向前伸至左前臂下方；然后两手下捋，即上身向右转，两手经腹前向右后上方划弧，直至右手手心向上，高与肩齐，左臂平屈于胸前，手心向后；同时身体重心移至右腿；眼看右手。要点：下捋时，上身不可前倾，臀部不要凸出。两臂下捋须随腰旋转，仍走弧线，左脚掌全着地。

（5）上身微向左转，右臂屈肘折回。右手附于左手腕里侧（相距约5cm）；上身继续向左转；双手同时向前慢慢挤出，左手心向后，右手心向前，左前臂要保持半圆；同时身体重心逐渐前移变成左弓步；眼看左手腕部。要点：向前挤时，上体要正直。挤的动作要与松腰、弓腿相一致。

（6）左手翻掌，手心向下，右手经左腕上方向前、同右伸出，高于左手齐，手心向下，两手左右分开，宽与肩同；然后右腿屈膝，上体慢慢后坐，身体重心移至右腿上，左脚尖翘起；同时两手屈肘回收至腹前，手心均向前下方；眼向前平看。

（7）上式不停，身体重心慢慢前移；同时两手向前、向上推出，掌心向前，左腿前弓成左弓步；眼平看前方。要点：向前推时，两手须走曲线，手腕部高与肩平，两肘微屈。

8. 右揽雀尾

（1）上体后坐并向右转，身体重心移至右腿，左脚尖里扣：右手向右平行划弧至右侧，然后由右下经腹前向左上划弧至左肋前，手心向上；左臂平屈胸前，左手掌向下与右手成抱球状；同时身体重心再移至左腿上，右脚收至左脚内侧，脚尖点地；眼看左手。

（2）同"左揽雀尾"（3），左右方向相反。

（3）同"左揽雀尾"（4），左右方向相反。

（4）同"左揽雀尾"（5），左右向方相反。

（5）同"左揽雀尾"（6），左右方向相反。

（6）同"左揽雀尾"（1），左右方向相反。

要点：均与"左揽雀尾"相同，只是左右方向相反。

9. 单鞭

（1）上体后坐，身体重心逐渐移至左腿上，右脚尖里扣；同时上体左转，两手（左高右低）向左弧形运转，直至左臂平举，伸于身体左侧，手心向左，右手经腹前运至左肋前，手心向后上方，眼看左手。

（2）身体重心再渐渐移至右腿上，上体右转，左脚向右脚靠拢，脚尖点地；同时右手向右上方划弧（手心由里转向外），至右侧方时变钩手，臂与肩平；左手向下经腹前向右上划弧停于右肩前，手心向里；眼看左手。

（3）上体微向左转，左脚向左前侧方迈出，右脚跟后蹬，成左弓步；在身体重心转向左腿的同时，左掌随上身的继续左转慢慢翻转向前推出，手心向前，手指与眼齐平，臂微屈；眼看左手。

要点：上身保持正直，松腰，完成式时，右臂肘部稍下垂，左肘与左膝上下相对，两肩下沉。左手向外翻掌前推时，要随转体边翻边推出，不要翻掌太快或最后突然翻掌。全部过渡动作，上下要协调一致。如面向南起势，单鞭的方向（左脚尖）应向东偏北（大约为15°）。

10. 云手

（1）身体重心转至右腿上，身体渐向右转，左脚尖里扣，左手经腹前向右上划弧至右肩前，手心斜向后，同时右手变掌，手心向右前；眼看左手。

（2）身体慢慢左转，身体重心随之逐渐左移；左手由脸前向左侧运转，手心渐渐转向左方；右手由右下经腹前向左上划弧，至左肩前，手心斜向后；同时右脚靠近左脚，成小开立步（两脚距离10~20cm）；眼看右手。

（3）上身再向右转，同时左手经腹前向右上划弧至右肩前，手心斜向后；右手向右侧运转，手心翻转向右，随之左腿向左横跨一步；眼看左手。

（4）同（2）。

（5）同（3）。

（6）同（2）。

要点：身体转动要以腰脊为轴，松腰松胯，不可忽高忽低。两臂随腰的转动而运转，要自然圆活，速度要缓慢均匀，下肢移动时，身体重心要稳定，两脚掌先着地再踏实，脚尖向前，眼的视线随左右手而移动，第3个"云手"、右脚最后跟步时，脚尖微向里扣，便于接"单鞭"动作。

11. 单鞭

（1）上身向右转，右手随之向右运转，至右侧方时变成钩手；左手经腹前向右上划弧至右肩前，手心向内，身体重心落在右腿上，左脚尖点地，眼看右手。

（2）上身微向左转，左脚向左前侧方迈出，右脚跟后蹬，成左弓步。在身体重心移向左腿的同时，上体继续左转，左掌慢慢翻转向前推，成"单鞭"式。

要点：与前"单鞭"式相同。

12. 高探马

（1）右脚跟进半步，身体重心逐渐后移至右腿上；右钩手变成掌，两手心翻转向上，两肘微屈；同时身体微向右转，左脚跟渐渐离地；眼看左前方。

（2）上身微向左转，面向前方；右掌经右耳旁向前推出，手心向前，手指与眼同高：左手收至左侧腰前，手心向上，同时左脚微向前移，脚尖点地，成左虚步，眼看右手。

要点：上身自然正直，双肩要下沉，右肘微下垂，跟步移换重心时，身体不要有起伏。

13. 右蹬脚

（1）左手手心向上，前伸至右手腕背面，两手相互交叉，随即向两侧分开并向下划弧，手心斜向下；同时左脚提起向左前侧方进步（脚尖略外撇）；身体重心前移，右腿自然蹬直，成左弓步；眼看前方。

（2）两手由外圈向里圈划弧，两手交叉合抱于胸前，右手在外，手心均向后；同时右脚向左脚靠拢，脚尖点地；眼平视右前方。

（3）两臂左右划弧分开平举，肘部微屈，手心均向外；同时右腿屈膝提起，右脚向右前方慢慢蹬出；眼看右手。

要点：身体要稳定，不可前俯后仰，两手分开时，腕部与肩齐平，蹬脚时，左腿微屈，右脚尖回钩，劲使在脚跟，分手和蹬脚需协调一致，右臂和右腿上下相对，如面向南起势，蹬脚方向应为正东偏南（约30°）。

14. 双蜂贯耳

（1）右腿收回，屈膝平举，左手由后向上、向前下落至体前；两手心均翻转向上，两手同时向下划弧分落于右膝盖两侧；眼看前方。

（2）右脚向右前方落下，身体重心渐渐前移，成右弓步，面向右前方；同时两手下落，慢慢变拳，分别从两侧向上、向前划弧至面部前方；成钳形状，两拳相对，高与耳齐，拳眼都斜向内下（两拳中间距离 10～20cm）；眼看右拳。

要点：完成式时，头颈正直，松腰松胯，两拳松握，沉肩垂肘，两臂均保持弧形，双蜂贯耳式的弓步和身体方向与右蹬脚方向相同，弓步的两脚跟横向距离同"揽雀尾"式。

15. **转身左蹬脚**

（1）左腿屈膝后坐，身体重心移至左腿，上身左转，右脚尖里扣；同时两拳变掌，由上向左右划弧分开平举，手心向前；眼看左手。

（2）身体重心再移至右腿：左脚收到右脚内侧，脚尖点地；同时两手由外圈向里圈划弧合抱于胸前，左手在外，手心均向后；眼平视左方。

（3）两臂左右划弧分开平举，肘部微屈，手心均向外；同时左腿屈膝提起，左脚向左前方慢慢蹬出；眼看左手。

要点：与右蹬脚式相同，左右方向相反，左蹬脚与右蹬脚呈 180°（即正西偏北约 30°）。

16. **左下势独立**

（1）左腿收回平屈，上身右转，右掌变成钩手；左掌向上，向右划弧下落，立于右肩前，掌心斜向后；眼看右手。

（2）右腿慢慢屈膝下蹲。左腿由内向左侧（偏后）伸出，成左仆步，左手下落（掌心向外）向左下顺左腿内侧向前穿出；眼看左手。要点：右腿全蹲时，上身不可过于前倾，左腿伸直，左脚尖须向里扣，两脚脚掌全部着地，左脚尖与右脚脚跟踏在中轴线上。

（3）身体重心前移，左脚跟为轴，脚尖尽量向外撇，左腿前弓，右腿后蹬，右脚尖里扣，上身微向左转并向前起身；同时左臂继续向前伸出（立掌），掌心向右，右钩手下落，钩尖向后；眼看左手。

（4）右腿慢慢提起平屈，成左独立式；同时右钩手变成掌，并由后下方顺右腿外侧向前弧形摆出。屈臂立于右腿上方，肘与膝相对，手心向左；左手落于左胯旁，手心向下，指尖向前；眼看右手。要点：上身要正直，独立的腿要微屈，右腿提起时脚尖自然下垂。

17. 右下势独立

（1）右脚下落于左脚前，脚掌着地，然后以左脚前掌为轴脚跟转动，身体随之左转；同时左手向后平举变成钩手，右掌随着转体向左侧划弧，立于左肩前，掌心斜向后；跟看左手。

（2）同"左下势独立"（2），左右方向相反。

（3）同"左下势独立"（3），左右方向相反。

（4）同"左下势独立"（4），左右方向相反。

要点：右脚尖触地后必须稍微提起，然后再向下仆腿，其他均与"左下势独立"相同，左右方向相反。

18. 左右穿梭

（1）身体微向左转，左脚向前落地，脚尖外撇，右脚跟离地，两腿屈膝成半坐盘式；同时两手在左胸前成抱球状（左上右下），然后右脚收到左脚的内侧，脚尖点地；眼看左前臂。

（2）身体右转，右脚向右前方迈出；屈膝弓腿，成右弓步；同时右手由脸前向上举并翻掌停在右额前，手心斜向上；左手先向左下，再经体前向前推出，高与鼻尖平，手心向前；

眼看左手。

（3）身体重心略向后移，右脚尖稍向外撇，随即身体重心再移至右腿，左脚跟进，停于右脚内侧，脚尖点地；同时两手在右胸前成抱球状（右上左下）；眼看右前臂。

（4）同（2），左右方向相反。

要点：完成姿势面向斜前方（如面向南起势，左右穿梭方向分别为正西偏北和正西偏南均约30°），手推出后，上身不可前俯。手向上举时，防止引肩上耸，一手上举一手前推，要与弓腿松腰上下协调一致，做弓步时，两脚跟的横向距离同搂膝拗步式，保持在30cm左右。

19. 海底针

右脚向前跟进半步，身体重心移至右腿，左脚稍向前移，脚尖点地，成左虚步；同时身体稍向右转，右手下落经体前向后，向上提至肩上耳旁，再随身体左转，由右耳旁斜向前下方插出，掌心向左，指尖斜向下；与此同时，左手向前、向下划弧落于左胯旁，手心向下，指尖向前；眼看前下方。

要点：身体要先向右转，再向左转，完成姿势，面向正西，上体不可太前倾，避免低头和臀部外凸，左腿要微屈。

20. 闪通臂

上身稍向右转，左脚向前迈出，屈膝与腿成左弓步；同时右手由体前上提，屈臂上举，停于右额前上方，掌心翻转斜向上，拇指朝下；左手上起，经胸前向前推出，高与鼻尖平，手心向前；眼看左手。

要点：完成姿势上身自然正直、松腰、松胯；左臂不要完全伸直，背部肌肉要伸展开，推掌、举掌和弓腿动作要协调一致，弓步时，两脚跟横向距离同"揽雀尾"式（不超过10cm）。

21. 转身搬栏捶

（1）上身后坐，身体重心移至右腿上，左脚尖里扣，身体向右后转，然后身体重心再移至左腿上；同时右手随着转体向右、向下（变拳）经腹前划弧至左肋旁，拳心向下；左掌上举于头前，掌心斜向上；眼看前方。

（2）向右转体，右拳经胸前向前翻转撇出，拳心向上；左手落于左胯旁，掌心向下，指尖向前；同时右脚收回后（不要停顿或脚尖点地）即向前迈出，脚尖外撇；眼看右拳。

（3）身体重心移至右腿上，左脚向前迈一步；左手上起，经左侧向前上划弧拦出，掌心向前下方；同时右拳向右划弧收到右腰旁，拳心向上；眼看左手。

（4）左腿前弓成左弓步；同时右拳向前打出，拳眼向上，高与胸平，左手附于右前臂里侧；眼看右拳。

要点：右拳不要握得太紧，右拳回收时，前臂要慢慢内旋划弧，然后再外旋停于右腰旁，拳心向上，向前打拳时，右肩随举略向前引伸，沉肩垂肘，右臂要微屈，弓步时，两脚横向距离同"揽雀尾"式。

22. 如封似闭

（1）左手由右腕下向前伸出，右拳变掌，两手手心逐渐翻转向上并慢慢分开回收；同时身体后坐，左脚尖翘起，身体重心移至右腿；眼看前方。

（2）两手在胸前翻掌，向下经腹再向上、向前推出，腕部与肩平，手心向前，同时左腿前弓成左弓步；眼看前方。

要点：身体后坐时，避免后仰，臀部不可凸出，两臂随身体回收时，肩、肘部略向外松开，不要直着抽回，两手推出宽度不要超过两肩。

23. 十字手

（1）屈膝后坐，身体重心移向右腿，左脚尖里扣，向右转体；右手随着转体动作向右平摆划弧，与左手成两臂侧平举，掌心向前，肘部微屈；同时右脚尖随着转体稍向外撇，成右侧弓步看右手。

（2）身体重心慢慢移至左腿，右脚尖里扣，随即向左收回，两脚距离与肩同宽，两腿逐渐蹬直，成开立步；同时两手向下，经腹前向上划弧，交叉合抱于胸前，两臂撑圆，腕高与肩平，右手在外，成十字手，手心均向后；眼看前方。

要点：两手分开和合抱时，上身不要前俯，站起后，身体自然正直，头要微向上顶，下颏稍向后收，两臂环抱时需圆满舒适、沉肩垂肘。

24. 收势

两手向外翻掌，手心向下，两臂慢慢下落，停于身体两侧；眼看前方。

要点；两手左右分开下落时、要注意全身放松，同时气也徐徐下沉（吸气略加长），呼吸平稳后，把左脚收到右脚旁，要走动休息。

第七节　情志疗法

一、言语开导疗法

言语开导疗法是针对患者的病情及其心理状态、情感障碍等，采用语言交流方式进行心理疏导，以消除其致病心因、纠正其不良情绪和情感活动的一种心理治疗方法。

【操作方法】

从五行分类的角度，可将人群分为太阳、少阳、阳明和平、太阴、少阴五大类形神特征类型：

1. 太阳之人（火形）

情感上，性情急躁冲动，善于排解忧愁与烦恼，乐观豁达，怡然自得；认知上，善于观察和思考，反应敏捷，但常常只根据表面现象做出结论；意志上，好胜逞强，刚愎自用，处事有魄力，往往轻率，贸然行动，即便失败也无反悔，经常不切实际，好高骛远，有始无终；行为上，待人比较坦诚，善于应酬，喜欢结交朋友，钱财看得很轻，行为粗鲁，好意气用事，好夸夸其谈，漫无边际，缺少信用，能较快适应周围环境。

2. 少阳之人（金形）

属于阳盛阴少。情感上，性情容易急躁，刚强爽快，虚荣心强；认知上，观察和认识客观事物较为深入审慎，明鉴是非，有管理才能，容易骄傲自大；意志上，坚定刚强，不依附于人，有较强的自制力和意志；行为上，擅外交，好应酬，社会活动能力强，清廉公正，严肃冷峻，精明能干，稍有地位便喜好自我吹嘘，高傲自大。

3. 阴阳和平之人（土形）

属于阴阳和平。情感上，胸怀坦荡，心境安宁，愉快开朗，无所畏惧；认知上，能顺从事物的发展规律，把握其本质，并能随机应变，有较高的认知水平和管理才能；意志坚定，独立自主，专心致志，不怕艰难困苦，亦不蛮干逞强，有时能取灵活态度而随从于人；行为上，为人敦厚诚实，谦虚有礼，乐于助人，举止大方，从容不迫，处事条理分明，以德服人，不喜权势，亦不随其地位变化而改变，其待人处事的态度有君子之风。

4. 少阴之人（木形）

属于阴盛阳少。情感上，性情偏于内向，沉默寡言，善忧愁，嫉妒心较强；认知上，善用心机，勤于思考，聪明智慧，具备较高的认知水平和从事脑力活动的才能；意志优柔，处事随和，或容易消极退让，或无所事事，或在事业上颇有进取心；行为上，事必躬亲，对他人缺少信任感，缺少同情心，或喜贪小利，损人利己，体力稍弱，或安逸懒散。

5. 太阴之人（水形）

属阴盛阳衰。情感上，性情内向，自卑感强，或比较固执善于巧饰，或喜怒不形于色，或心静如水，无动于衷；认知上，不轻易发表和改变自己的观念，善于听取别人的意见，认知反应速度偏于迟缓，但认知水平较高，看问题比较深刻；意志柔弱，多在反复思考的基础上随从大多数人的行为而有所行动；行为上，待人貌似恭谦，贪恋钱财，喜进不出，善于欺瞒。

在临床诊治过程中，应首先观察和分析患者的形神气质类型情况。其次，审查患者的情志变动，据其性情偏失而开导之。

二、情志相胜疗法

情志相胜疗法是中医在五行学说及情志相胜等理论指导下创立的一种心理治疗方法，即用一种或多种情志制约。消除其相胜的病态情志，以治疗由情志偏激引起的某些心身疾病。

人体脏腑的功能活动是密切相关的整体，在诸脏腑之间存在着相互资生和相互制约的关系，从而维持人体生理、心理上的协调和稳定。这种关系，中医是用五行生克制化理论来解释和推理的。五行学说中的木、火、土、金、水各行的顺序依次相生，构成事物间的促进和资生关系；金、木、土、水、火各行的依次相克，又构成了事物间的抑制和制约关系。有了事物间的生克制化，自然界才得以稳定和统一；有了事物内部的生克制化，才能保持其自身的协调和发展。情志相胜疗法是在偏激情志破坏了心身稳态的情况下，医生根据情志的五行属性及其胜制规律，有意激发所胜之情制其有余，以恢复或重建其心身谐调状态，达到治疗有关心身疾患的目的。明代医家张景岳在阐述《黄帝内经》五情相胜法则时强调"此因其情志之胜而更求其胜以制之之法"，揭示了本疗法的应用依据和目的。

【操作方法】

1. 怒胜思

思为脾志，在五行属土。思维是人类认知事物的过程及其能力的反映，其本身并不带有情感色彩。如对某些事物或事件无法理解，或对其结果无从预料，就会产生思虑或担忧等情绪。因此《黄帝内经》每有"怵惕思虑""忧思"等描述，并将之作为七情之一。在日常生活中，当某些萦绕心际之事久思不决，或因案牍劳神而思虑过度，常可出现饮食乏味、脘腹闷饱，甚而纳呆厌食、四肢怠惰等思伤脾、脾失健运之类的症状；有些长期从事脑力劳动工作的人，由于工作过度紧张，还可伴有失眠、健忘、心悸等心神失养的表现。《针灸甲乙经》认为这是"思发于脾而成于心"的缘故。肝志为怒而主疏泄，一般说来怒有助于肝气升发，可以宣泄某些恶劣情绪的羁绊，重建心理上的平衡。所谓"怒胜思"，从五行而言，为木克土的关系；从脏腑生理功能而言，肝气疏泄有助于运脾，以宣散气结。因此，临床应用本法时，多采取故意违逆患者的心意，或夺其所爱等方法以激发其怒，令患者之气结得以尽情宣泄，即可矫正其"思则气结"的病理改变。

2. 思胜恐

恐为肾志，在五行属水。恐惧是一种面临突发事件或异常情况时所产生的一种不安全感或畏惧的心理反应，常与经受突如其来的惊吓相关。如果时过境迁，这种惊恐害怕的心态多可随之而解，不足为患。倘若其人长时间置身于紧张恐惧的氛围中，机体始终处于应激状态，其生理功能就会受到影响或损害。如猝然惊吓不已，严重者可出现二便失禁，遗精滑泄等"恐则气下"之类的病状，经常或持久处于恐惧之中，患者既可有坐卧不安、闻响则惊恐不安等情态流露，也可同时伴有骨酸痿软、形羸瘦瘠，乃至于不孕、不育等伤肾失精的临床表现。这些病证的治疗，仅仅依赖于药物调理而不设法解脱其恐惧心理，亦往往难以奏效。因此临证还需配合以"思胜恐"等心理治疗。医生如能针对其恐惧畏怯心理产生的原因，采取诱导方式开启其思，结合广其见闻、坚其定识等方法，大多可帮助患者逐渐摆脱惊恐、畏怯的心理状态。

3. 恐胜喜

喜为心志，在五行属火。"喜则气缓"，主要指过喜令人心气涣散，神不守舍。多表现为注意力不能集中、心神恍惚甚或嬉笑不休、状若癫狂。此类病证多属实证，临床药物治疗多以清心泻火为主；恐则气怯，骤然施予平素畏惧之事物景观，恰似以水折火，故有此"恐胜喜"之治法。《儒林外史》描述范进中举，喜极癫狂，以其平素颇畏岳丈之威，遂收当头棒喝而获神志清爽之效。虽属小说构思，却十分合乎恐胜喜之医理。

4. 喜胜悲忧

忧为肺志，悲亦同类。"悲则气消"，是指过度悲忧而使肺气消索，治节失职。悲忧多由痛失亲朋或失意挫折或久病缠身而悲观失望所致，常有形容惨戚、忧愁沮丧，或无端泪涌，或长吁短叹，或垂头丧气，或悲观厌世等情态流露。久之则可导致毛发枯萎，形体憔悴。当以各种令患者喜闻乐见之事陶情悦志，使悲哀者重展笑颜，使失意者豁达开朗，使忧恒者振作精神，即为喜胜悲忧之法。

5. 悲胜怒

肝志为怒。人怒则肝气横逆，气血并走于上，表现为烦躁冲动、面赤头痛、眩晕耳鸣，甚而吐血、昏厥等症状。悲则气消，可顿挫其激扬之势而建清肃之功，故曰"悲胜怒"。值其嗔怒之际，医生应晓之以理，动之以情，极尽宽慰劝解之能事，令其感动而泣，则恚气多可随之而泄。

在运用本疗法前，应对患者的生活环境、心理情感特征等有深入的观察和了解，仔细分析其发病原因和异常情态反应，结合脏腑气血虚实病机，以确定治疗方案。

在通晓中医阴阳五行理论、熟知生克制化关系的基础上，临证须审时度势，善思用智，才能根据情志胜制法巧妙构思，切中病情。

第八节　音乐疗法

根据《黄帝内经》所述，天有五音：角、徵、宫、商、羽；地有五行：木、火、土、金、水；人有五脏：肝、心、脾、肺、肾。五脏所藏：心藏神，肺藏魄，肝藏魂，脾藏意，肾藏志。五音与五脏相应，是音乐治疗疾病的重要原理。

【操作方法】

根据患者对应的五行属性选择相应的五音进行治疗。

1. 五音的分类

（1）木音（角声）：木音为古箫、竹笛等乐，入肝胆之经，主理肝脏、胆囊的健康。古箫、竹笛的原始之声，舒展、深远、悠扬，飘逸若仙，高而不亢，低而不壅，连绵不断，表示古木带来春天。

以木所制作的乐器，如木鱼、古箫、竹笛的声波量进入肝、胆之经，可疏肝利胆，保肝养目。医典理论：木音为角，对应人体的肝、胆，清凉祛火。所以夜间休憩时木音可以疏理肝火胆热的瘀积，有助于安神，对于容易疑神疑鬼、精神不安的人也很好。听木音，可以移转性情，安定魂魄，消除失眠，增强精神，让心身合一，重新找到原始平和的人性。

（2）火音（徵声）：火音为古琴、小提琴等丝弦乐，入心经与小肠经，主理小肠和心脏健康。古琴奏鸣了远古的回音，有轰然绵延的特点。火是万物的动力，代表心脏，有热量，丝弦的声音可拨动人的心弦。《黄帝内经》认为火音通心经，疏导小肠经，心藏神，心主神明。丝音调理神志，疏导血脉，疏通小肠，祛除毒伤。聆听火音可以调节心、小肠处在沉稳和谐的生理状态之中。

（3）土音（宫声）：土音为古埙、笙竽、葫芦笙等乐，入脾经与胃经，主理脾胃的健康。

我国《东巴经》记载人类在远古形成："先有佳音，后有佳气。"地球形成之后，先有各种声音的形成，土音是万物化生成形的元音动力。动植物由单细胞进化形成，代表新生命即将诞生，佳音在先而佳气随后推动着大自然的变迁和动植物的生发蜕化。10万年前中国山西即有石埙出现，说明当时人类已经懂得使用石埙来放松身心。土生万物，通八方，通天通地，加上下为十方，都可以贯通。考古学家已经印证"原始先人吹埙，群民围构火而听"的传说，古埙、笙竽、葫芦笙等土音，对脾胃有极佳的理疗养生功能。

（4）金音（商声）：金音为编钟、磬、锣等乐，入肺经与大肠经，主理肺和大肠的健康。金属、石制品的古乐器如编钟、磬、锣鼓、铃声、长号、三角铁等，发出的混厚清脆之声为金音。

远古的歌声，从中国西部喜马拉雅山与黄土高原以及黄河中下游悠扬唱出华夏文明之乐，声声连绵不断地回荡在天地间，其势高昂、起伏委婉、震荡心肺，帮助人们扩充肺腑，加大肺活量，吸纳大量的氧气。科学家研究发现，人们呼吸加深，肺活量充足，吸入氧气增多，负粒子会随之增多。研究证实负离子可延续细胞活性功能，促进人体免疫力。再者，肺活量加大有助于体内气血运行与代谢功能。从而达到强肺强魄，驱逐恶疾与后患，增强生命体质的目的。

（5）水音（羽声）：水音为鼓、水声等乐，入肾经与膀胱经，主理肾脏与膀胱的健康。水是万物之本：水主肾，是生命之根，肾气蒸发，天地能量合成，水音代表生命之源。水声的声波能强壮肾脏功能，刺激肾上腺分泌，有利于泌尿系统代谢功能，平衡免疫系统，提高生命品质，这样可以开发智力与志向，发展更高的生活理想。人们敲锣打鼓，乐声喧天，综合了音乐的能量，鼓声振发先天肾脏之气，能量延绵不断，疏通肾经，促使泌尿系统与性功能发达。金生水，水多就能壮肾、旺肝，肝木和谐共鸣，水火既济相融，使心志通畅，欢乐体壮。

2. 操作要点

首先要了解养生保健音乐乐先药后的五音治五脏的原理，音疗内容总以音乐为主题，取材于自然音乐，在宫、商、角、徵、羽基础上形成的各种韵曲（调），各种曲调的变化关系以阴阳升降为基本形式。

其次，音疗时要做到：松静自然，意音相随，老少皆宜，坐卧均可，不受时空的限制。

放松：要做到肢体放松，经脉放松，神经系统同样放松。

入静：要心静神净，心意须静，心无得失，恬静寡欲，心平可致气和，心旷神怡，由意而形，自必延年。

自然：呼吸和意识活动都必须在自然而然的前提下进行，不可勉强。

下篇

各　论

第四章

月 经 病

月经病是以月经的周期、经期、经量、经色、经质等发生异常，或伴随月经周期，或于经断前后出现明显症状为特征的疾病，是妇科临床的多发病。常见的月经病有月经先期、月经后期、月经先后不定期、月经过多、月经过少、闭经、崩漏、痛经、经行情志异常、经行发热、经行乳房胀痛、经行浮肿、经行吐衄、经行身痛、经行泄泻、经行头痛、绝经前后诸证等。月经病多种多样，病证虚实寒热错杂，临证治疗当全面掌握其治则治法，灵活变通。

第一节　月经不调

月经不调是指月经周期、经期异常，月经量、色、质异常或伴有全身症状的一类疾病。月经不调是妇科临床的常见病、多发病，可发生在青春期、育龄期和绝经期，包括月经先期、月经后期、月经先后不定期、月经过多、月经过少等。

一、月经先期

月经先期是指月经周期提前 7 天以上，甚至 10 余日一行，连续两个周期以上者，属于以周期异常为主的月经病，常与月经过多并见，严重者可发展为崩漏。

【病因病机】

1.血热

素体阳盛或阴虚内热，或忧思郁结、久郁化火，或误服辛辣暖宫之药物，热蕴胞宫，迫血下行，致月经先期而下。

2.气虚

饮食失节，劳倦过度或思虑过极，损伤脾气，中气虚弱，统摄无权，冲任不固，经血失统以致经行先期；或年少肾气未充，或绝经前肾气渐虚，或生育过多，房事过勤，或久病伤肾，肾气虚弱，冲任不固，不能制约经血，遂致月经提前而至。

【辨证要点】

月经先期的辨证有实、有虚、有热。实证量多，色红质稠；虚证量少，色淡或暗紫；热分实热或虚热，多色红不暗。若仅见周期提前，而量、色、质无明显异常，还可根据素体情况、全身证候及舌脉进行辨证。

【中医特色疗法】

（一）毫针疗法

1.血热证

主症：周期提前，经量多，色深红或紫红，质黏稠，舌质红，脉数有力者为阳盛血热；周期提前，经量少，色红，质稠，脉虚而数者为阴虚血热；周期提前，经量或多或少，经色紫红，质稠，或有血块，胸胁少腹胀满，脉弦者为肝郁血热。

治法：清热凉血或滋阴养血。

取穴：三阴交、血海、行间。实热配太冲、曲池；虚热加然谷、太溪。

操作：实证者诸穴行泻法，虚证者平补平泻法。

方义：三阴交为肝、脾、肾三经交会穴，血海专调血分，行间属肝经，其经脉交会于任脉，"入毛中，环阴器"。对于实证而言，此三穴合太冲、曲池能清热凉血。对于虚证而言，此三穴合然谷能滋阴养血，清血中之虚热。太冲、曲池清热泻肝；然谷、太溪滋肾阴而清虚热。

2. 气虚证

主症：月经提前，量或多或少，色暗淡，质稀，神疲乏力，腰膝酸软，小腹空坠，纳少便溏，小便频数，舌淡，苔薄白，脉缓弱或沉细。

治法：补肾健脾，益气调经。

取穴：三阴交、关元、血海。可配足三里、脾俞、肾俞。

操作：诸穴行补法，可加灸。

方义：关元为任脉和足三阴经交会穴，故本穴是益肝肾、调冲任要穴；三阴交为足三阴经的交会穴，可调理脾、肝、肾三脏，养血调经；血海为足太阴脾经穴，有和气血、调冲任之功。

（二）推拿疗法

治法：清热固冲，益气摄血。

取穴：大肠俞、三焦俞、肾俞、次髎、关元、气海、气冲、肓俞、照海。

手法：揉法、按法、推法、拔法。

操作：

（1）患者仰卧位，医者站于一旁，用单掌按揉小腹，反复多次，以局部皮肤有温热感为宜，医者用双拇指按揉脐下任脉循行路线至耻骨联合处，反复数遍，指按肓俞、气海、关元穴各3分钟。

（2）拇指按揉血海、照海各3分钟。

（3）患者俯卧位，医者站于一旁两掌分推腰背部数遍。掌根按揉背部大肠俞两侧3遍；拳揉两腰部，力道偏重，揉动加按压，持续3~5分钟。

（4）用手掌鱼际处，紧贴涌泉穴，快速擦揉，使皮肤发热，后用手指拍打穴位。

（三）饮食疗法

1. 芹菜藕片汤

鲜芹菜120g，鲜藕片120g，生油15g，精盐少许。先把芹菜、藕片洗净，芹菜切成1寸长，将锅放在旺火上，下生油烧熟，放入芹菜藕片，调入精盐适量，颠炒5分钟，再调入适量味精，加入稍煮即成，可连续服3~5天。本方具有清热凉血调经作用，适用于血热型月经先期。

2. 参芪白莲粥

党参30g，生黄芪30g，大枣15枚，白莲子（去心）60g，粳米60g。先将党参、黄芪加入清水1000mL，文火煮取200mL去渣，大枣去核，与莲子、粳米共煮为粥，每日1次，可连服1周。本方具有益气摄血调经作用，适用于气虚型月经先期。

【临证心得】

月经先期是以月经周期异常为主的病证，辨证必须重视月经的量、色、质变化，结合脉证以辨虚、实、寒、热。治疗重在调整月经周期，应重视平时调治，本着审证求因、辨证论治的原则，按其证候属性或补虚或清热。本病伴见经量过多者，治疗可分步论治，即除了平时辨证施治外，经期可酌用相应的固冲止血之品，往往能够提高疗效。

【病案举例】

杨某，28岁，形体肥胖，已婚3年，未孕。

主症：月经先期，量多色紫，少腹乳房胀痛，平日心胸烦闷，舌红苔黄，脉象滑数。

辨证：血分有热，兼见肝经气滞。

治法：清热凉血，舒肝解郁。

针刺取穴：气海、血海、三阴交、太冲。均用泻法，治疗后痛解。下月行经前 10 天起隔日针刺 1 次，共针 5 次，取穴肝俞、脾俞，均用泻法，得气不留针。血海、三阴交与蠡沟、太冲分两组，交替使用，亦用泻法。第 2 月月经未提前，腹痛未作。随访 1 年，行经周期正常，又 1 年后生育。

二、月经后期

月经后期是指月经周期延长 7 天以上，甚则两三个月一行，经量正常，连续两个周期以上者。

【病因病机】

1. 肾虚

先天肾气不足或多产房劳损伤肾气，肾虚精亏血少，冲任亏虚，血海不能按时溢满而经迟。

2. 血寒

素体阳虚，阴寒内盛，或经产之时，感受寒凉、过食生冷，寒邪乘虚搏于冲任，留滞胞宫，血海不能按时满溢，导致经行后期。

3. 血虚

大病久病，耗伤阴血，或病后体虚，饮食减少，化源不足，冲任血虚，血海不足而致经行后期。

4. 气滞

情志抑郁，气机不畅，气滞血瘀，血行受阻，血海不能满盈，可发生经行后期。

【辨证要点】

本病辨证，应根据月经的量、色、质及全身证候，结合舌脉辨其虚、实、寒、热。一般以后期量少，色暗淡，质清稀，腰酸腿软为肾虚；后期量少，色淡质稀，小腹隐痛，喜暖喜按为虚寒；后期量少，色暗或有块，小腹冷痛拒按为实寒；后期量少，色淡质稀，头晕心悸为血虚；后期量少或正常，色暗红或有块，小腹胀而痛为气滞。

【中医特色疗法】

（一）毫针疗法

1. 肾虚证

主症：经期错后，量少，色淡暗，质清稀，腰酸腿软，头晕耳鸣，带下清稀，面色晦暗或有暗斑，舌淡暗，苔薄白，脉沉细。

治法：补肾调经。

取穴：气海、归来、三阴交、太溪、肾俞。

操作：诸穴行补法，可加灸。

方义：气海为任脉经穴，具有和气血、调冲任之功；冲脉隶于阳明经，胃经主血所生病，归来为胃经穴位，穴近胞宫，可调经活血；三阴交为足三阴经的交会穴，可调理脾、肝、肾三脏，配太溪、肾俞，共奏补肾、养血、调经之功。

2. 血寒证

主症：经期延后，量少，色淡，小腹冷痛，喜暖喜按，面色苍白，舌质淡，苔薄白，脉沉迟。

治法：温阳散寒。

取穴：关元、命门、膈俞、血海、三阴交。

操作：艾炷灸，各穴 3～5 壮，或用艾条温和灸；关元穴亦可隔姜灸或隔附子饼灸。上述诸穴亦可用温针灸。

方义：命门、关元二穴，温阳逐寒，灸之其效更著；膈俞为血会，配血海以温养营血；三阴交补益肝、脾、肾三经的经气。诸穴共奏温阳逐寒之功。

3. **血虚证**

主症：月经后期，量少，色淡，质清稀，小腹空痛，面色萎黄，皮肤不润，头晕目眩，心悸，舌淡苔薄，脉虚细。

治法：补脾养血。

取穴：气海、归来、膈俞、血海、三阴交。

操作：诸穴均施补法。

方义：气海补益元气，通调下焦，配血海、膈俞以养血调血，归来有通调胞宫的作用，三阴交补益精血以调经。

4. **气滞证**

主症：月经延后，量少，色暗红，小腹胀痛，精神郁闷，胸胁满闷不舒，嗳气，舌质暗，苔黄，脉弦或涩。

治法：疏肝调经。

取穴：中脘、支沟、行间、三阴交。郁热者加地机、合谷、太冲。

操作：中脘用平补平泻法，支沟、行间、三阴交、地机、合谷、太冲均用泻法。

方义：支沟、行间行气开郁，以治其本；中脘健脾开胃，以治脘闷纳少；三阴交调经理血；地机与三阴交相伍，可加强调经作用；合谷、太冲合称四关，具理气开郁之功。

（二）推拿疗法

治法：温经养血，益气调经。

取穴：气海、三阴交、中脘、归来、足三里、脾俞、膈俞、肾俞、次髎。

手法：推法、揉法、擦法、摩法。

操作：

（1）患者仰卧位，医者站于右侧，用双掌重叠摩揉3~5分钟。

（2）医者用一手掌横擦脐腹部，以顺时针为宜，再按揉气海、归来、足三里、三阴交各穴3~5分钟。

（3）患者俯卧位，医者站于右侧，两掌按揉脊柱两侧膀胱经循行路线；双拇指揉压肺俞、膈俞、脾俞、肾俞、次髎等穴反复数遍。

（4）血寒者配以擦膈俞、脾俞、肾俞及八髎穴，以透热为度；血虚者揉膈俞、脾俞、三焦俞、足三里、关元穴；气滞者按摩膻中、推两胁，按期门、章门、太冲穴。

（三）外治疗法

膏敷疗法

部位：小腹部。

操作：用附子、防风、杜仲、白芷、五灵脂、独活、当归、川芎、木瓜、没药、木香、肉桂等药，熬制成糊后贴敷于小腹部。

（四）饮食疗法

1. 猪腰核桃

猪腰1对，杜仲30g，核桃肉30g。上料洗净，猪腰去白筋，切块，与杜仲、核桃肉共入砂锅，加水500mL，武火煮沸，文火慢煮1~2小时，煮至肉烂熟，去杜仲，食猪腰、核桃，喝汤，每天1次。本方具有补肾壮阳作用，适用于肾虚型月经后期。

2. 当归艾叶红糖汤

当归15g，艾叶15g，老姜10g，红糖15g。将老姜用锡纸包裹，放热炭火灰内煨10分钟，洗净，切厚片。把艾叶、当归洗净，与老姜一齐放入砂锅内，加清水 2 小碗，文火煮至 1 小碗去渣，加入红糖煮沸即可，随量饮用。本方可温经散寒，养血调经。适用于血寒型月经后期。

3. 益母草煮鸡蛋

益母草 50g，香附 15g，鸡蛋 2 个。上几味洗净，一同放入锅中，加水 400mL，武火煮沸，文火慢煮 10 ~ 15 分钟，鸡蛋熟后去壳，再煮片刻，去药渣，吃蛋饮汤，每日 1 次。本方具有行气活血作用，适用于气滞血瘀型月经后期。

【临证心得】

月经后期是妇科常见病之一，是以周期异常为主的病证，治疗以调整周期为主，应重视平时的调治。临证有虚实之分，治法当根据虚实、寒热属性分别予以补肾、温阳、养血、益气、行气、活血等，虚实夹杂者宜攻补兼施。

三、月经先后不定期

月经先后不定期是指月经周期时或提前时或延后 7 天以上，且连续 3 个周期以上者。

【病因病机】

1. 肝郁

多因情志抑郁或恼怒伤肝，气郁不舒，以致肝失疏泄，气机逆乱，血海蓄溢失常，则经行先后无定期。

2. 肾虚

先天禀赋素弱或房劳过度，肾气不足，冲任虚损，以致肾气不守，闭藏失职，血海蓄溢失常，可出现经行先后无定期。

【辨证要点】

本病辨证应结合月经的量、色、质及脉证综合分析。一般以量或多或少，色暗红或有血块，少腹胀甚连及胸胁，舌苔正常，脉弦者，属肝郁；经量少，色淡质清，腰部酸痛，舌淡脉细弱者，属肾虚。

【中医特色疗法】

（一）毫针疗法

1. 肝郁证

主症：经期或先或后，经量或多或少，经行不畅，胸胁、乳房、小腹胀痛，精神抑郁，胸闷不舒，常叹息，郁郁不乐，嗳气食少，舌质淡，苔薄白，脉弦。

治法：疏肝解郁，理气调经。

取穴：肝俞、期门、太冲、中极、三阴交。

操作：肝俞、期门、太冲、三阴交均施泻法；中极施平补平泻法。

方义：肝俞、期门为俞募配穴法，共奏疏肝解郁之效；太冲为肝经原穴，可疏理肝气；中极可益冲任；三阴交为足三阴经交会穴，可养血调经。五穴合用，肝郁平复，冲任调和，经水可应时而至。

2. 肾虚证

主症：经期或先或后，量少，色淡，质清稀，面色晦暗，头晕耳鸣，腰膝酸软，小腹空坠。夜尿多，大便不实，舌质淡，苔薄，脉沉弱。

治法：补肾培本，养血调经。

取穴：关元、中极、气穴、肾俞、三阴交、水泉。

操作：诸穴均施捻转补法。

方义：中极、关元可益冲任，调经血；肾俞能补益先天之精；水泉为足少阴肾经郄穴，可益肾调经；气穴乃冲脉与足少阴经交会之所，可补益肾气，调理下焦；三阴交功通三阴经。

诸穴配合是治疗月经不调的有效处方。

（二）推拿疗法

治法：疏肝暖肾，补益心脾，调理月经。

取穴：肝俞、肾俞、脾俞、次髎、期门、关元、气海、血海、足三里、三阴交、神门。

手法：推法、揉法、拨法、按法、点法。

操作：

（1）患者仰卧位，医者站于一侧，用双手掌分别在两胁推3～5遍。按揉关元、气海穴各1分钟。

（2）患者体位同上，医者站于患者右侧，用一手拿小腹的肌肉，做提抖法，反复3～5次。以提抖肌肉发热为宜，但幅度不要过大。

（3）患者俯卧位，医者站于一侧。用双掌在腰背部做直推法，反复3～5次。用双拇指揉按肾俞、肝俞、次髎每穴1分钟。

（4）肝郁者可掐太冲；肾虚者按揉肝俞，摩膻中，揉按涌泉穴半分钟。揉腰眼、肾俞，配合搓法。

（三）饮食疗法

1. 茴香酒

小茴香、青皮各10g，黄酒250mL。将上药洗净，入酒内浸泡2天即可饮用，每次15～30mL，每日2次，经前服用7天为一疗程。如不能饮酒者，可以用醋代替。本方具有疏肝理气之功效，主治肝郁型月经先后不定期。

2. 枸杞杜仲酒

枸杞30～60g，杜仲30g，白酒250mL。将上药浸于酒中3～5天，即可取用。每次饮用15～30mL，每日2次，连服1个月。本方具有补肾功效，主治肾虚型月经先后不定期。

【临证心得】

月经先后不定期以周期紊乱为临床特点，治疗重在调整月经周期，以平时调理为主。应针对病情采用调肝、补肾等法以达到调理肝、肾、气血、冲任的作用，使周期恢复正常。

四、月经过多

月经过多是指月经量较正常明显增多，而周期基本正常者。

【病因病机】

1. 气虚

素体虚弱，饮食失节，过劳久思，大病久病，损伤脾气，致使中气不足，冲任不固，血失统摄，以致经行量多。久之可使气血俱虚或脾损及肾，又可导致心脾两虚或脾肾两虚。

2. 血热

素体阳盛，或肝郁化火，或过食辛燥动血之品，或外感热邪，热扰冲任，迫血妄行，因而经量增多。

3. 血瘀

素多抑郁，气滞而致血瘀，或经期产后余血未尽，感受外邪或不禁房事，瘀血内停，瘀阻冲任，血不归经，以致经行量多。

【辨证要点】

本病辨证重在从经色、经质等，结合脉证，辨其寒、热、虚、实。一般经量多，色淡，质清稀，气短乏力，舌淡脉虚，属气虚；量多，色鲜红或紫红，质黏稠，口渴便结，舌红脉数，属血热；量多，色暗有块，伴小腹疼痛，舌紫，脉涩，属血瘀。

【中医特色疗法】

(一) 毫针疗法

1. 气虚证

主症：经行量多，色淡红，质清稀，神疲肢倦，气短懒言，小腹空坠，面色㿠白，舌淡，苔薄，脉细弱。

治法：补气摄血，温养冲任。

取穴：足三里、三阴交、气海、心俞、脾俞。

操作：诸穴均施补法。

方义：足三里为强壮要穴，补后天之本；三阴交补益足三阴经之血气；气海可补下焦之气；心俞、脾俞调养心神之气。

2. 血热证

主症：经行量多，色鲜红或深红，质黏稠或有小血块，伴口渴心烦，尿黄便结，舌红，苔黄，脉滑数。

治法：凉血止血，清热调经。

取穴：曲池、太冲、三阴交、行间、通里。

操作：诸穴均施捻转泻法。

方义：曲池为手阳明经之合穴，具清热凉血之功；太冲、行间均属足厥阴经，一为肝经原穴、一为荥穴，均具有清肝凉血之效；通里为手少阴经之络穴，通手太阳经，为治疗经血过多的经验要穴。

3. 血瘀证

主症：经行量多，色紫暗，有血块，经行腹痛或平时小腹胀痛，舌紫暗或有瘀点，脉涩。

治法：活血化瘀，止血调经。

取穴：合谷、太冲、行间、通里、三阴交。

操作：诸穴均施提插捻转泻法。

方义：合谷、太冲开四关，能疏肝调气，气行则血行，故血瘀得化；行间加强太冲理气化瘀之力；三阴交配合谷，则逐瘀之力更强；通里为止血之效穴。

（二）推拿疗法

治法：益气清热，化瘀止血。

取穴：八髎、足三里、三阴交、隐白、通里。

手法：按法、揉法、推法。

操作：

（1）医者先用按揉法施治于八髎穴5分钟，再用指按法分别施治于双侧足三里、三阴交穴，每穴5分钟，用推法分别施治于双侧隐白、通里穴，每穴2分钟。

（2）气虚型月经量多者，加揉按双侧脾俞、肾俞各5分钟；血虚型月经量多者，加按双侧行间、太冲穴各5分钟，双侧曲池穴3分钟；血瘀型月经量多者，加按双侧合谷、血海、膈俞穴各5分钟。

（三）饮食疗法

1. 乌鸡黄芪汤

乌鸡250g，黄芪60g。上2味洗净，乌鸡去内脏斩件，一同放入锅中，加适量清水，先武火煮沸，再改用文火慢煮2~3小时，煮至烂熟，调味后服食，连服3~5天，每天1次。本方具有补气摄血之作用，适用于气虚型月经过多。

2. 黄芩陈醋粥

黄芩100g，陈醋250mL，大米60g，冰糖适量。将黄芩放入陈醋中浸泡10日，滤出焙干研末，大米煮成粥后，入黄芩20g及冰糖，调匀服食，连服5天。本方具有清热凉血止血作用，适用于血热型月经过多。

3. 益母草汁饮

鲜益母草250g，冰糖适量。将益母草洗净捣烂取汁，加入冰糖及少量开水服用，分 2 ~ 3 次服，每日 1 剂，3 ~ 5 天为一疗程。本方具有活血化瘀止血作用，适用于血瘀型月经过多。

【临证心得】

月经过多是妇科常见病、多发病，临床应注意辨证与辨病相结合。非经期可予针刺、推拿治疗，经期则不予针刺、推拿。

五、月经过少

月经过少是指月经周期基本正常，经血量排出明显减少，甚至点滴即净，或行经时间过短，不足 2 天，经量也因而减少者。

【病因病机】

1. **肾虚**

禀赋素弱或少年肾气未充，或多产房劳伤肾，以致肾气不足，精血不充，冲任血海亏虚，精血化源不足以致经行量少。

2. **血虚**

素体血虚或久病伤血，营血亏虚，或饮食、劳倦、思虑伤脾，脾虚化源不足，冲任血海不充，遂致月经量少。

3. **血瘀**

感受寒邪，寒客胞宫，血为寒凝，或素多忧郁，气郁血滞，均使冲任受阻，血行不畅，经血受阻致经行量少。

4. **痰湿**

素多痰湿，或脾失健运，湿聚成痰，痰阻经脉，血不畅行，经血受阻而经行量少。

【辨证要点】

月经过少应从月经的色、质、有无腹痛，结合全身症状、舌脉及病史以辨虚实。属虚者一般经色淡，质清稀，小腹无疼痛；肾虚者大多经量素少，伴腰膝酸软，头晕耳鸣等；血虚者大多经量渐少，伴头晕眼花、心悸怔忡等。属实者经色多紫暗有块或质黏如痰，小腹疼痛或满闷不适，且多突见经量减少；血瘀者伴见经行腹痛，块下痛减，舌质紫暗等；痰湿者多见形体肥胖、白带多、黏稠等。

【中医特色疗法】

（一）毫针疗法

1. 肾虚证

主症：经量素少或渐少，色暗淡，质稀，腰膝酸软，头晕耳鸣，足跟痛，小腹冷，夜尿多，舌淡，脉沉弱或沉迟。

治法：补肾益精，养血调经。

取穴：气海、中极、命门、肾俞、三阴交、血海。

操作：气海、中极、肾俞施捻转补法，三阴交、血海施提插补法。以上诸穴均可结合灸疗。

方义：气海、中极功能调冲任，通经血；命门、肾俞可填精补肾；三阴交、血海共奏补益阴精，调经养血之效。肾气足，冲任通，则经血自充。

2. 血虚证

主症：经来血量渐少，甚则点滴即净，色淡，质稀，伴小腹空坠，头晕眼花，心悸怔忡，面色萎黄，舌淡红，脉细。

治法：养血益气调经。

取穴：心俞、脾俞、足三里、三阴交。

操作：诸穴均施捻转补法。

方义：心俞、脾俞补益心脾；足三里健脾益气；三阴交滋补阴血。

3. 血瘀证

主症：经行涩少，色紫暗，有血块，小腹胀痛，血块排出后胀痛减轻，舌紫暗或有瘀斑、瘀点，脉沉弦或沉涩。

治法：活血化瘀通经。

取穴：合谷、三阴交、血海、太冲。

操作：合谷、太冲施捻转泻法；三阴交、血海施提插泻法。

方义：合谷配三阴交功专活血化瘀；太冲为足厥阴肝经原穴，疏肝调气；血海为和血调血之要穴。

4. 痰湿证

主症：经行量少，色淡红，质黏腻如痰，形体肥胖，胸闷呕恶，或带多黏腻，舌淡，苔白腻，脉滑。

治法：利湿化浊，祛痰通经。

取穴：中极、白环俞、足三里、阴陵泉。

操作：中极施呼吸泻法，白环俞施捻转泻法，足三里、阴陵泉施捻转平补平泻法。

方义：中极为任脉要穴，可调理冲任，和血调经；白环俞可调经化癖，又能清下焦湿浊；足三里为足阳明胃经之合穴，阴陵泉为足太阴脾经之合穴，二穴相配，可共施培补中土、利湿化浊、调经止带之功。

（二）推拿疗法

治法：补养阴血，疏理气机。

取穴：三阴交、血海、膈俞。

手法：按法、揉法、推法。

操作：

（1）医者先用指按法施治双侧三阴交 5 分钟，再用指按法分别施治于双侧血海、膈俞穴，每穴 3 分钟。

（2）血虚者加按双侧足三里穴 5 分钟，拇指揉按双侧脾俞、胃俞穴各 3 分钟；肾虚者加推督脉 5 分钟，按肾俞、命门、气海穴各 5 分钟；血寒者加揉关元、命门、八髎穴，以热为度；气滞者加推按双侧行间、太冲、期门穴各 3 分钟；痰阻者加揉按双侧足三里、丰隆、阴陵泉各 3 分钟。

（三）饮食疗法

1. 鹿角胶粥

鹿角胶 10g，粳米 100g，生姜 3 片。先将粳米加水 600mL 煮粥，半熟时加入鹿角胶、生姜同煮为稀粥服食，每日 1 次，本方具有补益肾精之作用，适用于肾虚型月经过少。

2. 乌鸡汤

雄乌鸡 500g，陈皮 3g，良姜 3g，胡椒 6g，苹果 2 个，葱、醋、酱适量。将乌鸡洗净切块，与其他几味同时入锅，加葱、醋、酱适量，加水没过鸡面炖熟，连汤服食，每天 1～2 次。本方具有补益气血作用，适用于血虚型月经过少。

【临证心得】

临床对月经过少的治疗除了辨证施治以外，应注意分平时与经期不同阶段论治，治法既要有所侧重，又应有所联系。虚证者，平时重在濡养精血，或滋肾补肾，养血调经，或养血益气调经，经期加以养血活血。实证者，平时宜攻宜通，或活血化瘀调经，或化痰燥湿调经，经期则以温通活血为主。

【病案举例】

张某，女，30 岁，结婚年余未孕，2002 年 2 月 11 日初诊。

主症：月经延期、量少两年。

病史：患者两年前患乙型肝炎痊愈后，月经逐渐减少，经行两天即净，每次经期错后 10～15 天，经色呈豆沙色，且伴有经前两乳房胀痛，肝区不适，神疲乏力，头晕耳鸣，畏寒肢冷，心慌寐差，腰酸如折，舌暗淡，苔薄白，脉细微弱。

辨证：肝肾不足，冲任失调。

治法：调肝补肾，养血活血，调理冲任。

针刺取穴：内关、公孙、足三里、三阴交、太冲、复溜、太溪，均取双侧。各穴均用捻转补法，得气后留针 20 分钟，每周治疗两次。并嘱患者在家中采用衬垫灸法灸局部穴位，每天 1 次。两周后照原方加肾俞（双）。如此加减治疗 3 月余，月经恢复正常，于半年后怀孕，足月产下一男婴。

第二节 闭 经

闭经包括原发性闭经和继发性闭经，原发性闭经是指女子年满 16 岁月经尚未来潮，伴第二性征已发育，或年满 14 岁，第二性征尚未发育，月经未来潮者。继发性闭经是指以往曾建立正常月经，但此后因某种病理性原因而月经停止 6 个月以上，或按其自身原来月经周期计算，停经 3 个周期以上，排除生理性闭经者。

【病因病机】

本病的病因病机不外虚、实两类。虚者，多因肝肾不足，精血两亏，或因气血虚弱，血海空虚，无血可下；实者，多因气滞血瘀，痰湿阻滞，冲任不通，经血不得下行，而致闭经。

1. 肝肾不足

先天肾气不足或房事不节，损伤冲任，或血虚日久，肝肾亏损，导致冲脉不盛，任脉不通而月经闭止。

2. 气血虚弱

饮食不调，损伤脾气，化源不足，或失血过多，或重病久病虫积等损伤气血，冲任失养，血海空虚，而致闭经。

3. 气滞血瘀

多因七情内伤，肝气郁滞，久滞血瘀，胞脉闭阻，或妇女素食酸冷之物，或在行经期受寒着凉，使血凝于下，瘀结而成。

4. 痰湿阻滞

肥胖之人，多痰多湿，痰湿壅阻，或脾运失职，聚湿生痰，脂膏痰湿阻滞冲任，胞脉闭阻而经水不行。

【辨证要点】

闭经以月经初潮来迟，或月经后期、量少，渐至闭经为主症。病因有虚、实两个方面，虚者有肝肾不足、气血虚弱，实者有气滞血瘀、痰湿阻滞。肝肾不足者多月经不至或初潮较迟，经量少，渐至闭经，偏阳虚者，兼见腰背酸痛，四肢不温，面色暗淡或有色斑，舌质淡，苔薄少，脉沉细；偏肝肾阴虚者兼见潮热，颧红，头晕耳鸣，五心烦热，盗汗，咽干口燥，舌红苔少，脉细数；气血虚弱者多伴头晕眼花，心悸怔忡，少寐多梦，皮肤不润，面色萎黄，舌淡，苔少，脉细；气滞血瘀者，多小腹胀痛拒按，烦躁易怒，胸胁胀满，嗳气叹息，甚至精神抑郁，舌紫暗或有瘀斑，脉沉弦或涩而有力；痰湿阻滞者多形体肥胖，胸脘满闷，或面浮肢肿，神疲肢倦，头晕目眩，带下量多，色白质稠，舌淡胖，苔白腻，脉滑。

【中医特色疗法】

（一）毫针疗法

1. 肝肾不足证

主症：至 16 周岁月经不至，或初潮较迟，经量少，渐至闭经，偏阳虚者，兼见腰背酸痛，四肢不温，面色暗淡或有色斑，舌质淡，苔薄少，脉沉细；偏肝肾阴虚者兼见潮热，颧红, 头晕耳鸣, 五心烦热, 盗汗, 咽干口燥, 舌红苔少, 脉细数。

治法: 温补肝肾, 养血调经。

取穴: 肝俞、肾俞、气冲、三阴交。阳虚者加百会、气海; 阴虚者加太溪、太冲。

操作: 肝俞、肾俞、气冲、三阴交均施以补法。阳虚者, 小艾炷隔姜灸百会、气海各 3 ~ 5 壮; 太溪、太冲用平补平泻法。

方义: 针补肝俞、肾俞能滋养肝肾, 填补下元; 气冲为冲脉与足阳明经之交会穴, 三阴交为足三阴经交会穴, 针补二穴, 能培中土, 滋肝肾, 补冲任; 艾灸百会、气海可益气壮阳; 太溪、太冲又可滋阴潜阳。诸穴合用有补肝肾、调阴阳、益精血的作用。

2. 气血两虚证

主症: 月经逐渐后延, 量少, 色淡, 质薄, 继而经闭。兼见头晕目眩, 心悸气短, 身体羸瘦, 面色萎黄。舌淡苔少或薄白, 脉细弱或虚数。

治法: 益气养血, 调补冲脉。

取穴: 足三里、三阴交、关元、气海。四肢不温加脾俞、肾俞; 头晕目眩加百会、肝俞。

操作: 百会、肝俞用平补平泻, 他穴用补法, 气海、关元、脾俞、胃俞可加灸。

方义: 关元、气海能益元气, 养精血, 盈冲脉; 足三里、三阴交补益脾胃以强气血生化之源; 针补脾俞、肾俞能温补脾肾, 使阳气通达四末; 针百会、肝俞能使精血上充脑海以营头目。诸穴并用, 以期气血充足, 阳气通达, 冲任调和。

3. 气滞血瘀证

主症：月经数月不行，精神抑郁，烦躁易怒，胸胁胀满，小腹胀痛、拒按，舌紫暗，边尖或有瘀点，苔薄白，脉弦涩或沉涩。

治法：理气活血，祛瘀通络。

取穴：气海、行间、三阴交、血海、子宫。偏气滞者加期门、阳陵泉；偏血瘀者加膈俞；寒盛者加神阙、气冲。

操作：气海针刺可向下透中极穴，用平补平泻法；三阴交、行间、血海、阳陵泉、子宫施泻法；期门、膈俞针后拔罐；神阙、气冲行雀啄灸法。

方义：气海配三阴交可理气活血，通调冲任；行间配血海疏肝理气，活血祛瘀；子宫为局部取穴，诸穴相配，可使气行血行，冲任通畅，经水复潮。期门配阳陵泉，疏利肝胆，理气行滞。膈俞能活血通经，复加拔罐，更增破血逐瘀之效。

4. 痰湿阻滞证

主症：月经停闭，形体肥胖，胸胁满闷，纳呆，泛吐痰涎，神疲倦怠，面浮足肿，带下量多色白，舌体胖苔白腻，脉弦滑。

治法：健脾除湿，豁痰通经。

取穴：膻中、中脘、气海、丰隆、阴陵泉、三阴交。

操作：诸穴均用平补平泻法；气海可加灸。

方义：膻中为气会，能通调胸中之气以蠲饮，配胃经丰隆和脾经阴陵泉，调理脾胃之气以除痰；中脘补益脾胃之气，以助运化；气海针灸并用可调理下焦之气以通胞脉；阴陵泉、三阴交同用，健脾利湿，养血调经。诸穴配合，则三焦气机通畅，痰饮蠲除，冲任调和，经水来潮。

（二）皮肤针疗法

（1）肝肾不足者，取脊柱两侧，重点叩打腰部、骶部、下腹部、髂嵴部、腹股沟、带脉区、三阴交、中脘、关元、阳性反应点。

（2）气血虚弱者，取 3～12 胸椎两侧、腹股沟、腰部、带脉区、心俞、膈俞、脾俞、关元、中脘、阳性反应点。

（3）气滞血瘀、痰湿阻滞者，取 5～12 胸椎两侧、腰部、骶部、下腹部、中脘、期门、带脉区，重点叩打腰部、骶部、带脉区、中脘、阳性反应点。

（4）巩固治疗可选取脊柱两侧、带脉区，重点叩打腰部、骶部。

操作：采取轻度或中度刺激。阳性反应点采取较重刺激手法。

（三）推拿疗法

治法：调理经气，疏通气血。

取穴：关元、气海、血海、足三里、三阴交、肝俞、脾俞、肾俞。

手法：摩法、按法、揉法、推法、擦法。

操作：

（1）患者仰卧位，医者用摩法沿逆时针方向推拿小腹，手法应深沉缓慢，同时配合按揉关元、气海穴，拇指点揉血海、足三里、三阴交穴。

（2）嘱患者俯卧，医者用一指禅推法，治疗腰部脊柱两旁，重在肝俞、脾俞、肾俞。

（3）肝肾不足和气血虚弱型配直擦背部督脉，从上向下，再从两胁斜向下擦小腹两侧，均以透热为度；气滞血瘀者，点揉章门、期门，掐按太冲或行间，自下向上推骶部，以透热为度；痰湿阻滞者点揉丰隆、阴陵泉，按揉八髎穴，以酸胀为度，每日1次，10次为一疗程。

（四）饮食疗法

1. 枸杞子兔肉汤

枸杞子30g，兔肉250g。将枸杞子洗净，兔肉洗净切块，二味同入砂锅内，武火煮沸，文火煮2～3小时，煮至肉烂，加入适量精盐、味精后即可服食，每日2次，宜常服。本方具有补肝肾调经的作用，适用于肝肾不足型闭经。

2. 黄芪枸杞子炖乳鸽

黄芪30g，枸杞子30g，乳鸽1只。先将乳鸽去毛和内脏，洗净，放入炖盅内，再将黄芪、枸杞子洗净放入炖盅内，加水适量，隔水炖熟，吃肉饮汤，每日2次，宜常服。本方具有补气养血调经的作用，适用于气血虚弱型闭经。

3. 王不留行炖猪蹄

王不留行30g，茜草15g，牛膝15g，猪蹄250g。上述药物清洗干净，用纱布包好，与猪蹄同放入砂锅，炖至猪蹄烂熟，去药包，服汤食肉，每日2次，5日为一疗程。本方可活血化瘀，理气通经，适用于气滞血瘀型闭经。

4. 苍术粥

苍术30g，粳米30g。先将苍术洗净水煎，去渣取汁，待粥八成熟时入药汁，共煮至熟，每日1剂，可连续服用。本方具有除湿祛痰的作用，适用于痰湿阻滞型闭经。

【临证心得】

闭经病因复杂，其治疗效果又与病因有关，故治疗前必先求因，明确闭经原因，针对病因治疗。针灸对功能性闭经有较好的疗效，对于器质性病变引起的闭经，要采取综合治疗。闭经的基本病机是气血不足，冲任血海空虚，血枯经闭；或邪客胞宫，冲任血海受阻，血滞经闭。病位在胞宫，与肾、肝、脾有关。临床应以脏腑辨证、八纲辨证相结合，重在辨虚实、辨兼症。对于虚证者，应调补冲任，养血通经，取任脉、足太阴经、足阳明经穴为主；对于实证者，应健脾行气，活血通经，取任脉及足太阴经穴为主。小腹部任脉的关元、中极，足太阴脾经的三阴交，腹部足阳明胃经的归来等穴为临床所常用。

【病案举例】

王某，女，19 岁。就诊时间：1988 年 6 月 11 日。

主症：月经停止 6 个月。

患者 16 岁月经初潮，每月 1 次，6 个月前月经突然停止，伴腹痛，消化不良，四肢倦怠，白带多等症。营养状态一般，面色㿠白，舌质淡苔薄，脉细。

诊断：闭经（气血两虚证）。

治法：益气养血调经。

推拿处方：

（1）取穴：气海、关元、中极、归来、血海、足三里、三阴交、膈俞、脾俞、肾俞等。

（2）手法：按、推、揉、搓、擦、点压、拿等。

操作：

（1）仰卧：轻揉小腹部，拇指并压小腹胃经线，多指分推带脉线；从神阙至曲骨，行拇指下行推搓法；拨揉肓俞，点气海、中脘、阳池；揉、搓大腿内侧，点血海；轻揉小腹，以关元穴为主，使热感渗透胞中，以填补冲、任；点中脘、归来、足三里、三阴交，以调理脾胃，引血下行。

（2）俯卧：手掌或手根部反复揉腰骶部，然后行竖掌揉搓法，以透热为度；掌根上揉督脉线，点膈俞、脾俞、肾俞；掌根揉压背部，再点膈俞、脾俞、胃俞、肾俞以活血，补脾、肝、肾三脏之不足。

（3）正坐：捏拿肩井，点风池、曲池穴。

患者经上法治疗 12 次，月经恢复，1 年后随访月经正常。

按语：推拿能行气活血，化瘀消滞，健脾益肾，疏肝养血，通调冲任，故对气血凝滞或血海空虚所致的继发性闭经有较好的疗效。治疗时应根据八纲辨证原则，辨明虚实，以泻其有余，补其不足，对症治疗。手法要平稳、柔和，取穴不宜过多，但要准确，抓住主要矛盾施以治疗。

第三节　崩　漏

崩漏是指经血非时暴下不止或淋漓不净，前者称崩中或经崩，后者称漏下或经漏。崩与漏出血情况虽不同，但两者互相关联，互相转化，常交替出现，是月经周期、经期、经量严重紊乱的月经病。

【病因病机】

中医认为崩漏一般是冲任不固不能制约经血引起，常见的病机有虚、热、瘀。

1. 肾虚

由于禀赋不足、房事不节、孕产频多、中年体衰、大病久病等引起肾气亏虚，命门火衰而致肾封藏失职，或阴虚内热而致迫血妄行。

2. 脾虚

由于忧思过度、饮食生冷、劳倦所伤等引起气虚下陷，血失统摄。

3. 血热

由于素体阴虚、感受热邪、过用辛燥、郁怒伤肝等致热扰血海，迫血妄行。

4. 血瘀

由于肝郁气滞、寒湿凝滞、热灼血脉而致瘀阻冲任，血不归经。

【辨证要点】

崩漏以月经周期紊乱，出血时间长短不定，有时持续数日到数十日不等，出血量多如注或淋漓不净为主症。血色深红，质稠，气味臭秽，心烦少寐，口干喜冷饮，头晕面赤，舌红，苔黄，脉滑数，为血热；漏下不止或突然下血甚多，色紫红而黑有块，小腹疼痛拒按，下血后疼痛减轻，舌质紫暗有瘀点，脉沉涩，为血瘀；经血色淡质稀，神疲体倦，气短懒言，不思饮食，四肢不温，面浮肢肿，面色淡黄，舌淡胖，苔薄白，脉缓弱，为脾虚；血色鲜红，质稠，头晕耳鸣，腰膝酸软，手足心热，颧赤唇红，舌红，苔少，脉细数，为肾阴虚；色淡质稀，腰痛如折，畏寒肢冷，小便清长，大便溏薄，面色晦暗，舌淡暗，苔薄白，脉沉弱，为肾阳虚。

【中医特色疗法】

（一）毫针疗法

1. 肾虚证

主症：肾阴虚者经乱无期，出血淋漓不净或量多，色鲜红，质稠，头晕耳鸣，腰膝酸软，或心烦，舌质偏红，苔少，脉细数；肾阳虚者经来无期，出血量多或淋漓不净，色淡质清，畏寒肢冷，腰腿酸软，小便清长，舌质淡，苔薄白，脉沉细。

治法：肾阴虚者治以滋补肾阴，宁血止冲；肾阳虚者治以温肾固冲，止血调经。

取穴：肾阴虚者，取穴以任脉、足少阴经、足太阴经穴为主，取然谷、阴谷、气海、关元、隐白、肾俞。肾阳虚者，取穴以督脉、足少阴经、足太阳经穴为主，取命门、百会、复溜、关元、肾俞、隐白。大便溏泻加天枢；失眠加神门；腰膝酸软加腰眼。

操作：肾阴虚者针刺行补法，不宜灸；肾阳虚者命门、关元行补法；其余穴平补平泻。

方义：肾阴虚者，因然谷为肾经荥穴，阴谷为肾经合穴，二穴合用可滋肾益阴，宁冲止血；关元为足三阴经之会，能益阴固冲；气海伍肾俞，可补益肾气（阳中求阴之意）；隐白为治崩效穴。诸穴相配，可滋肾益阴，宁冲止血。肾阳虚者，因命门、百会为督脉经穴，督脉总督一身之阳，温补二穴可峻补元阳，升提阳气，固崩止漏；复溜为足少阴经穴，灸之以助命门补益肾阳；关元、肾俞合用，可补益肾气，调固冲任；隐白为治崩之常用穴。诸穴合施，以达温补肾阳、调经固冲、止血的目的。

2. 脾虚证

主症：经血非时而至，崩中暴下继而淋漓，血色淡而质薄，气短神疲，面色白或面浮肢肿，手足不温，舌质淡，苔薄白，脉弱或沉细。

治法：补气升阳，固冲止血。

取穴：治以任脉、足太阴经穴为主，取关元、气海、脾俞、足三里、隐白、三阴交、公孙。大便溏泻者加天枢；纳差者加胃俞；小腹隐痛者加命门。

操作：针刺行补法，也可合用灸法，隐白施悬灸或艾炷灸，公孙施麦粒灸。

方义：气海、关元为任脉经穴，能调补冲任，重灸可补气摄血；三阴交交通三阴经，可调补三阴而益气固冲；隐白为脾经井穴，重灸可益气摄血；脾俞、足三里施予补法，可健脾益气，脾气健则经血有所统。诸穴施予补法则脾气健，冲任固而崩漏之疾可愈。

3. 血热证

主症：虚热者，经血非时而下，量少淋漓，血色鲜红而质稠，心烦潮热，小便黄少，大便燥结，舌质红，苔薄黄，脉细数；实热者，经血非时暴下或淋漓不净又时而增多，血色深红或鲜红，质稠，或有血块，唇红目赤，烦热口渴，大便干结，小便黄，舌红苔黄，脉滑数。

治法：虚热者，治以养阴清热，止血调经；实热者，治以清热凉血，止血调经。

取穴：虚热者，治以任脉、足少阴经、足太阴经穴为主，取然谷、阴谷、气海、三阴交、隐白、血海；实热者，治以任脉、足太阴经穴为主，取血海、隐白、三阴交、中极、曲池、断红穴。情志抑郁者加大敦、太冲。

操作：虚热者，然谷、阴谷、血海行补法，其余穴位行平补平泻；实热者，针刺泻法，隐白可浅刺 0.1～0.2 寸或用三棱针点刺放血数滴。

方义：虚热者，因然谷为肾经荥穴，阴谷为肾经合穴、二穴相伍能滋阴清热，调理经血；血海为脾经腧穴，可泄血中之热以止血；隐白为脾经井穴，是治疗崩漏的常用效穴；气海乃任脉经穴，伍以三阴交可调固冲任，以制约经血妄行。诸穴相伍，可滋阴清热，凉血固冲，壮水则热自消，血海宁则经血自止。实热者，取血海清泄血中伏热，配隐白以健脾宁心，断红穴为经外奇穴，是治疗崩漏的经验效穴。配大肠经曲池清泄热邪，热清则血海自宁，经血可止，再配以三阴交和任脉中极以调固冲任，制约经血妄行。诸穴合用，可清泄血热，固冲止血。

4. 血瘀证

主症：经血非时而下，时下时止，或淋漓不净，色紫黑有块，小腹不适，舌质紫暗，苔薄白，脉涩或细弦。

治法：活血化瘀，固冲止血。

取穴：治以任脉、足太阴经穴为主，取气海、三阴交、地机、气冲、冲门、隐白。因热灼津液成瘀者，加大敦、血海；因气滞血瘀者，加太冲、期门；因于寒者，重用灸法；因气虚血运迟缓而瘀滞者，加灸足三里与气海。

操作：针刺行泻法，可灸。

方义：地机为脾经郄穴，气冲乃足阳明经穴，冲门乃是足太阴经穴，三穴相伍，远近相配，具有活血化瘀止血之效；三阴交可疏肝理气，活血调经；气海为任脉经穴，可益气调冲；隐白为脾经井穴，可调经止崩。诸穴相伍，可达瘀血化，血行畅，新血归经，崩漏自止之效。

（二）艾灸疗法

部位：以三阴交、脾俞、肝俞、隐白为主，配以命门、关元、气海、大敦、百会。

操作：选主穴1~3个，米粒灸5~7壮，每日1次；气虚者可加灸关元、命门；血热者可刺血海、大敦；下血较多者加灸百会。

（三）推拿疗法

治法：调理冲任，固冲止血。

取穴：天宗、肩井、夹脊穴、背俞穴、隐白、三阴交、睛明、血海、气海、石门、关元、中极。

手法：拿揉、滚、点拨、点压、运法、搓法、擦法、颤法、推法、抹法。

操作：

（1）患者取仰卧位，医者用拇指按压隐白、三阴交、睛明、血海穴，用掌摩法摩小腹，用食指、中指直推法由下至上推气海、石门、关元、中极穴，反复数次。

（2）患者取俯卧位，医者用指擦法直擦背部督脉和足太阳经，反复推擦，横擦气海、肾俞、命门、白环俞。

（四）外治疗法

膏敷疗法

部位：脐部。

操作：

（1）将黄芪、杜仲、蚕砂、炮姜炭、赤石脂、禹余粮研细末，煎水调药粉如糊状，敷于脐部，上盖塑料薄膜，胶布固定，每日换药1次。

（2）将益智仁、沙苑子研末，加艾叶水煎浓汁调为膏状，敷于脐上，每日用药4次，连用5日，外盖纱布，胶布固定。

（五）饮食疗法

1. 猪肚炖扁豆

猪肚1个，扁豆100g。将猪肚洗净，扁豆纳入肚内，炖熟透后切肚片，同时饮汤吃豆，日服1次，用于脾虚型崩漏。

2. 猪腰核桃

猪腰1对，杜仲30g，核桃肉30g。将猪腰去白筋，杜仲切成片，放入猪腰内，与核桃仁同时入锅，加水800mL，煮熟后去杜仲，猪腰切片再放入汤内，煮3分钟后即可服食，隔日1次。适用于肾虚型崩漏。

3. 马齿苋粥

马齿苋 30g，白米 50g。将马齿苋洗净，白米淘洗干净，加适量水，如常法煮粥，粥成即可食之。每天 2～3 次，连用 3～5 天，本方具有清热解毒、止血的作用，适用于血热型崩漏。

【临证心得】

对于崩漏患者，不辨别证型，往往得不到预期的效果。面对一个崩漏的患者，首先辨别证型，选择消除病因与止血结合的方法进行治疗。血止后，对患者实行月经周期调理。经净后多补气血，经间期多疏肝理气，经间期后宜益肾温通，多用温补法，经来多用疏导之法。

崩漏选穴有一定特点，应注意补泻分明，如"补三阴交，泻合谷"有理气养血、固经止泻的作用，故治疗月经过多或崩漏之疾。治疗崩漏常用强壮补益冲任的穴位，如关元为足三阴经、冲脉、任脉之会，可调补冲脉、任脉之气，以加强固摄，制约经血妄行；三阴交为足三阴经之交会穴，有补脾统血之作用，为治疗妇科病的要穴；隐白为脾经之井穴，故可用治崩漏。其他止血的特效穴位也可使用，如断红穴、董氏奇穴的妇科穴＋还巢穴等。

【病案举例】

王某，女，41 岁。

主症：月经淋漓不净 20 天。

病史：患者近半年经期延长，本次月经 20 余天仍未干净，量少，血色淡红，面色苍白，身体倦怠，气短懒言，不思饮食，睡眠一般，二便正常，舌淡，苔薄白，脉细弱。

诊断：崩漏（脾气虚弱，冲任不固）。

治法：健脾益气，固冲止血。

治疗方法：

（1）针刺：中脘、气海、关元、足三里、内关、公孙。

中脘为胃的募穴，又为腑会，气海益气固本，二者可调补冲任；关元为任脉与足三阴经的交会穴，三穴合用可调补先天后天精气，有益元气、固脾肾、调冲任的作用；足三里补益气血，使经血生化有源；内关配公孙为八脉交会穴配穴法，内关为心包经络穴，通阴维脉，公孙为脾经络穴，通冲脉，可健脾胃、理血海（冲脉），两穴合用可养心健脾，统血固冲。

（2）火针：脾俞、肾俞、次髎。

此方为笔者治疗崩漏的经验方，火针脾俞、肾俞穴，急补脾肾之阳，以复益精统血之用，加次髎以调经止血，并借筋经病之"燔针劫刺"法，调理腰背的筋经带脉，达到迅速止血之效。

（3）艾灸：隐白、大敦。

隐白为脾经井穴，大敦为肝经井穴，为治疗崩漏的经验效穴，灸此两穴可助肝脾升发之力，以达固冲止血之效。

以上治疗 3 天 1 次，治疗 2 次后月经停止，后每周巩固 1 次。后续 3 个月月经正常而病愈。

按语：此例崩漏，根据出血的量、色、质以及全身证候分辨为脾气虚证。临床上有"久崩多虚"之说，因脾气虚陷，冲任不固，血失统摄，故经期时间长，月经淋漓不净。上述三种针灸方法合用，具有补气止血双重功能，患者症状明显缓解，出血基本停止。

（选自王聪门诊临床病例）

第四节　痛　经

妇女在行经期间或经行前后，小腹或腰部疼痛，甚至剧痛难忍，常伴有面色苍白，头面冷汗淋漓，手足厥冷，泛恶呕吐等症，称为"痛经"，也称"经行腹痛"。

西医学把痛经分为原发性痛经和继发性痛经，前者又称功能性痛经，系指生殖器官无明显器质性病变者，后者多继发于生殖器官某些器质性病变，如盆腔子宫内膜异位症、子宫腺肌病、慢性盆腔炎等。功能性痛经容易痊愈，器质性病变导致的痛经病程较长，缠绵难愈。本节讨论的痛经，二者都包括。

【病因病机】

中医认为痛经主要由于冲任不调，气血瘀滞或不足，行经期子宫、冲任气血运行不畅或失于温煦濡养，"不通则痛"或"不荣则痛"所致。

1. 气滞血瘀

由于情志不舒，肝气郁结，气滞行经不畅，经行受阻，经血滞于胞中，"不通则痛"，发为痛经。

2. 寒凝血瘀

经期或产后感受寒邪或过食寒凉生冷，寒客冲任，与血相搏，以致子宫、冲任气血失畅，经前、经期气血下注冲任，子宫气血越发壅滞，不通则痛。

3. 湿热瘀阻

素体湿热内蕴，或经期、产后摄生不慎感受湿热之邪，与血相搏，流注冲任，蕴结宫中，气血失畅，"不通则痛"，致使经行腹痛。

4. 阳虚内寒

素体阳虚，阴寒内盛，冲任胞宫温煦不足，经期胞宫血室正开，阳气更虚，冲任胞宫虚寒而痛经。

5. 气血虚弱

脾胃素虚，化源匮乏，或大病久病，或大失血后气血不足，冲任气血虚少，行经后血海气血愈虚，不能濡养冲任、子宫，"不荣则痛"，因而发为痛经。

6. 肝肾不足

肝肾本虚，房劳多产，精血亏少，冲任不足，经行后血海空虚，不能滋养胞脉，故小腹虚痛。

【辨证要点】

本病以"经前或经期腹痛"为主症，病机为"不通则痛"与"不荣则痛"，发病不外虚实两因。其中实证主要有气滞血瘀、寒凝血瘀、湿热瘀阻；虚证有阳虚内寒、气血虚弱、肝肾不足。气滞血瘀者小腹胀痛拒按，经行不畅，经血量少色暗，有血块，块下痛暂减，经前多伴乳房胀痛不舒，胸闷不舒，舌紫暗或有瘀点，脉弦或涩；寒凝血瘀者多下腹冷痛，重则连及腰背，得热痛减，伴有经行量少，色暗，有血块，畏寒，便溏，舌苔白腻，脉沉紧；湿热瘀阻者多平素小腹疼痛，经前加剧，经血量多或经期长，色暗红，质稠或夹较多黏液，带下量多色黄，有异味，小便黄赤，舌质红，苔黄腻，脉滑数或弦数；阳虚内寒者多见畏寒肢冷，经期小腹冷痛，得温痛减，月经色暗量少，舌淡嫩苔薄润，脉沉细；气血虚弱者多见经后小腹隐隐作痛喜按，少腹及阴部空坠，月经量少色淡质清稀，面色无华，神疲乏力，舌质淡，脉细无力；肝肾不足者多于经后1~2日小腹绵绵作痛，月经量少色暗，质稀，头晕耳鸣，腰膝酸软，健忘，失眠，潮热，舌质淡红，脉沉或细。

【中医特色疗法】

（一）毫针疗法

1. 气滞血瘀证

主症：经前或经期小腹胀痛，胀甚于痛，经中有血块，血块下后疼痛减轻，月经量少，淋漓不畅，色暗，胸胁两乳作胀，舌质暗或有瘀斑，脉沉弦。

治法：疏肝解郁，活血调经。

取穴：气海、子宫穴、太冲、三阴交、血海。腹胀满者加天枢、地机；胁痛者加阳陵泉、光明；胸闷者加内关；痛剧加取经验穴十七椎下。

操作：针用平补平泻手法，每月行经前或月经来潮时针刺1～2次，连续治疗1～3个月经周期，以下次来潮时无疼痛为治愈。

方义：气海为任脉经穴位，为肓之原，可理气活血，调和冲任，子宫穴与气海相配，可以调整下焦气分，使冲任之气调畅，气行则血自行，而使经血畅行无阻。太冲为足厥阴经穴，且为肝经原穴，与脾经血海同用，可疏肝解郁，调理气血；三阴交是足三阴经之会，合气海以行气调血，气调则血行，痛经可止。

2. 寒凝血瘀证

主症：经前或经期下腹冷痛，重则连及腰背，得热痛减，伴有经行量少，色暗，有血块，畏寒便溏，舌苔白腻，脉沉紧。

治法：温经散寒，化瘀止痛。

取穴：中极、关元、归来。腹痛连腰者加命门、肾俞；剧痛者加次髎、归来。

操作：针用平补平泻手法，每月行经前或月经来潮时针刺1～2次，连续治疗1～3个月经周期，以下次来潮时无疼痛为治愈。

方义：中极、关元属任脉经穴，任脉者，起于中极之下，用灸法可调理冲任，温通胞脉；归来属足阳明胃经，可活血调经。

3. 湿热瘀阻证

主症：经前或经期疼痛或胀痛不适，有灼热感，或痛连腰骶，或平素小腹疼痛，经前加剧，经血量多或经期长，色暗红，质稠或夹较多黏液，平素带下量多色黄，有异味，小便黄赤，舌质红，苔黄腻，脉滑数或弦数。

治法：清热除湿，化瘀止痛。

取穴：水道、中极、地机、阴陵泉、次髎。

操作：针用平补平泻手法，也可结合三棱针点刺出血。

方义：水道为足阳明经穴，冲脉隶属于阳明经，与中极相配，温经止痛；地机乃足太阴经郄穴，既可健脾祛湿，又可调血通经；阴陵泉归属足太阴脾经，可健脾利水，清热除湿；次髎可健腰膝，利下焦，调经止痛。

4. 阳虚内寒证

主症：经前或经期小腹冷痛，得温痛减，月经色暗量少，夹血块，畏寒肢冷，舌淡嫩，苔薄润，脉沉细。

治法：温补肾阳，调经止痛。

取穴：气海、关元、足三里、三阴交、中极、归来。

操作：针用补法，常结合艾条灸或温针灸，每日或隔日1次，每月行经前或月经来潮时针刺1~2次，连续治疗1~3个月经周期，以下次来潮时无疼痛为治愈。

方义：气海、中极、关元属任脉经穴，任脉者，起于中极之下，用灸法可调理冲任，温通胞脉。三阴交为足三阴经交会穴，足三里、归来属足阳明胃经，三穴合用可温补脾肾，调经止痛。

5. 气血虚弱证

主症：经期或经后下腹隐痛喜按，且有空坠不适之感，月经量少，色淡，质清稀，神疲乏力，头晕眼花，心悸气短，舌淡，苔薄，脉细弦。

治法：益气补血，温经止痛。

取穴：关元、气海、足三里、三阴交。神疲乏力者，加灸脾俞、肾俞、胃俞；头晕心悸者，加内关、百会、印堂。

操作：针用补法，得气后留针30分钟，可同时艾条灸或温针灸，每日或隔日1次，连续治疗1~3个月经周期，以下次来潮时无疼痛为治愈。

方义：气海、关元皆属任脉，二穴皆通于胞宫，为身体强壮穴。关元为小肠募穴，与足三阴经交会，气海为肓之原，配伍使用则行气活血，化瘀止痛，艾灸则培补元气，调补冲任。三阴交为足三阴经交会穴，能调理肝、脾、肾。足三里为胃经合穴，也是胃的下合穴，能调理脾胃，补中益气，与三阴交合用，针灸之能补益气血，温补脾胃。

6. 肝肾不足证

主症：经期或经后小腹隐痛，按之痛减，月经量少，色淡质稀，伴腰膝酸痛，头晕耳鸣，面色晦暗，健忘失眠，舌质淡，苔薄白，脉沉细。

治法：补益肝肾，调和冲任。

取穴：关元、肝俞、肾俞、照海、足三里。腰膝酸痛者加命门、腰眼，温暖下元以益肾，舒筋活络止痛；头晕耳鸣者加太溪，补益肝肾，引虚火下行。

操作：针用补法，得气后留针30分钟，可同时艾条灸或温针灸，每日或隔日1次，连续治疗1~3个月经周期，以下次来潮时无疼痛为治愈。

方义：关元为任脉和足三阴经的交会穴，可补益肝肾，调和冲任。照海是足少阴肾经穴位，可补养精血，配肝俞、肾俞，以达到补肝肾、养冲任的目的。足三里为胃经合穴，可补脾胃，调气血生化之源，气血充足，胞脉得养，则冲任自调。

（二）温针灸

部位：取子宫、气海、关元、中极、归来、三阴交、肾俞、地机、次髎等穴。

操作：患者平卧或俯卧位，针刺穴位得气后，于针柄上放置艾团（艾炷），点燃并留针 20~30 分钟。

（三）推拿疗法

治法：调理子宫、冲任气血。

取穴：关元、气海、肾俞、命门、气海俞、三阴交、血海、膈俞、肝俞、足三里及下腹部、腰骶部。

手法：揉法、按法、摩法、推法、擦法。

操作：

（1）嘱患者仰卧，医者顺时针按摩小腹，再用一指禅推揉关元、气海、三阴交、血海、足三里。

（2）嘱患者仰卧，医者一指禅推揉肾俞、命门、气海俞，再横擦腰骶至局部红热。

（四）艾灸疗法

部位：关元、曲骨、子宫、三阴交、血海、肾俞、气海、神阙。

操作：

（1）艾条灸法

艾条点燃后，在各穴位上，由远而近，慢慢烘烤，令穴位局部红润温热舒适为佳，每穴 10~20 分钟。

（2）隔物灸法

以姜片、附子饼或温灸器置于穴上，艾炷隔物灸，每穴 3~5 壮，体壮脉实者每穴 10 壮。

（3）麦粒灸法

俯卧，当第14椎下及左右各旁开1.5寸处，各置一炷，艾炷如黄豆大小，点燃后慢慢灼烧，熄灭后更换之，每穴可灸5～10壮；换仰卧位，将关元和足三里共两穴同施前法。

（4）雷火灸

部位：气海、关元、曲骨、三阴交、血海、小腹部、骶髂关节等。

操作：①点燃两支雷火灸条，装在两头灸具上，距离小腹与骶髂关节部2～3cm，灸至皮肤发红，深部组织发热，每处不能少于15分钟。②气滞血瘀及寒凝血瘀证者，可加灸气海、关元、曲骨、三阴交、血海等穴位，用雀啄法，每雀啄8次为一壮，两壮之间用手按压1次，每穴各8壮；气血虚弱者，加灸肾俞、关元、三阴交、足三里等穴位，距离穴位2cm，用小回旋灸法，每回旋8次为1壮，每穴各灸8壮；湿热蕴结者，加灸曲骨、三阴交，距离皮肤1～2cm，每雀啄8次为1壮，两壮之间用手轻压1次，每穴各灸10壮。③月经期可灸，每日1次，灸1～3天，月经后1周再灸10天，共治疗两个月经周期。

（五）外治疗法

1. 拔罐疗法

（1）方法一

部位：次髎、关元、三阴交。

操作：实证可用刺络拔罐法或针罐法，虚寒证可拔罐后加灸。

（2）方法二

部位：腰背部华佗夹脊穴与膀胱经穴。

操作：用梅花针叩刺微出血，用闪火法拔罐，在经前五天开始治疗，每日 1 次。

（3）方法三

部位：天枢、关元、中极；膈俞、肝俞、三阴交；脾俞、气海俞、肾俞。

操作：三组穴位交替使用，用梅花针叩刺后拔罐，每日或隔日 1 次，于月经来潮前 4~5 天开始治疗。

2. 药熨疗法

部位：腰腹部。

操作：①将益母草 40g，鸡血藤 40g，桃仁 40g，红花 40g，艾叶 40g，川椒 40g，木通 10g，吴茱萸 60g，黄芪 30g，当归 6g，川芎 60g，木香 60g，小茴香 60g，怀山药 30g，山萸肉 30g 研磨成粉末，装入无纺布药袋并封口；另将 500g 食盐装入普通布袋中，封包制成盐包。②先将盐包放入恒温箱中加热至 60℃；治疗时将药物封包放置于患者腰腹部，取出加热后的盐包装入无纺布袋内，放置于药物封包上，通过盐包加热药物封包，熨烫治疗部位。每日 1~2 次，每次 20~30 分钟，5~7 天更换一个药袋，14 天为一个疗程，治疗三个疗程，经期停用。

（六）饮食疗法

1. 乌鸡汤

雄乌鸡（切块）1000~1500g，黄芪 100g。将鸡洗净，黄芪切段入鸡腹中，加水没过鸡，煮沸后文火炖至烂熟，加调味料服食，经前 3 天开始服，5 天服完，隔夜加热，适用于气血虚弱型痛经。

2. 鸡蛋川芎酒

鸡蛋 2 个，川芎 9g，黄酒适量。将前 2 味加水约 600mL 同煎，蛋熟后去壳再煮片刻，酌加黄酒食蛋饮汤，于月经前 3

日开始服，每日 1 剂，连服 5 天为一疗程。本方适用于气滞血瘀型痛经。

3. 大米桂心粥

大米 60g，桂心（研末）5g。将大米加水 600mL 煮粥，半熟时加入桂心末煮至粥熟，于月经前 2 天开始，每日 1 剂，连服 1 周。本方适用于寒凝血瘀型痛经。

【临证心得】

（1）针灸对痛经有较好的疗效，尤其对原发性痛经疗效更佳。针灸治疗本病宜从经前 5~7 天开始，每日或隔日 1 次，至经期结束停止，连续 3 个月经周期为一个疗程。

（2）针对痛经实证，针刺时宜反复行针，长时间留针，以加强刺激，提高疗效。针对痛经虚证，针刺用补法，针灸并用。在月经来潮前一周开始施灸，连续治疗 3 个月经周期以上，可以有效减轻痛经程度。还应重视经络腧穴切诊在痛经诊治中的应用，痛经者常在足太阴脾经小腿循行线上出现压痛，以三阴交、地机、阴陵泉等部位多见，针刺效果明显。

（3）经期宜保暖，忌食生冷及冒雨涉水，并需注意避免过度劳累。寒湿凝滞者可服生姜红糖水，局部热敷及温水沐浴亦可暂时缓解疼痛。

【病案举例】

李某，24 岁。

主诉：经期小腹坠痛 5 年。

病史：患者平素体健，但喜食生冷，近 5 年经期腹痛，曾间断服用止痛药。经期 1~3 天小腹胀痛明显，得热则舒，行经量偏少，第 3~4 天开始出现血块，血块色暗，块下痛减，经前乳房胀，易手脚冰冷，二便调，舌淡苔薄白，脉细微紧。

诊断：痛经（寒凝血瘀型）。

治法：温经散寒，行气化瘀。

取穴：四关、地机、血海、三阴交，中脘、关元、子宫（双侧）。

操作：针刺四关（太冲、合谷）。四关为足厥阴肝经及手阳明大肠经的原穴，太冲还是肝经之输穴，可理气止痛，合谷为阳明经多气多血之穴，两穴一阴一阳，一上一下，共奏理气活血之功。中脘为任脉穴、腑会，可理气和中。地机穴属于脾经郄穴（"阴郄治血"），有和脾理血，活血化瘀的作用，配合血海穴可活血补血。三阴交及关元均为肝、脾、肾三经交会穴，结合子宫穴，为补肝肾、调经血的主要穴位。中脘、关元、子宫加以温针，以达温经散寒之功。

艾灸：腰阳关。腰阳关位于第四腰椎棘突下方凹陷处，主管盆腔生殖，也是大肠气血汇聚之处，其名"阳关"，是温暖下元的重要关卡。艾灸此处可温化寒湿，暖宫散寒，温经止痛。

推拿：外八髎周围肌肉松解，腹部找硬结按揉松解（经期前）。寒性收引，腹部及腰骶因寒而收紧的肌肉是痛经的解剖机理之一，推拿按揉局部筋结，可改善循环，缓解疼痛。

按语：此例患者经期腹痛因平素饮食生冷，寒凝冲任，气血瘀滞不畅所致，气血不通而痛，遇热则舒，针刺、温针、艾灸和推拿结合，治疗后痛经明显缓解，每周巩固治疗1次，治疗4周后，痛经未发。嘱患者戒食生冷食物，避免腰腹受凉，以防发作。

（选自王聪门诊临床病例）

第五节　月经前后诸证

每于行经前后或行经期间，周期性出现明显不适的全身或局部症状者，称为月经前后诸证，以经前 2~7 天和经期多见。包括经行情志异常、经行发热、经行乳房胀痛、经行浮肿、经行吐衄、经行身痛、经行泄泻、经行头痛等。

一、经行情志异常

指经前或经期出现烦躁易怒或情志抑郁，悲伤欲哭，坐卧不宁，经后又复如常人的现象。

【病因病机】

1. 肝经郁热

素性抑郁，或大怒伤肝，肝气郁结，郁而化热，经前冲气偏盛，冲气夹肝热上逆，上扰心神，致肝郁更甚，气机不畅，遂致情志异常。

2. 痰火上扰

素体痰盛，五志化火，或情志内伤，肝木乘脾，脾虚生湿，湿聚成痰，痰积日久化热，痰火内盛，经前冲气偏盛，冲气夹痰火上逆，上蒙心窍，扰动心神，遂致情志异常。

3. 心血不足

素性怯弱，思虑劳倦伤脾，脾虚化源不足，精血虚少，心失所养，经期气血下注冲任，心血更加不足，心神失养，遂致情志异常。

【辨证要点】

经行情志异常多与脏腑功能失调有关，与肝脏密切相关。肝经郁热者，多心烦易怒，喜怒无常，时作悲泣，纳少，胁胀，善太息，舌质淡，苔白，脉弦；痰火上扰者多躁无安时，哭笑无常或狂怒奔号，语无伦次，目不识人，舌赤或芒刺，苔黄厚燥，脉滑数有力；心血不足者，多经行悲凄，量少色淡，默默不语，声低语微，惶惶不安，少食不寐，舌淡少苔，脉沉细弱。

【中医特色疗法】

（一）毫针疗法

1. 肝经郁热证

主症：心烦易怒，喜怒无常，时作悲泣，纳少，胁胀，善太息，舌质淡，苔白，脉弦。

治法：疏肝解郁，调经安神。

取穴：肝俞、心俞、内关、神门、三阴交。

操作：针刺泻法。

方义：肝俞疏肝解郁；心俞配神门，养心开窍以苏神明；内关为心包经络穴，利胸膈，调整气机为其所长；三阴交健脾和阴，兼调经血。

2. 痰火上扰证

主症：每值经行则躁无安时，哭笑无常或狂怒奔号，语无伦次，目不识人，舌赤或芒刺，苔黄厚燥，脉滑数有力。

治法：醒脑开窍，清热化痰。

取穴：人中、内关、百会、大陵、丰隆、十宣。

操作：针刺泻法，十宣点刺出血。

方义：人中、百会以醒脑开窍；内关、大陵为手厥阴心包经之穴，能安神定志；十宣解痰火上冲之急；丰隆化痰清热。

3. 心血不足证

主症：经行悲凄，量少色淡，默默不语，声低语微，惶惶不安，少食不寐，舌淡少苔，脉沉细弱。

治法：养血安神，益气生精。

取穴：肝俞、肾俞、关元、气海、三阴交。

操作：针刺补法，并予针刺加灸，或单用灸法。

方义：本证因阴血不足，又经行益衰，气血不养心神所致。故取肝俞、肾俞以益肝肾；三阴交养血调经；关元、气海培元固冲。

（二）耳压疗法

部位：神门、子宫、内分泌、皮质下、肝、心、肾。

操作：穴位常规消毒，用耳穴探测仪在设穴区选取敏感点，用橡皮膏将王不留行子贴在所选耳穴上，嘱患者回家后自行按压耳穴，每天6～8次，每穴按揉1分钟，2天后换对侧耳朵贴。

（三）饮食疗法

1. 橘糖饮

橘叶10g，橘络15g，红糖20g。3味同入锅内，加水适量，煎煮20分钟，去渣取汁，分2次服，每日1剂。连服3～7天。本方具有疏肝解郁的作用，适用于经行情志异常。

2. 玫瑰花鸡蛋茶

鸡蛋2只，玫瑰花15g，红糖适量。将鸡蛋煮熟，剥去外壳备用；玫瑰花去净心蒂，取花瓣用。把玫瑰花瓣与鸡蛋放入锅中，加清水适量，武火煮沸后，文火煲约1小时，加入红糖略煮即成，饮茶食蛋。本方具有行气解郁、活血调经之功效。适用于经前情志异常。

二、经行发热

经行发热是指每值经期或经行前后出现发热，经后其热自退的病证。

【病因病机】

1. 血热蕴结

素体阳盛或嗜食辛辣或肝郁化火致血热内盛，热伏冲任，经行时冲任之热，随血外越，可致经行发热。

2. 肝肾阴虚

素体阴血不足或房劳过度或多产多育或久病耗伤阴血，经期或经后阴血益虚，阴虚则阳亢，水亏则火生，内热陡生，而致经行发热。

3. 气血虚弱

素禀不足或劳倦过度或久病失养而气血内耗，经行气随血泄，营卫失调，可致经行低热。

【辨证要点】

经行发热与气血阴阳失调相关，有郁火、阴虚、气虚之分。血热蕴结者多经前或经期发热，面赤，心烦易怒，口干喜饮，溺黄便结，唇红舌赤，脉滑数或沉数；肝肾阴虚者多午后潮热，两颧赤红，烦躁不寐，舌红少苔，脉细而数；气血虚弱者多经行或经后发热，神疲肢软，少气懒言，舌淡苔白润，脉虚细而缓。

【中医特色疗法】

（一）毫针疗法

1. 血热蕴结证

主症：经前或经期发热，面赤，心烦易怒，口干喜饮，溺黄便结，唇红舌赤，脉滑数或沉数。

治法：清热，凉血，行血。

取穴：血海、太溪、三阴交、行间。

操作：针用泻法。

方义：本方取血海可清血分实热；三阴交为足三阴经交会之所，可清三阴经之热以滋养阴分；太溪为足少阴经之原穴，功能益肾水而清热；行间为足厥阴经之荥穴，可疏肝泻火。

2. 肝肾阴虚证

主症：每值经期或经后则午后潮热，两颧赤红，烦躁不寐，舌红少苔，脉细而数。

治法：养阴，清热，凉血。

取穴：膈俞、三阴交、太溪、太冲、曲泽。

操作：针刺平补平泻法。

方义：膈俞为血之会，取之以养血滋阴；三阴交功调三阴，养阴益气；太溪为足少阴经之原穴，太冲为足厥阴经之原穴，二穴配合具有滋阴清热之效；曲泽为手厥阴经之合穴，取之以达清心滋阴之效。

3. 气血虚弱证

主症：经行或经后发热，神疲肢软，少气懒言，舌淡苔白润，脉虚细而缓。

治法：补气养血。

取穴：气海、足三里、三阴交、公孙。

操作：针刺补法，酌灸。

方义：取任脉之气海补益下焦元气；足三里为阳明经之合穴，功专补后天之本而益气血；三阴交为足三阴经之交会穴，可健运脾经；公孙为脾经之络穴，又通冲脉，为八脉交会穴之一，取之即可调畅脾神，又能补益冲任。诸穴配合，共奏补气养血之效，气血充足，冲任调畅，则经行发热自愈。

（二）耳针疗法

部位：肺、心、额、子宫、卵巢、肾、内分泌、皮质下。

操作：毫针刺，用中等刺激，每次选3～5穴针之，留针20～30分钟，每日针1次。

（三）外治疗法

刮痧疗法

部位：背部大椎至肾俞；手部曲池穴；足部三阴交、太溪。

操作：取坐位，以较重力度先刮背部至出现痧痕为宜；以中等力度刮手足部至潮红或出现痧痕。三日左右刮治 1 次，5次为一疗程。

（四）推拿疗法

治法：调气血，和营卫。

取穴：大椎穴、背部膀胱经。

手法：捏法、揉法、按法、推法。

操作：取大椎穴为主穴，用捏法捏 2 分钟，再施推法于背部膀胱经 5～10 分钟。外感者，加拇指揉按法于风府和双侧风池、曲池、合谷穴各 3 分钟；阴虚者，加拇指按揉法于双侧足三里、太溪穴各 3 分钟；肝郁者，加推法于双侧肝俞、胆俞、太冲穴各 3 分钟；血瘀者，加拇指按揉法或一指掸推法于双侧肝俞、膈俞、三焦俞以及八髎穴各 2 分钟；气虚者，加拇指按揉法于双侧脾俞、肾俞、胃俞以及关元穴各 3 分钟。

三、经行乳房胀痛

经行乳房胀痛是指每值经前或经期出现周期性乳房肿胀，甚至胀满疼痛或乳头痒痛者。

【病因病机】

本病为经行诸证之一。由于妇女素体不同，所伤不一，故其病因病机常有虚、实之别，虚证多为肝肾阴虚，实证则由肝气郁滞所致。

1. 肝气郁滞

喜怒忧思，郁结伤肝，可使肝失去条达之性。经行阴血下注冲任，冲脉隶于阳明经而附于肝，肝气失疏，阳明经经络不畅，遂致乳房胀痛。

2. 肝肾阴虚

经行失血伤阴，则肝肾精血不足，经行之际，阴血下注，精血愈亏，更合肝郁气滞而发者。

【辨证要点】

经前乳房胀痛以肝气郁结为主要证型，但根本在于肾虚。肝气郁滞者多于经前或行经时，乳房胀硬作痛或乳头胀痛作痒，性情郁郁不欢，苔薄白，脉弦；肝肾阴虚者多经前或经行时乳胀，触之无块，经后消失，腰酸耳鸣，五心烦热，舌红，少苔，脉细数。

【中医特色疗法】

（一）毫针疗法

1. 肝气郁滞证

主症：经前或行经时，乳房胀硬作痛或乳头胀痛作痒，性情郁郁不欢，苔薄白，脉弦。

治法：疏肝解郁，理气止痛。

取穴：内关、中脘、太冲、足临泣。

操作：针刺泻法。

方义：任脉总任一身之阴，任脉之气机调顺则经血畅达，故取中脘以调理气机；太冲为足厥阴肝经的输穴、原穴，可疏肝解郁。足临泣为足少阳胆经之输穴，又为八脉交会穴之一，通于带脉，有疏肝利胆、利胸胁、疗乳痛之功，配内关以宽胸理气止痛。

2. 肝肾阴虚证

主症：经前或经行时乳胀，触之无块，经后消失，腰酸耳鸣，五心烦热，舌红，少苔，脉细数。

治法：补益肝肾，行气止痛。

取穴：乳根、肓门、太冲、三阴交。

操作：针刺平补平泻。

方义：乳根配肓门，功专疏通乳络以止乳房胀痛；太冲为足厥阴经之输穴、原穴，三阴交为足三阴经之交会穴，二穴配合，可收补养肝肾阴分之效。

（二）耳压疗法

部位：内分泌、皮质下、卵巢、子宫、神门、交感、肝、胆、胃、肾、三焦、乳房。

操作：在上述穴区探测到反应点后，将王不留行子用胶布贴压于穴位上，嘱患者自行按压，每日数次，每隔 4 天换贴另一侧耳穴。

（三）推拿疗法

治法：疏肝理气，通络止痛。

取穴：三阴交、乳根、乳中、天池、期门。

手法：按法、揉法、擦法。

操作：医者先用推拿法施治于肝经、胃经各 10 分钟。再用指按法施于两侧三阴交 2 分钟，揉法于双侧乳根、乳中、天池、期门穴各 1 分钟，擦法施治于两乳 2 分钟。肝郁气滞者，加指按法于双侧太冲、行间穴各 2 分钟；肝肾阴虚者，加拇指按揉法于双侧肝俞、肾俞、太溪穴各 2 分钟。

四、经行浮肿

经行浮肿是指每逢经期或经行前后出现头面四肢浮肿的病证，表现为经来则面肢肿胀，经净则浮肿渐消。

【病因病机】

经行浮肿，其病机有虚、实之别，虚证多因脾肾阳虚，实证则由气滞血瘀导致。

1. 脾肾阳虚

脾主运化，肾主温化，若湿邪困脾，劳倦伤脾，或先天不足，房劳、多产伤肾，致脾肾阳虚，脾虚不能制水，肾虚不能化气行水。水湿不运，经行血气下注，气随血下，脾肾之气益虚，运化失职，水湿溢于肌肤则为水肿。

2. 气滞血瘀

七情郁结，气机不畅，血行受阻，气滞血瘀，遏阻经脉，经行以气血通畅为顺，气滞经行不畅，则滞而为肿。

【辨证要点】

经行浮肿，有虚、实之别，多由脾虚、肾虚、气滞所致。脾肾阳虚者多经行或经后面目肢体浮肿，按之凹而不起，腹胀纳呆，腰膝酸软，溲少便溏，经量少，色淡质薄，舌淡苔白厚腻，脉沉细；气滞血瘀者多经行肢体肿胀，胸闷胁胀，血行不畅，量少色暗，善太息，烦躁易怒，苔薄白，脉沉弦细。

【中医特色疗法】

（一）毫针疗法

1. 脾肾阳虚证

主症：经行或经后面目肢体浮肿，按之凹而不起，腹胀纳呆，腰膝酸软，溲少便溏，经量少，色淡质薄，舌淡苔白厚腻，脉沉细。

治法：温肾健脾，化气利水。

取穴：脾俞、肾俞、水分、气海、足三里、三阴交。

操作：针刺补法，并可加灸。

方义：本证由脾气虚弱，中阳不振，肾阳衰微，水湿运化不利而致。故取肾俞温补肾阳，脾俞培补脾气，取水分、气海以化气利水，取足三里、三阴交以健脾化湿，调经养血。

2. 气滞血瘀证

主症：经行肢体肿胀，胸闷胁胀，血行不畅，量少色暗，善太息，烦躁易怒，苔薄白，脉沉弦细。

治法：理气行血，养血调经。

取穴：地机、合谷、三阴交、血海、水分。

操作：针刺泻法。

方义：地机为足太阴脾经之郄穴，功能理气行血，养血调经；合谷配三阴交，具调血利气之效；水分能行水气；血海可养血调经。

（二）耳针疗法

部位：膀胱、肾上腺、神门、子宫、卵巢、盆腔、肾、内分泌、皮质下。

操作：每日选上穴 3 ~ 5 个，毫针刺，用中度刺激，留针 30 分钟，每日针治 1 次。

（三）推拿疗法

治法：虚证予健脾温肾，化湿消肿；实证予理气行血。

取穴：水道、水分、三焦俞、膀胱俞。

手法：揉法、按法。

操作：以上穴为主穴，每穴施拇指揉按 2 分钟。脾虚者，加按足三里、脾俞穴各 2 分钟；肾虚者，加按关元和双侧肾俞、三阴交穴各 2 分钟；气滞血瘀者，加按双侧膈俞、血海、复溜、三阴交穴各 2 分钟。

（四）饮食疗法

薏米莲子粥

薏米 30g，莲子 30g，陈皮 5g。陈皮洗净用干净纱布包好，与淘洗干净的薏米、莲子同放入锅内，加入适量水，煮至粥成即可服食，分 2 次食，宜常服食。本方健脾益气祛湿，适用于经行浮肿。

五、经行吐衄

经行吐衄是指每值月经来潮前后或正值经期出现有规律的吐血或衄血的病证，常伴月经量少甚或月经不行。

【病因病机】

发病机理主要为火热上炎，值月经期冲脉气盛上逆，损伤阳络而发生吐血、衄血。

1. 肝经郁热

素性抑郁，忿怒伤肝，肝郁化火，经期冲脉气盛，气火上逆，气火循经上犯，损伤阳络，发为经行吐衄。

2. 肺肾阴虚

素体阴虚或大病久病，耗损精血，阴虚内热，或忧思不解，积念在心，心火偏亢，经期冲脉气盛，气火上逆，灼肺伤津，损伤肺络，发为经行吐衄。

【辨证要点】

经行吐衄多由血热气逆所致，肝经郁热者多经前或经期吐血衄血，量多色红，心烦易怒，两胁胀痛，口苦咽干，头晕耳鸣，溲黄便结，常兼经行先期，舌红苔黄，脉象弦数；肺肾阴虚者多经前或经期吐血衄血，量少色淡，平素即有头晕耳鸣，五心烦热，两颧潮红，咽干口渴之症，经行先期、量少，舌红赤无苔，脉细而数。

【中医特色疗法】

（一）毫针疗法

1. 肝经郁热证

主症：经前或经期吐血衄血，量多色红，心烦易怒，两胁胀痛，口苦咽干，头晕耳鸣，溲黄便结，常兼经行先期，舌红苔黄，脉象弦数。

治法：清肝泻火，引血下行。

取穴：风池、太冲、上星、迎香。

操作：针刺泻法。

方义：风池、迎香疏络清热，功达口鼻可止吐衄；督脉为阳脉之海，阳热可迫血妄行，故取督脉之上星清泄诸经阳热；太冲为足厥阴肝经之原穴，可清泄肝经蕴热，引血下行以止经行吐衄。

2. 肺肾阴虚证

主症：经前或经期吐血衄血，量少色暗，平素即有头晕耳鸣，五心烦热，两颧潮红，咽干口渴之证，经行先期、量少，舌红赤无苔，脉细而数。

治法：滋肾润肺，养阴调血。

取穴：太溪、三阴交、列缺、风池、迎香。

操作：针刺补法。

方义：风池、迎香通口鼻而止血；太溪为足少阴经之输穴、原穴，三阴交功通三阴经，二穴配合可滋补肾水，并能引血下行，止吐衄而通经脉；列缺可滋养肺阴而止血。

（二）耳针疗法

部位：内鼻、肾上腺、神门、肾、子宫、卵巢、皮质下、内分泌。

操作：每次选上穴 3~5 个，毫针刺，用中度刺激，每日 1 次，每次留针 30 分钟。

（三）指压耳屏

部位：双耳屏。

操作：用双手中指同时按压双侧耳屏，使耳屏紧贴外耳道口，使耳道闭塞，指压强度以患者能耐受为度，每次按压约 2~3 分钟。

（四）推拿疗法

治法：清热降逆，引血下行。

取穴：迎香、上星。

手法：按法、推法。

操作：先按耳上根边缘 5 分钟，再按迎香、上星穴各 3 分钟。胃火炽盛者，加按双侧合谷、冲阳穴各 3 分钟，并推按胃经 5 分钟；肝经郁热者，加推按肝经 5 分钟；阴虚肺燥者，加按双侧三阴交、太溪、列缺穴各 3 分钟。

六、经行身痛

经行身痛是指每值经期或行经前后出现遍身或肢体关节疼痛，随月经周期而发作的病证。

【病因病机】

1. 血虚

素体阴血不足或大病久病耗伤阴血，气血不足，肢体关节失养，则致身痛。

2. 血瘀

素有寒湿留滞经络、关节，血为寒湿所凝，致寒凝血滞，经血运行不畅，因作经行身痛。

【辨证要点】

经行身痛主要由营血失调，经络营卫筋肉失和所致，常见血虚、血瘀之证。血虚者正值行经或经后肢体疼痛麻木，肢软无力，经量少而色淡，舌淡苔白，脉弱无力；血瘀者经行身痛，腰膝疼痛，得热则减，遇寒尤甚，经行量少色暗，脉沉而紧。

【中医特色疗法】

（一）毫针疗法

1. 血虚证

主症：正值行经或经后，肢体疼痛麻木，肢软无力，经量少而色淡，舌淡苔白，脉弱无力。

治法：养血益气，柔筋止痛。

取穴：足三里、三阴交、阳陵泉、关元、肾俞。

操作：针刺补法，酌灸。

方义：脾胃为后天之本，气血生化之源，故本方取足阳明经合穴足三里配伍脾经三阴交，以补益气血；关元与肾俞相配可补养下焦元阳之气，取补气以生血之义；阳陵泉为筋会，取之可柔筋养筋以止痛。

2. 血瘀证

主症：经行身痛，腰膝疼痛，得热则减，遇寒尤甚，经行量少色暗，脉沉而紧。

治法：活血化瘀，散寒止痛。

取穴：中极、血海、行间、命门、足三里。

操作：针刺平补平泻法。

方义：本方取任脉之中极调理冲任，化瘀通络；血海属足太阴脾经，行间为足厥阴肝经之荥穴，二穴配合，能调理肝脾而行气化瘀；血得热则行，故取督脉命门以补命火，且命门有止腰痛之功；足三里理气血疗膝部疼痛。

（二）耳针疗法

部位：内分泌、皮质下、肾、神经点、脑点、兴奋点、子宫、卵巢。

操作：毫针刺，用中度刺激，每日针 1 次，取上穴 3～5个，轮流应用。

（三）推拿疗法

治法：调气血，和营卫。

取穴：华佗夹脊穴、阿是穴。

手法：推法、揉法、按法。

操作：先用推法施治于华佗夹脊穴 10 分钟，再用拇指揉按法施治于阿是穴各 1 分钟。气血虚弱者，加背俞穴、足三里穴各 1 分钟；寒湿潜伏者，加按命门、关元穴，并揉搓至温热为度；风寒外袭者，加指按风府以及双侧风池、曲池、合谷穴各 1 分钟。

（四）饮食疗法

当归乌豆独活汤

当归 15g，乌豆 60g，独活 10g。上 3 味加水 500mL，入锅内，煎成 300mL，加酒少许，去渣取汤服之，分 2 次服，3~7 天为一疗程。本方具有益气补血、通络止痛之作用，适用于经行身痛。

七、经行泄泻

经行泄泻是指每值经行前后或经期之中，大便溏薄或清稀如水，便次增多的病证，经行即作，经净即止。

【病因病机】

经行泄泻主要责之于脾肾阳虚，因脾为后天之本，功专运化；肾为胃之关，职司二便。经行之时，气随血失，脾肾阳气不足，遂致经行泄泻。

【辨证要点】

经行泄泻与气分和血分相关，以脾虚和肾虚为主，多见脾肾阳虚，症见经前、经中或经后大便泄泻，神疲腰酸，肢软无力。偏脾阳不振者，脘腹胀满，面浮肢肿；偏肾阳不足者，五更泄泻，头昏耳鸣。舌淡苔白，脉濡缓或沉迟。

【中医特色疗法】

（一）毫针疗法

主症：经前、经中或经后大便泄泻，神疲腰酸，肢软无力。偏脾阳不振者，脘腹胀满，面浮肢肿；偏肾阳不足者，五更泄泻，头昏耳鸣。舌淡苔白，脉濡缓或沉迟。

治法：健脾温肾，扶阳止泻。

取穴：脾俞、肾俞、足三里、三阴交、阴谷、气海。

操作：针刺补法，加灸。

方义：气海、肾俞可壮肾阳，补命火，配足少阴肾经合穴阴谷以补元阳；脾俞配合脾经之三阴交、胃经合穴足三里以温脾阳。脾肾阳气充足，则经行泄泻可止。

（二）耳针疗法

部位：子宫、卵巢、盆腔、肾、内分泌、皮质下、大肠、小肠、胃、腹。

操作：每次选耳穴 3 ~ 5 个，毫针刺，用补法，每日 1 次。

（三）皮肤针疗法

部位：胸背、腰背部、小腿内侧、内关、足三里、关元、天枢。

操作：皮肤常规消毒后，用梅花针中度叩刺，重点叩打第 8 胸椎至腰部、下腹部、足三里、阳性点，每日 1 次，10 次为一疗程。

（四）推拿疗法

治法：健脾益气，温肾扶阳，化湿调经，暖土固肠。

取穴：脾俞、肾俞、大椎、百会、督脉及膀胱经穴。

手法：揉法、摩法、捏法、点按法。

操作：令患者仰卧，医者以掌面平按患者腹部，并略施压，带动腹壁做旋转运动，摩腹 5 ~ 10 分钟，伴有呕吐、腹胀或积食者，向顺时针方向旋转，并加揉中脘、气海各 50 次，不伴以上症状者，向逆时针方向旋转；再揉脐 200 次，揉天枢（双侧）各 100 次，以食、中、环指分别点按上述 3 穴，略施压做旋转运动，方向同摩腹。患者俯卧位，暴露背部皮肤，医者分别用拇指、食指蘸滑石粉揉长强 100 次，揉脾俞、肾俞 100 次，大椎100 次，百会 100 次；捏脊 10 遍，双手提捏督脉及双侧膀胱经皮肤，从长强至大椎，反复交替进行；揉足三里 100 次。

（五）饮食疗法

饭豆鲤鱼汤

白饭豆 50g，鲤鱼 1 尾（50g），陈皮 5g，紫苏叶 5g。先煎鲤鱼后入饭豆、陈皮，加水约 500g，久煮至饭豆烂，加紫苏叶继煮片刻，加入食盐调味即可。宜常服。本方具有健脾益气利湿的作用，可用于经行泄泻。

八、经行头痛

经行头痛是指每值经期或经行前后出现周期性头痛为主的病证，本病常受精神因素影响，每因情绪不稳而触发。

【病因病机】

1. 血虚

素体虚弱，或大病久病，耗伤气血，或劳倦伤脾，气血化源不足，经行之际，气血下注冲任，不足以濡养清窍，以致头痛。

2. 肝火

妇女情志抑郁，肝气多滞，五郁过极皆可化火，故致肝火亢盛，经行时冲脉之气偏亢，肝火随冲气上逆，而致经行头痛。

3. 血瘀

情志不畅，气滞而血瘀，或经期产后，感受寒热之邪，余血内留，经前冲气偏盛，冲气夹瘀血上逆，阻滞脑络，"不通则痛"，故致头痛。

【辨证要点】

经行头痛不外乎血虚、血瘀和肝火三者。血虚者多经期或经后头痛头晕，心悸少寐，神疲乏力，舌淡苔薄，脉虚细无力；血瘀者每值经前或经期即头痛剧烈，经色紫暗有块，伴小腹疼痛拒按，舌暗或有瘀点，脉细弱而涩；肝火者多经行头痛甚剧，兼有头晕目眩，烦躁易怒，口苦咽干等症，舌红苔黄，脉弦而数。

【中医特色疗法】

（一）毫针疗法

1. 血虚证

主症：经期或经后头痛头晕，心悸少寐，神疲乏力，舌淡苔薄，脉虚细无力。

治法：养血益气，调经止痛。

取穴：足三里、三阴交、百会、上星。

操作：针刺补法。

方义：足三里为足阳明经之合，三阴交为足太阴经之穴，二穴相伍，培补后天之本，功能益气养血；百会、上星均为督脉穴，可醒脑行气以止痛。

2. 肝火证

主症：经行头痛甚剧，兼有头晕目眩，烦躁易怒，口苦咽干等症，舌红苔黄，脉弦而数。

治法：清泄肝火，柔肝调经。

取穴：百会、风池、阳辅、太冲、三阴交。

操作：针刺泻法。

方义：百会为手足三阳经与督脉之会穴，风池乃是少阳经与阳维脉之交会穴，二穴配合，可镇摄上炎之火，醒脑息风；肝胆互为表里，肝经上行颠顶，胆经上行颞，肝火上炎必致胆热亢盛，故取胆经经穴阳辅配肝经原穴太冲，以清肝胆；三阴交既可滋阴降火，又能和血调经。

3. 血瘀证

主症：每值经前或经期即头痛剧烈，经色紫暗有块，伴小腹疼痛拒按，舌暗或有瘀点，脉细弱而涩。

治法：活血化瘀，通络止痛。

取穴：风池、太阳、合谷、三阴交、太冲。

操作：针刺泻法。

方义：风池可通胆经活血止痛；太阳为经外奇穴，为治疗偏正头痛之经验效穴；阳明经为多气多血之经，针手阳明经原穴合谷配以三阴交，可疏调气血，荡涤胞中之瘀；太冲为肝经原穴，亦有活血化瘀之功。

（二）耳针疗法

部位：额、枕、枕小神经、脑点、子宫、卵巢、肾、内分泌、皮质下。

操作：毫针刺，用中强度刺激，每日针 1 次，每次选穴 3 ~5 个。

（三）推拿疗法

治法：调理气血。

取穴：太阳、百会、睛明、风池。

手法：揉法、按法、搓法。

操作：医者先以双手小鱼际着力揉患者左右太阳穴，轻而和缓地由内向外旋转揉按 2 分钟后，紧压 1 分钟，连续 3 次；双手十指略分开，自然屈曲，以指端及指腹着力于头部左右（耳郭发际之上），搓动抓挠，形如洗头，缓慢移动直至头顶正中交叉，反复 10 次；以一手置于患者前额，另一手以三指（拇指、食指、中指）略屈曲，由头顶至项部，以三指的对合力使三指分别对准三条经络（督脉和两条膀胱经），循经一抓一拿，一推一移，反复 10 次。以施治部位有轻松微热感为宜；以手拇指或食指按百会、睛明，风池、太阳等穴，每穴以有酸胀感为宜。

（四）饮食疗法

1. 天麻川芎炖乳鸽

乳鸽 1 只（约 400g），天麻 12g，川芎 6g，红枣 4 枚。将乳鸽去毛、内脏，洗净，斩块；天麻、川芎、红枣（去核）洗净。把全部用料放入炖盅内，加开水适量，炖盅加盖，隔水用文火炖约 3 小时，调味供用。本方具有补虚养血、祛风止痛的功效，适用于月经前后头痛属血虚者。

2. 川芎鱼头汤

川芎 10g，鱼头 1 个。先煎川芎，加水 400mL，放入鱼头，煲半小时调成咸味，饮汤食鱼头，隔日 1 次，连用 3 ~ 7 次。本方具有益血补气、通络止痛的作用，适用于血瘀型经行头痛。

【临证心得】

本病的发生多与精神因素有关，故应重视心理治疗，尤其在经期应保持情怀舒畅，使气血和调。经期、经前勿过食寒凉，以免损伤脾阳；勿过食辛燥之品，以免伤阴；注意避免感受风寒，勿居潮湿之地，勿冒雨涉水。尤其在经期不宜消耗脑力或体力。注意经期宣教，防止耗气伤心，劳伤心脾。针灸治疗本病有较好的疗效，可以从整体上调节神经内分泌的平衡。

第六节　绝经前后诸证

本病是指妇女在绝经期前后由于精神心理、神经内分泌和代谢变化所引起的各种器官系统的症状和体征的综合症候群。常表现为烘热汗出，烦躁易怒，潮热面红，眩晕耳鸣，心悸失眠，腰背酸楚，面浮肢肿，皮肤蚁行感，情志不宁等症状。

【病因病机】

1. 肾阴虚

"七七"之年，肾阴不足，天癸渐竭，若素体阴虚或多产房劳，数脱于血，复加忧思失眠，营阴暗耗，肾阴益亏，脏腑失养遂发经断前后诸证。若肾水不足以涵养肝木，易致肝肾阴虚或肝阳上亢；若肾水不足，不能上济于心，心火独亢，热扰心神，神明不安，则出现心肾不交；若肾阴虚，精亏血少，不能上荣于脑，则出现脑髓失养等。

2. 肾阳虚

绝经之年，肾气渐衰，若素体阳虚，或过用寒凉及过度贪凉，可致肾阳虚惫。若命门火衰而不能温煦脾阳，则出现脾肾阳虚；若脾肾阳虚，水湿内停，湿聚成痰，则易酿成痰湿；若阳气虚弱，无力行血而为瘀，则出现肾虚血瘀。

3. 肾阴阳两虚

肾藏元阴而寓元阳，阴损及阳，或阳损及阴，真阴真阳不足，不能濡养、温煦脏腑或激发、推动机体的正常生理活动而致诸症丛生。

【辨证要点】

经断前后，肾气渐衰，天癸日竭，冲任亏虚，故中医辨证本病以肾虚为致病之本。本病临床表现错综复杂，历代及后世医家针对本病的辨证分型论述亦存在差异。临床上以肾阴虚、肾阳虚、肾阴阳两虚三型为主要证型，同时还多伴有肝气郁结、心脾两虚、瘀血阻滞等。肾阴虚者多见潮热盗汗，月经紊乱，伴腰膝酸软，眩晕耳鸣，颧红，舌红少苔，脉细数；肾阳虚者多见经色淡暗，崩中漏下，畏寒肢冷，面浮肢肿，面色苍白或黧黑，记忆力下降，小便清长，夜尿多，舌淡苔白，脉弱；肾阴阳两虚者，月经紊乱，量或多或少，乍寒乍热，烘热汗出，头晕耳鸣，健忘，腰背冷痛，肢冷尿长，便溏，舌淡胖，苔薄白，脉沉细。

【中医特色疗法】

（一）毫针疗法

1. 肾阴虚证

主症：头晕耳鸣，潮热汗出，五心烦热，腰膝酸痛，月经先期而至或先后不定，经色鲜红，口舌干燥，溲黄便结，舌红少苔，脉细而数。

治法：滋补肾阴，平肝潜阳，交通心肾。

取穴：肾俞、三阴交、太溪、中极。心烦者加大陵；潮热者加照海。

操作：肾俞、中极、三阴交、太溪用捻转补法，大陵用平补平泻法。

方义：肾俞、太溪滋养肾阴；三阴交为足三阴经之交会穴，能健脾滋肾养肝以清虚热；中极可调冲任之气阴，以安下元；大陵与补肾诸穴相配可交通心肾以清心除烦；照海补肾阴，降虚火，以平潮热。

2. 肾阳虚证

主症：面色晦暗，精神萎靡，形寒肢冷，腰膝冷痛，纳呆腹胀，大便溏薄，经行量多或崩中暴下，舌淡胖嫩，边有齿痕，脉沉细无力。

治法：补肾健脾。

取穴：肾俞、命门、关元、三阴交。精神萎靡者加百会，食少便溏者加脾俞、足三里。

操作：诸穴均用补法，或用温针灸，或针后加灸。

方义：肾俞、命门温针灸能温补肾中之元气，阴阳两调；关元为阴中之阳的穴位，三焦元气所出，补之可壮阴中之阳，以消阴霾之气；三阴交补脾土，滋肝肾，加百会益气升阳；脾俞、足三里补益脾肾。

3. 肾阴阳两虚证

主症：头晕心烦，潮热汗出，腰酸神疲，肢冷尿长，便溏，舌淡胖，苔薄白，脉沉细。

治法：补肾益精，调理冲任。

取穴：关元、三阴交、肾俞、太溪。配以命门、照海。

操作：诸穴均施补法。

方义：肾俞为足少阴肾经背俞穴，太溪为肾经原穴，两者补益肾之精气以治其本；关元属于任脉与足三阴经的交会穴，益肾元，调冲任；三阴交为足三阴经的交会穴，可健脾疏肝益肾，理气开郁，调补冲任。

（二）耳针疗法

部位：子宫、卵巢、内分泌、神门、交感、皮质下。配穴心、小肠、降压沟、面颊区、肺。

操作：每次选 3～4 穴。中等刺激，隔日针刺一次或耳穴埋针。

（三）推拿疗法

部位：在足部，常用的反射区有：甲状旁腺反射区、头部反射区、垂体反射区、性腺反射区、子宫反射区、腹腔神经丛。

操作：双指钳法、单食指叩拳法、指腹按压法、撮指叩法、食指刮压法。

（四）外治疗法

拔罐疗法

部位：背部腧穴，包括膀胱经穴、督脉穴、华佗夹脊穴。

操作：先予散火拔罐，随之将火罐上下、左右往返推动，每次操作 10～15 分钟，隔日 1 次，5 次为一疗程。

（五）饮食疗法

1. 羊肉炖栗子

羊肉 60g，栗子 18g，枸杞 15g。将羊肉洗净切块，加水 2000mL，用武火煮开锅后用文火煮至半熟时加入去壳栗子、枸杞，再煎 20 分钟，加佐料服食。每晚 1 剂，连服 1 个月，适用于肾阳虚者。

2. 酸枣仁粥

酸枣仁 30g（捣碎），粳米 50g，羊肉 60g。将酸枣仁用纱布包，羊肉切片与粳米同时放入锅，加水 1000mL 煮粥。粥熟后去掉纱布袋，再加红糖适量。温热睡前服用，每日 1 次，适用于肾阴阳两虚者。

【临证心得】

本病肾虚是根本，天癸将竭则致脏腑功能失调。因脾与肾相互资生，相互促进，且有"绝经后着重在脾"和"天癸既绝，乃属太阴经也"之说，故注重治脾，循脾、胃、膀胱经取穴，推拿时可加强腰背、腹及下肢的手法，以补为主，手法宜轻柔缓和，循序渐进，脾气健旺，血的生化之源强盛，脏腑气血才能协调。针灸推拿治疗绝经前后诸证近期疗效好，远期疗效欠佳，因此可配合中药治疗，以巩固疗效。

第五章

带下病

　　白带异常在中医中称为带下病，带下病是指带下量明显增多或减少，色、质、气味发生异常或伴有全身或局部症状者。主要分为带下过多、带下过少。带下量明显增多者称为带下过多，带下量明显减少者称为带下过少。带下过多相当于西医妇科疾病如阴道炎、宫颈炎、盆腔炎性疾病等引起的带下过多。带下过少相当于西医学的卵巢早衰、双侧卵巢切除术后、盆腔放射治疗后、盆腔炎性疾病、绝经前后诸证、反复人工流产术后等引起的阴道分泌物过少。此外，某些生理性情况如月经前后、排卵期、妊娠期出现带下量增多而无其他不适者，绝经期前后带下量减少而无不适者，均为生理现象，不作病论。本章主要讨论由几种炎性疾病引起的最常见的带下过多的特色疗法。

第一节　阴　道　炎

　　阴道炎是阴道感染致病菌及原虫所引起的炎症病变，以阴道分泌物明显增多或伴腥臭味为临床特征。主要包括：

1. 滴虫性阴道炎

　　滴虫性阴道炎是常见的阴道炎，由阴道毛滴虫所引起。阴道毛滴虫在温度25℃~40℃、pH值5.2~6.6的潮湿环境中生长，在pH值小于5或大于7.5的环境中则不生长。临床上以白带增多、质稀有泡沫、秽臭，阴道瘙痒为主要表现，容易通过性接触传播，或经公共浴池、游泳池及共用浴盆、浴巾等感染。临床应检男性前列腺液，看是否有滴虫。若为阳性，须同时进行治疗。

2. 念珠菌性阴道炎

本病因霉菌感染所致，也称为霉菌性阴道炎，多见于幼女、孕妇、糖尿病患者以及绝经后曾用较大剂量雌激素治疗的患者。主要表现为白带增多，外阴瘙痒、灼热，严重时可坐卧不宁，异常痛苦，还可伴有尿频、尿急、尿痛、性交痛。急性期白带增多，白带特征是白色稠厚呈凝乳或豆渣样。

3. 细菌性阴道炎

本病多见于育龄期妇女，雌激素不足，性交过频，阴道黏膜损伤，或阴道异物，或不适当使用杀菌剂或碱性药物冲洗阴道，或子宫不规则出血，使阴道的pH值升高，阴道内微生物平衡失调，使致病性厌氧菌和阴道加德纳尔菌生长过盛，兼氧性乳酸杆菌生长受抑制，或感染了人型支原体引起炎症。10%~40%的患者无临床症状，有症状者表现为阴道分泌物增多，有鱼腥臭味，性交后症状加重，可伴有轻度外阴瘙痒或烧灼感。白带呈灰白色，均匀一致，稀薄，黏度低，容易从阴道壁拭去。

4. 老年性阴道炎

本病常见于绝经后的老年妇女，因卵巢功能衰退，雌激素水平降低，阴道壁萎缩，黏膜变薄，上皮细胞内糖原含量减少，阴道内pH值上升，局部抵抗力降低，致病菌容易入侵繁殖并且引起炎症。主要症状为阴道分泌物增多及外阴瘙痒、灼热感。

本病属于中医学"带下病""阴痒""阴蛋"等范畴。

【病因病机】

中医认为，本病主要是外感热毒之邪或秽浊郁遏化毒生虫，伤及任带，任脉失调，带脉失约，导致带下量增多，色、质、味异常，发为炎性带下病。经行、产后、人流术后胞脉虚损，或洗浴工具不洁，或不洁性交，或肝郁化火，木克脾土，湿热内生伤及任带；或饮食不节，思虑过度，或劳倦伤脾，脾气虚损，运化失常，湿热内生，流注下焦，伤及任带，蓄于阴器化热，郁遏生虫；或素体肾虚，房劳多产，多次人流伤肾，封藏失职，伤及任带，复感湿热之邪，伤及阴器发为炎性带下病。

【辨证要点】

主要根据带下的量、色、质、气味变化，结合全身证候、舌脉象和体质情况进行辨证。若带下量多，色黄质稠，有臭味者，为湿热；带下量多、色白质稀如涕，无臭气，为脾虚湿盛；带下量多、色淡质稀如水，为肾阳虚损。

【中医特色疗法】

（一）毫针疗法

1. 湿热蕴结证

主症：外阴部瘙痒、灼热、疼痛，甚至坐卧不安，白带量多，色白或黄或黄绿如脓，有臭味，或呈白色豆渣样，尿频、尿痛，舌红苔黄腻，脉弦滑。

治法：清利湿热，调任固带。

取穴：三阴交、太冲、阴陵泉、足三里、中极、带脉。

操作：中极、带脉、阴陵泉、足三里平补平泻法，三阴交、太冲宜用泻法。

方义：中极为任脉经穴，膀胱募穴，配太冲以清泄肝经湿热；带脉以行固冲止带之权；三阴交为足三阴经交会穴，既可健脾利湿，又能清泻肝火；足三里、阴陵泉健脾利湿。

2. 脾虚湿盛证

主症：带下不断，色白质稀，如涕如脓，味腥，四肢不温，纳少便溏或腰膝酸痛，尿频，夜间尤甚，苔白水滑，脉濡或沉迟。

治法：温化寒湿，健脾止带。

取穴：三阴交、足三里、阴陵泉、带脉、气海、脾俞。

操作：针灸并用。三阴交、阴陵泉、带脉，平补平泻；气海、足三里、脾俞以捻转提插补法，留针 30 分钟，每 5～10 分钟行针一次。针后每穴艾条悬灸 15 分钟。

方义：三阴交、阴陵泉为足太阴脾经经穴，配合脾俞、足三里可健运脾胃而化痰湿止带；带脉固经气而止带，为治疗带下病的效穴；气海、足三里相配可健运脾气，以升提阳气令带止。

3. 脾肾亏虚

主症：白带量多，色白或黄或赤白相间，质稀如水，外阴瘙痒，四肢不温，不思饮食，腰部酸痛，舌淡苔薄白而润，脉沉迟。

治法：健脾益肾，化湿止带。

取穴：中极、太溪、关元、带脉、肾俞、足三里。

操作：捻转补法，每日 1 次，每次留针 30 分钟，10 分钟行针一次，并配合关元、足三里、肾俞艾灸。

方义：中极为足三阴经与任脉之会，通阳化气，除湿止带；带脉穴为足少阳经、带脉二经交会穴，通调气血，温补肝肾，是调经止带的常用穴；太溪、肾俞配合足三里、关元可以补脾胃、益肝肾、调经血、理冲任止带。

（二）外治疗法

1. 熏洗疗法

（1）滴虫重洗方（夏桂成经验方）

蛇床子 30g，土槿皮、黄柏、百部、苦参各 15g，花椒 10g，明矾 6g。用法：煎汤熏洗坐浴，每日 2 次。适应证：滴虫性阴道炎。

（2）外洗方（夏桂成经验方）

土槿皮 15g，龙胆草、苦参、黄柏各 10g，花椒 6g，冰片（后溶入）2g。上药水煎后外洗，每日 2 ~ 3 次。适应证：湿热下注型霉菌性阴道炎。

2. 药栓疗法

（1）灭滴丸（夏桂成经验方）

蛇床子 9g，明矾 30g。上药研细末，炼蜜为丸，如弹子大，每晚用药熏洗后塞于阴道深部，24 小时后更换，10 天为一疗程。适应证：已婚者的滴虫性阴道炎。带下夹血者不宜。

（2）阴道塞药（夏桂成经验方）

冰硼散胶囊，每次清洗外阴后取一粒塞于阴道内，10 天为一疗程，连用 3 个疗程，经期停用。适应证：霉菌性阴道炎。

（三）艾灸疗法

取穴：隐白、大都。

操作：用艾条悬灸至局部皮肤红晕温热为度，每穴施灸 10 分钟，隔日 1 次，用于脾肾亏虚带下色白稀薄者。

（四）饮食疗法

1. 苦参贯众饮

原料：苦参、贯众各 15g，白糖适量。

做法：将苦参、贯众加水煎煮，去渣取汁，服用时加入白糖，每日 2 次，5 ~ 10 日为一疗程。

功效：解毒利湿，杀虫止痒。

主治：念珠菌性阴道炎证属湿热毒聚者。

2. 苦参百部大蒜汤

原料：苦参、百部各 15g，大蒜 10 瓣，白糖适量。

做法：上 3 味加水同煎，去渣取汁，加入白糖调服，每日 2 次，连服 3~7 日为一疗程。

功效：除湿解毒杀虫。

主治：湿热毒聚型念珠菌性阴道炎。

3. 百部乌梅汤

原料：百部 15g，乌梅 30g，白糖适量。

做法：将百部、乌梅加适量清水煎煮，煎好后去渣取汁，加入白糖煮沸，趁热服，分 2~3 次服完，每日 1 剂，连用 3~5 日。

功效：清热利湿杀虫。

主治：湿热型滴虫性阴道炎症见带下黄稠、有异味，阴痒明显者。

4. 马齿苋白果鸡蛋汤

原料：鲜马齿苋 60g，白果仁 7 个，鸡蛋 3 个。

做法：将鸡蛋打碎取鸡蛋清，把马齿苋、白果混合捣烂，用鸡蛋清调匀，用刚煮沸的开水冲服，空腹服，每日 1 剂，4~5 日为一疗程。

功效：清热利湿止带。

主治：细菌性阴道炎症见湿热下注，白带黄稠，小便黄者。

5. 山药糯米粥

原料：怀山药 40g，薏苡仁 50g，马蹄粉 10g，红枣 3 个，糯米 250g，白糖 25g。

做法：怀山药打成粉备用。将薏苡仁加水煮至开花，加入糯米、红枣煮至米烂，怀山粉边撒边搅，放入糯米粥中，约2分钟后，再将马蹄粉撒入粥内，搅匀加入白糖即可食用，每日1剂，连用3~5日。

功效：补中益气，健脾除湿，益肾止带。

主治：脾肾两虚型老年性阴道炎症见带下色黄清稀，兼头晕耳鸣，腰膝酸软者。

6. 鸡冠白果金樱饮

原料：鸡冠花30g，金樱子15g，白果10个。

做法：上3味洗净，一起放入锅中，加水适量，武火煮沸，文火煲半小时~1小时，饮服。

功效：健脾固肾。

主治：脾肾两虚型老年性阴道炎症见腰酸耳鸣，带下量多清稀，食欲欠佳，疲倦乏力者。

7. 白果乌鸡汤

原料：乌骨鸡1只（约500g），白果10枚，莲子肉30g，糯米15g，胡椒少许。

做法：将乌骨鸡宰杀，去毛、内脏，洗净；莲子肉、糯米、胡椒洗净。把白果、莲子肉、糯米、胡椒装入鸡腹内，封口后，放至炖盅内并加盖，隔水用文火炖2~3小时至鸡熟烂，调味食用（可分2~3次食，饮汤，食肉、白果等）。

功效：补益脾肾，固涩止带。

主治：细菌性阴道炎证属脾肾两虚者。症见形体消瘦，面色萎黄，气短体倦，腰膝酸软，带下量多，色白无味，质如胶丝。

8. 白果豆腐方

原料：白果7~10个，豆腐适量。

做法：将白果洗净，与豆腐一起放入炖盅，加水适量，隔水炖服。每日2~3次，连用5~7日。

功效：健脾祛湿。

主治：脾虚湿盛型老年性阴道炎。症见带下连绵不断，黏稠量多，色白兼黄，头眩身重，食欲欠佳，疲倦乏力。

9. 石榴茶

原料：石榴皮 30g。

做法：上药洗净，以水煎代茶饮。每日 2~3 次，连服 1 周为一疗程。

功效：温肾固脉。

主治：带下病脾肾虚弱或任脉不固者。症见带下白色黏液，绵绵不绝，腰酸腹痛。

【临证心得】

针灸结合局部中药外洗及食疗对本病有较好的效果。如系邪毒病虫为患，治疗期间应禁止房事，经期及孕妇禁止坐盆及阴道用药，预防感染。平时应注意卫生，保持外阴清洁。若发现黄带、赤带，应及时做妇科检查，以排除癌症的可能性。

第二节 宫 颈 炎

宫颈炎是常见的女性生殖系统炎症，包括子宫颈阴道部炎症及子宫颈管黏膜炎症，因子宫颈阴道部鳞状上皮与阴道鳞状上皮相延续，故阴道炎症可引起子宫颈阴道部炎症。临床多见的子宫颈炎为子宫颈管黏膜炎，若得不到及时治疗，可引起上生殖道炎症，重者有可能诱发子宫颈癌。

中医无本病记载，因其以带下增多，色、质、气味异常改变为临床主要症状，故属"带下病"范畴。

【病因病机】

本病主要由于外感湿热毒邪，伤及任带；或脾肾不足，湿邪内生，伤及任带而引起带下量多。故任脉不固、带脉失约是其主要病机。

1. 热毒蕴结

摄生不慎，或妇科手术消毒不严，或经期、产后胞脉空虚，热毒乘虚直犯阴器、胞宫。因热甚化火成毒或湿热遏久成毒，热毒损伤任带二脉亦可发为本病。

2. 湿热下注

经行产后，胞脉空虚，如摄生不洁或感染虫毒或久居湿地，湿蕴化热，或肝经湿热下注，损伤任带二脉可发为本病。

3. 脾虚湿盛

平素饮食不节，或劳倦过度，思虑郁结伤脾，脾虚运化失职，水湿内停，湿邪下注，伤及任带二脉亦可致本病。

4. 肾阳虚损

素体肾阳不足，或年老肾衰，或久病及肾，或多产伤肾，命门火衰，气化失常，水湿下注，或因肾气不固，封藏失职，致任带失约可发为本病。

【辨证要点】

主要根据带下的量、色、质、气味变化，结合全身证候、舌脉象和体质情况进行辨证。若带下量多，色白或淡黄，质稀如涕，无臭气，为脾虚湿盛；带下量多，色淡，质稀如水者，为肾阳虚损；带下量多，色黄或黄绿如脓，质稠，臭秽难闻者，为热毒蕴结；带下量多，色黄或赤白相兼，质稠，有臭味者，为湿热下注。

【中医特色疗法】

（一）毫针疗法

1. 热毒蕴结证

主症：带下量多，色黄绿如脓，或赤白相间，或带中夹血，或浊如米泔，或如腐渣，其气腐臭，伴阴中或外阴瘙痒，红肿热痛，或溃疡糜烂，或少腹痛，小便短赤，口苦咽干，舌红，苔黄腻，脉滑数。

治法：清热解毒，除湿止带。

取穴：带脉、阴陵泉、隐白、行间。

操作：带脉、阴陵泉行平补平泻法。行间直刺或向上斜刺，针约0.5寸，施提插泻法。隐白用毫针斜刺，进针0.1～0.2寸，或用三棱针点刺放血。

方义：带脉利湿以止带；阴陵泉为足太阴脾经之合，功专利湿；行间为肝经之荥穴，能泻肝火清热解毒；隐白为足太阴脾经之井，刺之可清湿热之邪。四穴合用，共奏清热解毒、利湿止带之效。

2. 脾虚湿盛证

主症：带下色白或淡黄，无臭味，质黏稠，连绵不绝，面色萎黄，纳少便溏，精神疲倦，四肢倦怠，舌质淡苔白腻，脉缓而弱。

治法：健脾益气，利湿止带。

取穴：气海、带脉、白环俞、三阴交、足三里。

操作：气海、三阴交、足三里行提插补法；带脉施泻法；白环俞施平补平泻法。

方义：本方有健脾利湿、调理任带的作用。取带脉以固摄本经精气；气海调理任脉，理气化湿；白环俞助膀胱之气化，利下焦之湿邪；足三里、三阴交健脾利湿。脾健湿除，带脉固摄，则带下自除。

3. 肾阳虚损证

主症：带下色白，量多，质清稀，连绵不断，小腹发凉，腰部酸痛，小便频数而清长，夜间尤甚，大便溏薄，舌质淡苔薄白，脉沉迟。

治法：温补肾阳，固摄任带。

取穴：关元、带脉、肾俞、次髎、照海。

操作：关元、肾俞、照海施提插补法；带脉、次髎施泻法。

方义：本方取关元、肾俞、照海，有补益肾气、温暖下焦、固摄带脉的作用。带脉、次髎为治疗带下病的有效穴位。

4. 湿热下注证

主症：带下状如米泔，或黄绿如脓，或夹有血液，量多而臭，阴中痛痒，口苦咽干，小腹作痛，小便短赤，舌红苔黄，脉滑数。

治法：清热解毒，利湿祛邪。

取穴：带脉、中极、阴陵泉、下髎。

操作：四穴均施以提插泻法。

方义：带脉、中极清泄下焦湿热，调理任带以行约束之权；下髎为治疗湿热的有效穴位；阴陵泉可清热解毒，利湿止带。

（二）外治疗法

1. 苦参洗方

苦参 20g，大黄 20g，银花藤 20g，地肤子 12g，蒲公英 15g，蛇床子 15g。煎水坐浴，每日 1 次。

2. 其他外用药

双料喉风散、珍珠层粉、云南白药粉等喷布于子宫颈糜烂处，每日 1 次，10 次为一疗程，适用于子宫颈糜烂样改变。

（三）饮食疗法

1. 马齿苋车前草汤

原料：马齿苋、车前草各 30g。

做法：将上药洗净，一起放入药煲中，加水 300mL 浸泡10 分钟，煎汤代茶饮，可连服。

主治：湿热壅盛型急性子宫颈炎或合并泌尿系统感染者。症见白带多，腰酸腹胀痛明显，尿频、尿急、尿痛。

2. 槐花薏米粥

原料：槐花 10g，薏苡仁 30g，冬瓜仁 20g，大米 50g。

做法：将槐花、冬瓜仁加水 1000mL，煎成浓汤后去渣，再放入薏苡仁和大米，同煮成粥服食，每日 1 次。

主治：湿热壅盛型急性子宫颈炎。症见白带多，脓样或带血丝，全身酸胀，腰腹为甚，饮食欠佳。

3. 大蒜炒苋菜

原料：大蒜 10g，苋菜 250g。

做法：大蒜剥去外皮，洗净，切碎成糜状；苋菜去根部，洗净，切成小段。起油锅，下蒜茸、适量食盐，炒蒜茸至微黄有蒜香味，再下苋菜，翻炒至熟即可。随量食用。

功能：清热利湿止带。

主治：急性子宫颈炎证属湿热下注者。症见带下色黄，质稠或如脓样，有秽臭味，或伴有外阴瘙痒，小便黄而短或小便频急。凡阴道炎、宫颈炎、子宫内膜炎等阴道分泌物多而色黄，有臭气，或同时伴有尿频、尿急等泌尿感染症状者，中医认为皆由湿热所致，可佐膳或随意食用。

4. 鸡冠花瘦肉汤

原料：鸡冠花 20g，猪瘦肉 100g，红枣 10 个。

做法：将鸡冠花、红枣（去核）、猪瘦肉洗净。将全部用料一起放入砂锅，加清水适量，武火煮沸，改文火煮 30 分钟，调味即可，随量饮用。

功能：清热利湿止带。

主治：急性子宫颈炎证属湿热者。症见带下增多，色黄或黄赤相兼，有秽臭味，伴外阴潮红、瘙痒，下腹胀痛，小便短赤。该汤清利而不伤阴，为治湿热带下之常用方。

注意：鸡冠花有白色、红色两种，白色者以渗湿清热为主，治白带；红色者除清热利湿外，尚能入血分以治赤白带。使用时可按证候不同而选用。

5. 白果黄豆鲫鱼汤

原料：鲫鱼250g，白果12g，黄豆30g，生姜4片。

做法：白果（去壳）、生姜洗净；黄豆洗净，用清水浸1小时；鲫鱼活剖，去鳞、鳃、肠脏，洗净。将全部用料放入锅中，加清水适量，武火煮沸后，改文火煲2小时，调味食用。

功能：健脾祛湿，收敛止带。

主治：脾虚湿盛型慢性子宫颈炎。症见久病体弱，带下色白，量多无臭，小便白浊，体倦乏力。亦可用于乳糜尿、白浊属湿浊下注者。

6. 怀山芡实水鱼汤

原料：水鱼250g，怀山药、芡实各30g，生姜4片。

做法：水鱼宰杀后，去内脏、爪甲，洗净，斩件；怀山药、芡实、生姜洗净。将全部用料放入锅内，加清水适量，武火煮沸后，文火煲约2小时，调味食用。

功能：补虚健脾，祛湿止带。

主治：脾虚型慢性子宫颈炎。症见带下不止，量多色白，清稀无臭，面色萎黄，体倦乏力，腰酸眩晕，形体瘦弱。

7. 白芷牡蛎墨鱼汤

原料：墨鱼250g，白芷12g，煅牡蛎30g，红枣4枚。

做法：墨鱼剖开，洗净，肉及内贝壳留用；白芷、红枣（去核）洗净；煅牡蛎用煲汤袋装好。将全部用料放入锅内，加清水适量，武火煮沸后，文火煲约 2 小时，调味食用。

功能：收敛止带。

主治：肾虚失摄型慢性子宫颈炎。症见带下量多，色赤或淡白，淋漓不断，腰膝酸软，体倦乏力。

8. 韭菜炒羊肝

原料：韭菜 150g，羊肝 200g。

做法：将韭菜洗净，切成长 3cm 的节；羊肝洗净切片。锅热后下清油，油热后放入羊肝翻炒，将熟时放入韭菜与调料服食，每日 1 次，可佐餐。

主治：肾阳虚型慢性子宫颈炎。症见白带清稀，色白，量或多或少，腰腹怕冷，小便清长。

【临证心得】

（1）中药外治法对本病具有较佳的疗效，可在外治法基础上采取针灸推拿疗法综合治疗。

（2）生育期女性应注意个人卫生保健，若有阴道炎、生殖道支原体及衣原体感染者应及时治疗。有性生活的女性应定期检查宫颈涂片或做 TCT 和 HPV 检测。如有轻度宫颈糜烂样改变，无明显症状者，若 TCT 和 HPV 结果正常，可定期检查。

【病案举例】

方某，女，30 岁，2019 年 10 月 22 日初诊。

主诉：发现 HPV 感染 2 年余。

病史：患者于 2017 年 6 月 15 日发现 HPV52 型感染，阴道镜病理报告示子宫颈呈 CIN Ⅰ 级并见挖空细胞、（ECC）黏液成分，未见异型组织。经当地治疗两年余仍未改善，偶有同房出血，2019 年 10 月 8 日外院 HPV 检测示滴度 255pg/mL，遂来我院就诊。

专科检查：外阴正常，阴道畅，宫颈中度糜烂，有接触性出血，双附件检查无异常。

查体：形态如常，面色少华，腹软无压痛，舌淡胖苔薄白，脉沉弦。

诊断：慢性宫颈炎（脾肾气虚证）。

治法：健脾益气，补肾止带。

治疗经过：予阴道纳药法治疗，双料喉风散 1 周喷敷宫颈处 3 次，余予保妇康栓治疗。一个半月后，HPV 滴度下降至 144.26pg/mL。继续予阴道纳药治疗 3 个月，2020 年 2 月 21 日检查示 HPV 滴度下降至 8.15pg/mL。2020 年 3 月 13 日阴道镜检查病理诊断示慢性宫颈炎，见挖空细胞。继续治疗 4 个月，2020 年 7 月 30 日检查示 HPV 滴度为 0.20pg/mL，HPV52型转阴。

（选自马红霞门诊临床病例）

第三节　盆腔炎

盆腔炎是指女性上生殖道及其周围组织的一组感染性疾病，主要包括子宫内膜炎、输卵管炎、输卵管卵巢炎、盆腔腹膜炎。炎症可局限于一个部位，也可以同时累及几个部位，最常见的是输卵管炎和输卵管卵巢炎。本病曾有"急性盆腔炎"之称，多发生在性活跃期、有月经的妇女，初潮前、绝经后或无性生活者很少发生盆腔炎，若发生盆腔炎也往往是邻近器官炎症的扩散。严重的盆腔炎可引起弥漫性腹膜炎、败血症、感染性休克，甚至危及生命。若盆腔炎未能得到及时正确的治疗，可转为盆腔炎性疾病后遗症，引起不孕、输卵管妊娠、慢性盆腔痛及炎症反复发作等，从而严重影响妇女的生殖健康。

中医古籍中无盆腔炎的病名，按照其临床表现当属于中医"带下过多""热入血室""癥瘕""不孕""妇人腹痛"等范畴。

【病因病机】

本病急性期多以热毒、湿热为主。慢性期的基本病机是血瘀肾虚，多以寒凝、血瘀、气滞、湿热、肾虚为主。急性盆腔炎多在产后、流产后、宫腔内手术处置后，或经期卫生不洁之时发生，邪毒乘虚侵袭，稽留于胞宫脉络及冲任，与气血相搏结，邪正交争而致发热疼痛，邪毒炽盛则腐肉酿脓，甚至发展为急性腹膜炎、感染性休克。慢性盆腔炎以肾虚为本，多为湿热内侵，致使气血阻滞，湿热瘀血互结，积于下焦；或寒湿外袭，与血相结，凝结瘀滞，积于下焦；或素体气虚，推动无力，血行不畅，凝而致瘀；或七情所伤，肝气郁结，气机不畅，瘀血内停，脉络不通。

【辨证要点】

急性盆腔炎应根据发热特点、下腹疼痛及带下情况、舌脉象、其他全身症状综合分析，辨证多以热毒为主，兼有湿、瘀。慢性盆腔炎辨证应着重了解腹痛的性质、程度，结合带下特点及全身症状、舌脉象进行综合分析，以辨别虚实寒热。本病以实证或虚实夹杂证多见。一般而言，下腹及腰骶疼痛伴带下量多色黄，多属湿热瘀结；少腹胀痛或刺痛伴乳房胀痛及经血有块，多为气滞血瘀；下腹冷痛，得热痛缓，多为寒湿瘀阻；下腹疼痛伴神疲乏力，经血量多有块，则为气虚血瘀；下腹刺痛或坠痛，腰骶酸痛，经血色暗有块，脉沉涩，多为血瘀肾虚。

【中医特色疗法】

（一）毫针疗法

1. 急性盆腔炎

（1）热毒壅盛证

主症：高热恶寒甚或寒战，下腹疼痛拒按，精神不振，口干口苦，恶心纳少，带下量多，色黄如脓，秽臭，大便秘结，小便黄赤，舌红，苔黄糙或黄腻，脉洪数或滑数。

治法：清热解毒，除湿止带。

取穴：带脉、阴陵泉、隐白、行间。

操作：带脉、阴陵泉平补平泻。行间直刺或向上斜刺，针约0.5寸，施提插泻法。隐白用毫针斜刺，进针0.1~0.2寸，或用三棱针点刺放血。

方义：带脉利湿以止带；阴陵泉功专利湿；行间为肝经之荥穴，能泻肝火清热解毒；隐白为足太阴经之井穴，刺之可清湿热之邪。四穴合用，共奏清热解毒，利湿止带之效。

（2）湿热瘀结证

主症：寒热往来，下腹部疼痛拒按或胀满，带下量多黄稠臭秽，经量增多，经期延长，淋漓不止，大便溏或燥结，小便短赤，舌红有瘀点，苔黄厚，脉弦滑。

治法：清热利湿，化浊止带。

取穴：带脉、三阴交、阴陵泉、中极。

操作：带脉针尖向脐中斜刺，进针1~1.5寸，施捻转泻法。中极针尖略向下斜刺，进针1~1.5寸，施提插泻法，使针感传至会阴部为佳。三阴交、阴陵泉均直刺，进针1~1.5寸，施提插或捻转泻法。

方义：带脉、中极二穴清泄下焦湿热并调理任带；脾经三阴交健脾利湿，调整三阴；阴陵泉为脾之合穴，有疏导湿热下行之力。诸穴配合，共奏清热利湿，调理任、带以止带下之功。

2. 慢性盆腔炎

（1）血瘀肾虚证

主症：下腹坠痛或刺痛，遇劳加重，腰膝酸软，白带量多质稀，神疲，面色晦暗，头晕耳鸣，性淡漠，舌暗有瘀斑，苔白，脉沉涩。

治法：理气化瘀，温肾培元。

取穴：关元、带脉、肾俞、次髎、气海、足三里。

操作：气海、关元均直刺，针1～1.5寸，施捻转补法，或用大艾炷灸疗。带脉朝脐中方向斜刺，深1～1.5寸，施捻转补法。肾俞直刺，深1寸，施捻转补法。次髎宜刺入第2骶后孔内，深1～2寸，施捻转补法。足三里直刺，进针1～2寸，施捻转补法。

方义：关元为足三阴经、足阳明经与任脉之会，取之以补肾经；带脉穴为足少阳经与带脉之交会穴，取之能调带脉而止带下；气海、肾俞、关元补肾；次髎与带脉为治带之有效组合；强壮要穴足三里益气养血。

（2）气滞血瘀证

主症：下腹胀痛或刺痛，痛处固定，腰骶胀痛，胸胁乳房胀痛，经行腹痛加重；经期延长或月经过多，经色暗红夹有血块，白带量多，偶尔色黄，舌暗红或见瘀斑，脉弦涩。

治法：益气化瘀，化瘀止痛。

取穴：气海、关元、带脉、足三里、三阴交、太冲。

操作：气海、关元均直刺，针1～1.5寸，施捻转补法，或用大艾炷灸疗。带脉朝脐中方向斜刺，深1～1.5寸，施捻转补法。足三里直刺，进针1～2寸，施捻转补法。三阴交直刺，进针 1~1.5 寸，平补平泻。太冲直刺 0.5~0.8 寸，平补平泻。

方义：气海、关元补气生血；带脉穴为足少阳经与带脉之交会穴，取之能调带脉而止带下；强壮要穴足三里益气养血；三阴交健脾利湿，调整三阴；太冲疏肝理气。

（3）寒湿凝滞证

主症：下腹坠胀疼痛有冷感，腰骶冷痛不适，带下量多，色白质稀，形寒肢冷，喜热恶寒，经期腹痛加重；或见月经延后，量少，色紫暗，大便稀溏，舌质淡暗，苔白厚或滑腻，脉沉弦紧。

治法：散寒祛湿，化瘀止痛。

取穴：关元、气海、带脉、肾俞、阴陵泉。

操作：关元、气海均直刺，针 1~1.5 寸，施捻转补法，或用大艾炷灸疗。带脉朝脐中方向斜刺，深 1~1.5 寸，施捻转补法。肾俞直刺，深 1 寸，施捻转补法。阴陵泉直刺，进针 1~1.5 寸，施提插或捻转泻法。

方义：气海、关元以温补肾阳；带脉穴能调带脉而止带下；肾俞温阳补肾，散寒止痛；阴陵泉为脾之合穴，导水湿下行。

（4）湿热瘀结证

主症：下腹胀痛或刺痛，痛处固定，腰骶胀痛，带下量多，色黄质稠，经行腹痛加重，经期延长或月经过多，口干但不欲饮，大便干结或黏腻，小便色黄，舌质红或暗红，或见边尖瘀斑，苔黄腻或白腻，脉弦滑或弦涩。

治法：清热祛湿，化瘀止痛。

取穴：带脉、三阴交、阴陵泉、中极、太冲。

操作：带脉针尖向脐中斜刺，进针 1~1.5 寸，施捻转泻法。中极针尖略向下斜刺，进针 1~1.5 寸，施提插泻法，使针感传至会阴部为佳。三阴交、阴陵泉均直刺，进针 1~1.5寸，施提插或捻转泻法。太冲直刺 0.5~0.8 寸。

方义：带脉、中极二穴清泄下焦湿热，并调理任带；脾经三阴交健脾利湿，调整三阴；阴陵泉为脾之合穴，有疏导湿热下行之力；太冲疏肝理气。

（二）外治疗法

1. 膏敷疗法

双柏膏：大黄 60g，薄荷 30g，黄柏 30g，泽兰 30g，侧柏60g。上为细末，开水、蜜调敷。

2. 药熨疗法

千年健、地骨风、羌活、独活、川椒、白芷、乳香、没药、红花、川续断、桑寄生、五加皮、赤芍、当归、防风各20g，透骨草、艾叶各 50g。上药研为粗末，放于布袋内，蒸热后局部外熨，每日 2~3 次，连用 3~5 天再换新药，10 天为一疗程。适用于盆腔炎以湿为主夹血瘀者。

3. 灌肠疗法

中药灌肠方：紫花地丁、蒲公英各 15g，制乳没各 9g，香附、赤芍、黄柏各 10g，红藤 20g。用法：将上药煎煮 2次后浓缩成 100mL 备用。取药液 80mL，加热开水 20mL，用清洁尿管插入肛门内 14cm 左右，慢慢将药液注入。注药毕，嘱患者垫高臀部，休息 30 分钟后可起床。每疗程 7次，若症状减轻，可继续第 2 疗程。适用于盆腔炎湿热夹血瘀证。

（三）饮食疗法

1. 败酱紫草煎

原料：败酱草 45g，紫草根 15g。

做法：将 2 味洗净一起放入锅，加水先泡 10 分钟左右，再武火煮沸，文火慢煎，加红糖服用，每日 2 次，1 周为一疗程。

功效：清热解毒利湿。

主治：湿热壅盛型急性盆腔炎。症见下腹疼痛，白带黄多或带血。

2. 槐花薏米粥

原料：槐花 10g，薏苡仁 30g，冬瓜仁 20g，大米适量。

做法：将槐花、冬瓜仁水煎成浓汤，去渣后再放入薏苡仁、大米，同煎成粥服食，每日 2 次，服至病愈。

功效：清热利湿，解毒消炎。

主治：湿热型急性盆腔炎。症见下腹疼痛甚，白带夹血丝或脓样。

3. 蒲公英地丁当归汤

原料：蒲公英、紫花地丁各 15g，当归 6g，红糖适量。

做法：将 3 味药物同入锅，煎煮后去渣取汁，加入红糖煮沸，每日 2 次，5 ~ 7 日为一疗程。

功效：清热解毒，活血消炎。

主治：湿热下注型急性盆腔炎。症见下腹疼痛，白带黄多，阴道灼热不适明显。

4. 败酱草地丁紫草煎

原料：败酱草、地丁、紫草根各 15g，红糖适量。

做法：上药共煎，去渣取汁，调入红糖，每日 2 ~ 3 次，3 ~ 5 日为一疗程。

功效：清热解毒祛湿。

主治：湿热内蕴型急性盆腔炎。症见带下黄多，腰酸腹痛，外阴灼热，大便黏滞不爽，小便黄短。

5. 柴胡山楂当归饮

原料：柴胡 10g，生山楂 15g，当归 10g，白糖适量。

做法：将柴胡、山楂、当归同时放入锅煎煮，去渣取汁，服时调入白糖，每日 2 次，3~5 日为一疗程。

功效：理气活血。

主治：气滞血瘀型慢性盆腔炎。症见下腹疼痛，经前或劳累加重，乳房胀痛，月经不畅色暗。

6. 川楝子川芎汤

原料：川楝子、川芎各 10g，白糖 20g。

做法：将 2 味药煎煮，去渣取汁，调入白糖煮沸饮服，每日 2~3 次，连服数日。

功效：理气活血。

主治：气滞血瘀型慢性盆腔炎。症见下腹胀痛，乳房胀痛，烦躁易怒。

【临证心得】

（1）针灸结合中药外治及食疗法对本病有一定疗效。

（2）急性期患者应卧床休息，且取半卧位，以利于脓液聚集于直肠或子宫陷凹而使炎症局限，同时要尽量避免不必要的妇科检查，以免引起炎症扩散。急性盆腔炎、阴道炎、生殖道支原体及衣原体感染者应及时彻底治疗，以防转为慢性炎症。慢性迁延期应解除患者的思想顾虑，增强治疗的信心，注意个人卫生保健，加强营养，积极锻炼身体，注意劳逸结合，提高机体抵抗力。

第六章

妊 娠 病

妊娠期间，凡发生与妊娠有关的疾病，称妊娠病，亦称胎前病。妊娠病不但影响孕妇的健康，还可妨碍胎儿的正常发育，甚至造成堕胎、小产，因此必须注意孕前的预防和发病后的调治。

妊娠病的发病原因，不外乎外感六淫、情志内伤以及劳逸过度、房室不节、跌扑闪挫等。其发病机制可概括为四个方面：其一，由于阴血下注冲任以养胎，出现阴血骤下，阳气浮于上，甚者气机逆乱，阳气偏亢的状态，易致妊娠恶阻；其二，由于胎体渐长，致使气机升降失调，又易形成气滞湿郁，痰湿内停，可致妊娠心烦；其三，胞脉系于肾，肾主藏精而关乎生殖，因此肾气亏损则胎元不固，易致胎动不安；其四，脾胃为气血生化之源，而胎赖血养，若脾虚血少，胎失所养，可致胎漏。

妊娠病的辨证要点需要了解妊娠月份、胎儿情况、孕妇的全身症状及舌苔、脉象等，运用四诊八纲进行综合分析，确定其诊断。目前临床必须借助妊娠试验、B型超声检查及实验室检查等协助妊娠及妊娠疾病的诊断。

妊娠病的治疗原则是治病与安胎并举。具体治疗大法有三：补肾，目的在于固胎之本，用药以补肾益阴为主；健脾，目的在于益血之源，用药以健脾养血为主；疏肝，目的在于通调气机，用药以理气清热为主。若胎元异常，胎损难留或胎死不下者，安之无益，宜从速下胎以益母。

第一节　妊娠咳嗽

妊娠期间，咳嗽或久咳不已者，称为"妊娠咳嗽"，亦称"子嗽"。

本病始见于《诸病源候论》。该书"卷之四十二"云："肺感于微寒，寒伤于肺则成咳嗽。"并指出："妊娠而病之者，久不已，伤于胎也。"

妊娠久嗽不已，易损胎气，可出现腰酸、腹痛、小腹坠胀等症状，甚则堕胎小产。

西医学妊娠合并上呼吸道感染、急慢性支气管炎或肺结核等引起的咳嗽可参照本病辨证论治。

【病因病机】

本病主要机制是肺失濡润，清肃失职，常由阴虚、痰饮和外感所致。

1. 阴虚

素体阴虚，孕后阴血下聚冲任养胎，阴虚尤甚，阴虚火旺，虚火上炎，灼肺伤津，肺失濡润，肃降失职，发为咳嗽。

2. 痰饮

素体脾胃虚弱，孕后过食寒凉，运化失职，水湿内停，聚湿成痰，上凌于肺，孕后血聚于冲任养胎，胎易阻气机，肺失素降，而致咳嗽。

3. 外感

孕期起居不慎，外感风寒，或孕妇素体虚弱，易感风寒，肺失肃降，遂发咳嗽。

【辨证要点】

主要根据妊娠咳嗽和痰的异常，结合全身症状、舌、脉及病史进行综合分析。咳嗽痰稀，鼻塞流涕，头痛恶寒，为外感证；咳嗽不已，干咳少痰或带血为阴虚肺燥证；咳嗽痰多，胸闷气促，甚至喘不得卧，为脾虚痰饮证。

【中医特色疗法】

（一）毫针疗法

1. 外感证

主症：妊娠期间，咳嗽痰稀，鼻塞流涕，头痛恶寒，骨节酸痛，苔薄白，脉浮滑。

治法：祛风散寒，宣肺止咳。

取穴：肺俞、太渊、列缺、关元、大椎、曲池。

操作：毫针刺，肺俞向脊柱斜刺 0.5 寸，太渊直刺 0.5 寸，列缺向上斜刺 0.2~0.3 寸，关元直刺 1~1.5 寸，大椎斜刺 0.5~1 寸，曲池直刺 1.0~2.5 寸。每日 1 次，每次留针 30 分钟，10 次为一个疗程。

方义：孕后阴血下聚养胎，肺失清肃，方中取肺经之背俞穴以调理肺脏气机而止咳；太渊为肺经原穴，为本脏真气所注，与肺俞相配可化痰止咳；列缺、关元解表散寒，宣肺止咳；大椎、曲池疏风清热，宣肺止咳。

2. 阴虚证

主症：妊娠期间，咳嗽不已，干咳无痰，甚或咳嗽带血，口干咽燥，手足心热，苔少，脉细滑数。

治法：养阴润肺，止咳安胎。

取穴：肺俞、太渊、肾俞、膏肓、太溪。

操作：肺俞向脊柱斜刺 0.5 寸，太渊直刺 0.5 寸，肾俞直刺 0.5 ~ 1 寸，膏肓斜刺 0.5 ~ 0.8 寸，太溪直刺 0.5 ~ 1 寸。每日 1 次，每次留针 30 分钟，10 次为一个疗程。

方义：孕后阴血下聚养胎，阴血不足，肺失清肃，方中取肺经之背俞穴以调理肺脏气机而止咳；太渊为肺经原穴，为本脏真气所注，与肺俞相配可养阴润肺止咳；肾俞、膏肓属足太阳膀胱经，阳中求阴，益阴润肺；太溪为肾经原穴，滋阴养肺，止咳安胎。

3. 痰饮证

主症：妊娠期间，咳嗽痰多，胸闷气促，甚则喘不得卧，神疲纳呆，苔白腻，脉濡滑。

治法：健脾除湿，化痰止咳。

取穴：肺俞、太渊、足三里、丰隆。

操作：肺俞向脊柱斜刺 0.5 寸，太渊直刺 0.5 寸，足三里直刺 1.5 寸，丰隆直刺 1 寸。

方义：孕后阴血下聚养胎，肺失清肃，方中取肺经之背俞穴以调理肺脏气机而止咳；太渊为肺经原穴，为本脏真气所注，与肺俞相配可化痰止咳；足三里、丰隆健脾化痰止咳。

（二）外治疗法

刮痧疗法

取穴：天突、膻中、大杼、肺俞、尺泽、列缺。

操作：患者取坐位，术者在刮治部位涂以适宜的刮痧介质，然后以较重力度刮背部，以中等力度刮胸部，皆刮至局部出现痧痕；继以较轻力度刮手部穴位，刮至局部潮红。肺阴亏耗者，不宜使用重手法，应以轻手法刮至局部潮红或选用拍痧法。每五日左右刮治一次。

【临证心得】

妊娠咳嗽经过适当的治疗和休息，一般预后良好。若咳嗽经久不愈，反复发作，或素体脾肾不足，或有流产甚至习惯性流产病史患者，病情发展，可损伤胎气，导致胎漏、胎动不安甚至堕胎、小产，因此应积极治疗。饮食对预防本病发生亦非常重要，宜清淡、新鲜而富有营养，勿暴饮暴食，以免伤脾助湿。

【病案举例】

孙某，女，30 岁，2019 年 11 月 15 日初诊。

主诉：孕 35 周，咳嗽、咽痛 2 天。

现病史：患者孕 35 周，2 天前进食辛辣食品复受寒后出现咳嗽，伴咽痛咯痰，痰黄稠，鼻塞，流涕，无发热，无头痛。喝盐水后痛感无减轻。纳可，睡眠多梦，大便干结，两日一行。

查体：咽喉红肿，扁桃体 Ⅲ 度肿大，舌红苔白厚，脉浮数。

诊断：妊娠咳嗽（外感风热）。

治疗经过：以疏风清热解毒为治疗原则。患者无血友病、血小板减少性紫癜等凝血机制障碍及其他放血禁忌证病史，遂予商阳穴及耳尖穴、耳背刺络少量放血治疗，放血后咽痛立即减轻，再结合中药桑菊饮口服疏风清热解毒。于 2019 年 11 月 22 日复诊，咽痛减轻，咳嗽鼻塞流涕，后继续予少商穴、商阳穴及耳背刺络少量放血疗法治疗。于 2019 年 11 月 29 日三诊放血后无咽痛，少许咳嗽，无其他不适，继续予中药治疗。后随访患者无咳嗽、咽痛及其他不适。于 2019 年 12 月 15 日足月顺产一健康男婴。

按：放血疗法是中医传统外治法之一，通过点刺放血调节气与血之间的相互关系以达到治疗疾病的目的。本例咳嗽的病机是气血壅滞，气血燔盛停留在咽喉，此时在远端的穴位少

商、商阳刺络放血，能使壅滞的气血有出路，引邪外出，恰如
涨潮的水库，需在下游泄洪，以缓解上游的满溢。在临床上也
经常观察到患者刺络放血后咳嗽咯痰立刻缓解，但他们描述症
状的用词不是由痛变为不痛，而是觉得咽喉轻松了，紧滞感得
以解除，犹如松开了束缚。从疗效的迅速到患者的描述方式，
都证明了气血壅滞，非泄不可。所以用少商穴、商阳穴刺络放
血，可快速起效，除却菀陈，泻其实，通其经脉，调和气血，
平衡阴阳。

（选自钟冬梅门诊临床病例）

第二节　妊娠恶阻

妊娠早期，出现严重的恶心呕吐、头晕厌食，甚则食入即
吐者，称为"妊娠恶阻"。本病又称"妊娠呕吐""子病"
"阻病"等，与西医学的"妊娠剧吐"相吻合。

约半数的孕妇在妊娠早期有恶心择食、偶有吐涎等早孕反
应，不影响进食者，不作病论。妊娠恶阻是常见的妊娠病，治
疗及时，调护得法，多数患者可缓解，一般预后良好。

【病因病机】

1. 脾胃虚弱

脾胃素虚，孕后经血不泻，冲脉之气较盛，冲气上逆犯
胃，胃失和降，随冲气上逆而为呕；或脾虚失运，痰湿中阻，
冲气夹痰湿上逆而为呕。

2. 肝胃不和

平素胃气虚弱，孕后阴血聚以养胎，肝血不足，肝失所
养，则肝气偏旺；或因志怒伤肝，肝失疏泄，肝气夹冲气上逆
犯胃而呕恶。

【辨证要点】

根据呕吐物的性状以及伴随症状和舌脉，辨其虚实。

1. 脾胃虚弱型

妊娠早期恶心呕吐不食，口淡或呕吐清涎，神疲嗜睡，舌淡，苔薄白而润。

2. 肝胃不和型

妊娠早期恶心呕吐，呕吐酸水、苦水，胸闷胁胀，嗳气叹息，头胀而晕，烦渴口苦，舌淡红，苔微黄。

【中医特色疗法】

（一）毫针疗法

1. 脾胃虚弱证

主症：妊娠早期，恶心呕吐清水或清涎，甚至食入即吐，恶闻食气，精神疲乏，倦怠嗜卧，纳差便溏，舌淡苔白，脉缓滑或滑而无力。

治法：健脾和胃，降逆止呕。

取穴：中脘、内关、足三里、公孙。

操作：针刺用捻转补法，刺激强度不宜过大，留针20分钟，间歇小幅度捻转行针。每日治疗1次，治疗1周后改为隔日1次。

方义：中脘为腑之会穴，胃之募穴，足三里为胃之合穴，两穴相配以健脾和胃；内关为八脉交会穴之一，通阴维，擅长宽胸降逆止呕；公孙为脾经之络穴，又为冲脉之交会穴，故可降上逆的冲气，配内关可增其降逆止呕的作用。

2. 肝胃不和证

主症：妊娠早期，恶心呕吐酸水或苦水，头胀而晕，心烦口苦，脘闷胁痛或乳房胀痛，嗳气叹息，舌红苔薄黄，脉弦滑微数。

治法：疏肝解郁，和胃止呕。

取穴：内关、太冲、足三里、中脘、膻中。

操作：用捻转提插泻法，弱刺激，手法不宜过重。留针20分钟，间歇小幅度捻转行针。每日治疗1次，治疗1周后改为隔日1次。

方义：气会膻中，取膻中以理气降逆；厥阴经穴内关、太冲疏肝理气，降逆止呕；中脘、足三里健脾和胃。

（二）外治疗法

膏敷疗法

（1）脾胃虚弱证

取穴：中脘、神阙、内关、足三里、涌泉。

药物：新鲜生姜50g，砂仁50g，苏梗50g，白豆蔻3g。

操作：上述药物打粉过80目筛，混合均匀后加入姜汁调成糊状，取大小1.5cm×1.5cm的药饼，贴于上述穴位，贴敷2小时，1天1次，2周为一个疗程。

（2）肝胃不和证

取穴：神阙、中脘、期门。

药物：半夏15g，竹茹10g，吴茱萸15g。

操作：将半夏、竹茹、吴茱萸打粉，过80目筛，以醋调为膏状，取0.8cm×0.8cm、药垫厚约0.3cm的药饼，贴于上述穴位，贴敷2小时，早晚各一次，7天为一个疗程。

（三）推拿疗法

1. 头部操作

取穴：百会、风池。

操作：手法主要有揉法、推法、摩法、按法。首先，孕妇取正坐位，医者站在孕妇背后，先用拇指指端着力，吸定在孕妇头顶的百会穴处，以腕关节带动前臂及拇指关节来回摆动，使产生的力持续不断地作用于穴位处1～2分钟。然后用相同手法揉动颈后的两侧的风池穴各1～2分钟，这时，孕妇会感觉头部与颈部有一股热气流通。

2. 四肢部操作

取穴：内关、足三里、商阳。

操作：运用揉法，孕妇取正坐位。医者站在孕妇身侧，以一手拇指的指端着力，吸定在孕妇一侧前臂的内关穴处，以腕关节带动着力部位及周围皮下组织旋转揉动，使产生的力持续不断地作用在穴位处2～3分钟。完成后换另一侧重复相同的手法。接着，孕妇取半卧位，下肢半屈膝，足掌平放于床面上。医者用拇指指端着力，吸定在足三里穴处，使着力部分带动周围的皮下组织在此不间断回旋揉动2～3分钟。

3. 足部操作

取穴：内庭、厉兑、隐白、冲阳、太白。

操作：手法主要有揉法、按法。孕妇取半卧位，双腿屈曲，医者坐在孕妇的足前侧，以一手扶住整个足部，另一只手的拇指指端着力，以腕关节旋转带动着力部位及周围皮下组织旋转揉动，使产生的力不断地作用在足部内庭穴，揉动3～5分钟后换另一只脚按摩。如果孕妇症状较轻，也可以自己坐在床上按摩。接着，医者以拇指指端着力，依次按在足部厉兑、隐白穴，各3～5分钟。然后，孕妇取侧卧位，医者站在孕妇身侧，以拇指指端着力，按压揉动冲阳穴和太白穴各2分钟。

【临证心得】

（1）针推治疗本病的效果不错，但对失水严重以及电解质紊乱者，应配合其他治疗方法及时处理，以免导致其他损害。

（2）妊娠早期，胞胎不固，治疗时取穴不宜多，手法不宜过重，腹部不宜针刺，以免影响胎气。患者宜保持安静，注意卧床休息。宜少食多餐，切忌食生冷油腻之品，宜食用清淡而富含营养的食品，以调养脾胃，保护胎气。

（3）对妊娠剧吐者，应注意孕妇精神状态，解除顾虑，调动主观能动性，增强信心。

（4）饮食以清淡、热食为主。早孕期不能盲目追求营养，若进食肥甘厚腻之品，反而碍脾，食入即吐时，可少量多次进食稀饭以养胃气。

（5）对于有习惯性流产史者，治疗手法宜轻柔或改用其他疗法。

第三节　妊娠身痒

妊娠期间，孕妇出现与妊娠有关的皮痒症状，称"妊娠身痒"。本病相当于西医学的妊娠合并荨麻疹、妊娠肝内胆汁淤积症等引起的全身瘙痒。

【病因病机】

痒是一种自觉症状，属虚，属风，属火，是由风、湿、热、虫邪客于肌肤，气血不和，或外感风热，或营卫不和，或血虚化燥生风，肌肤失于濡养所致。妊娠身痒与妊娠特殊生理有密切关系。

1. 外感风热

孕妇素体阳盛，血分蕴热，孕后阴血下聚以养胎，阴血不足，风热之邪乘虚侵入，郁于肌表，而致瘙痒。

2. 血虚

素体血虚，孕后阴血下聚以养胎，阴血亦感不足，血虚不能营养肌肤，且血虚化燥生风，风胜肌肤失养发为身痒。

3. 营卫不和

素体肝肾不足，冲任亏虚，孕后冲任养胎，因孕更虚，冲为血海，任主胞胎，冲任不调，营卫不和，肌肤失养发为身痒。

【辨证要点】

妊娠身痒主要辨血虚、风热、营卫不调。血虚者皮肤干燥瘙痒，疹色淡红；风热者遍身瘙痒，伴瘾疹，色红灼热；营卫不调者皮肤干燥，抓破血溢。

【中医特色疗法】

（一）外治疗法

熏洗疗法

鲜青蒿60g擦患处，随擦随消至愈。冬季用于干青蒿，开水泡开擦之。

黄柏10g，苦参15g，艾叶10g，白鲜皮15g，茵陈20g，地肤子12g，野菊花12g（包）。将以上中药加水浸泡30分钟，煮沸30分钟倒入干净盆中，取适量擦洗皮肤，每天2～3次，1周为一个疗程。

（二）药膳疗法

1. 黄芪乌鸡汤

用于血虚失养：乌骨鸡250g，黄芪30g。

做法：上2味洗净，乌鸡去内脏，切块，一同放至锅中，加适量清水，先武火煮沸，再改用文火慢煮2～3小时，煮至烂熟，调味后服食，每日1次，连服3～5日。

2. 茵陈陈皮土茯苓粥

用于湿热蕴结：茵陈25g，土茯苓30g，陈皮20g，粳米100g。

做法：茵陈洗净，加足量清水，烧开后再煮15分钟左右，捞出茵陈，在煎出的汤汁里加入土茯苓30g，陈皮20g，粳米100g，煮成白粥后可适当加白糖调味。每日1次，连服3~5日。

【临证心得】

妊娠身痒，证有轻重，临证时既要审证求因，又要辨证和辨病结合。一般瘙痒证多因血虚、风热和营卫不和所致，多由妊娠期阴血下聚养胎，阴虚血热，化燥生风，风胜则痒所致。治疗根据痒者皮肤有风，遵循"治风先治血，血行风自灭"的原则，以"养血祛风，调和气血"为主，同时注意饮食调护。

第四节 药流不全

药物流产是一种无创伤性、非手术方式终止早孕的方法，避免了手术流产带来的各种并发症，如宫腔粘连、盆腔炎性疾病、月经紊乱等。自20世纪80年代初米非司酮配合米索前列醇终止妊娠的方法问世以来，因其安全、有效及价格便宜被广大要求终止妊娠的女性所接受，其完全流产率可高达94.3%。药物流产主要针对早期妊娠（尤其是小于49天）患者，主要用药为米非司酮配伍米索前列醇，因其能方便有效地中止早期妊娠而广泛地应用于临床。但药物流产后仍有可能发生宫腔内胎物残留，是流产后常见的并发症，主要表现为腰腹痛、出血时间延长、出血较多等症状。如果药物流产不全，宫腔内残留组织较多，还会出现大出血、感染等问题。

【病因病机】

在中医理论中，药物流产即为人工堕胎，药物流产后子宫异常出血多属"产后恶露不绝"范畴，现代中医妇科学也将其命名为"流产术后出血"。堕胎即为妊娠 12 周内胚胎陨落者。中医对小产后子宫异常出血的病机概括为机械人为刺激终止妊娠，使冲任脉络受损，或局部气血失和，或术后血室正开，邪毒乘虚而入，导致胞脉子宫瘀阻，迫血外溢，血不归经，进而造成出血，难以彻底清理干净。

1. 气滞血瘀

多产多育，耗气伤血，致气血生化不足，从而引起药物流产后气虚血耗。小产后血室开放，血溢脉外，瘀阻胞宫。

2. 冲任损伤

冲任起于胞中，冲为血海，任主胞胎，天癸对人体的生长、发育、生殖的影响，主要通过冲任二脉实现，冲任损伤必然导致妇产科诸疾。

【辨证要点】

1. 气滞血瘀

小产耗气伤血，致气血生化不足，从而引起药物流产后气虚血耗。小产后血室开放，血溢脉外，瘀阻胞宫。而气为血之帅，气能行血，血能载气，血瘀则脉管不通，致气血凝滞于胞宫，从而导致胞宫漏下不止；瘀血阻于胞宫，气机不通畅，从而阻滞胞宫复旧，血室难以关闭。形成了"出血－瘀血－气滞－胞宫－瘀阻－出血"的恶性循环。

2. 冲任损伤

冲任二脉起于胞中，冲为血海，为"十二经脉之海"，能调节十二经脉气血；任主胞胎，为"阴脉之海"，对人体的阴经有调节作用。徐灵胎《医学源流论》云："凡治妇人，必先明冲任之脉……此皆血之所从生，而胎之所由系，明于冲任之故，则本原洞悉。"天癸对人体的生长、发育、生殖的影响，主要通过冲任二脉以实现。因此冲任损伤必然导致妇产科诸疾。

【中医特色疗法】

（一）针灸疗法

治法：行气化瘀，调节冲任。

取穴：气海、关元、子宫、太冲、三阴交。

操作：腹部的穴位直刺，平补平泻，轻刺激，有酸胀得气感或针感向阴道（尿道）传递后停止行针，留针30分钟。留针期间每隔10分钟行针，手法宜轻柔，继发得气感使针感持续。

方义：气海穴居于人之下焦，有调气机、益元气、补肾虚、固精血之功能，关元培肾固本、补益元气、回阳固脱，两穴合用以补气行气，促进残留物排出。三阴交为足太阴脾经腧穴，行气活血，与太冲配伍，起到气血双调，阴阳互通之功效，从而促进流产残余物排出。

（二）耳穴疗法

取穴：子宫、附件、卵巢、内分泌、肝、脾、肾。

操作：用王不留行子贴压，双耳交替，隔日更换1次，每日按压3次，每次10分钟，以耳穴局部疼痛、酸胀为度。

（三）艾灸疗法

取穴：子宫、卵巢、八髎、太冲。

操作：各穴分别使用艾条悬灸15分钟，以局部皮肤赤红、小腹及腰骶部有温热感为度，10天为一个疗程。

【临证心得】

药流不全为药物流产的常见并发症，因持续性流血以及伤口持续性暴露而增加了子宫内部的感染风险，让一些患者在药流后不得不再次进行清宫而对子宫造成二次损伤。故在进行药流之后若条件许可，便可对"药流不全"进行预防性针刺，即根据肝经"绕阴器"以及督脉、任脉、冲脉"一源三岐"的理论，对相应经络的穴位进行刺激。其中肝经穴位采用泻法，督脉、任脉、冲脉采用平补平泻的行针手法，促进子宫残余物质的排出。

第七章

产 后 病

分娩后，母体恢复至孕前状态的一段时期，称产后，也称"产褥期"，一般约需 6 周。根据临床实际，将分娩后七天以内，称为"新产后"。产妇在新产后及产褥期内发生的与分娩或产褥有关的疾病，称为"产后病"。

产后病一般包括产后恶露不绝、产后尿潴留、产后尿失禁、产后腹痛、产后身痛、产后汗证、产后缺乳、回乳、产后乳痈、产后抑郁。

现代医学认识中的产后病包含子宫复旧、盆底功能恢复、产道恢复、内分泌功能调整、术后恢复等过程中出现的各类症状。中医学认识到产后病的病机特点是多虚多瘀，包括由于分娩用力、出汗、产创、出血等造成的亡血伤津；由于产时用力耗气，产后操劳过早，或失血过多，气随血脱造成的元气受损；由于分娩创伤，脉络受损，血溢脉外，离经成瘀，或感受寒热之邪，或胞衣、胎盘残留造成的瘀血内阻；由于产后百脉空虚，易感外邪造成的外感六淫或饮食房劳所伤。

产后病中医外治疗法适应证众多，重点在于养血活血祛瘀，并需注意针药结合。调护需要注意慎起居、适寒温、节饮食、适劳逸、畅情志、禁房事、勤清洁，并及时修复产伤。

第一节 产后发热

产褥期内出现发热持续不退，或突然高热寒战，并伴有其他症状者称为"产后发热"。

产后 1～2 天内，由于阴血骤虚，营卫失调，轻微发热而不兼其他症状，或产后 3～4 天内，出现"蒸乳"热，均属于生理性发热，多能自行缓解。

西医的"产褥感染""产褥中暑"均属于本病范畴。产褥感染是产褥期的危急重症，是导致产妇死亡的四大原因之一，应予高度重视。

【病因病机】

1. 感染邪毒

产后虚弱，或接生不慎，或产褥不洁，感染邪毒，邪毒入侵冲任胞宫，正邪相争，导致产后发热。

2. 外感

新产体虚，卫表不固，风寒热暑客表，营卫不和，导致产后发热。

3. 血虚

素体精血不足，或产时产后失血过多，阴血骤虚，阳无所附，阳气浮散，导致产后发热。

4. 血瘀

情志不遂，或感受寒邪，或胞衣残留，或恶露不畅，瘀血停滞于胞宫，阻碍气机，营卫不调，导致产后发热。

【辨证要点】

根据发热的特点，恶露、小腹痛等情况以及伴随的全身症状，综合分析明辨。

1. 血虚证

产时产后失血过多，身有微热，头晕眼花，心悸少寐，恶露或多或少，色淡质稀，小腹绵绵作痛，喜按，舌淡红，脉细弱。

2. 感染邪毒

产后发热恶寒，或高热寒战，小腹疼痛拒按，恶露初时量多，继则量少，色紫暗，质如败酱，其气臭秽，心烦不宁，口渴喜饮，小便短赤，大便燥结，舌红，苔黄而干，脉数有力。

3. 外感证

产后发热恶寒，头痛身疼，鼻塞流涕，咳嗽，苔薄白，脉浮紧。

4. 血瘀证

产后乍寒乍热，恶露不下，或下亦甚少，色紫暗有块，小腹疼痛拒按，舌紫暗或有瘀点瘀斑，脉弦涩有力。

【中医特色疗法】

（一）三棱针疗法

取穴：大椎、风池、曲泽、合谷、十宣、委中。

操作：大椎穴以三棱针点刺放血，加拔火罐；十宣亦以三棱针点刺放血，出血 1～2mL；委中、曲泽以三棱针点刺放血，出血 1～2mL；其余各穴均用毫针刺法。

（二）外治疗法

1. 膏敷疗法

组成：桂枝 50g，竹叶、白薇、山栀子、黄连各 15g，赤芍、黄芩、丹参各 20g。

制法：上药共研粗末，分装在 2 个纱布袋内，略洒白酒，放锅内蒸半小时备用。

用法：锅内取出后放置 10 分钟，当温度适合时，放在双侧涌泉穴及肚脐处。在外敷前，先在穴位表皮涂上香油，以免药物刺激皮肤，每日换药1次。

2. 刮痧疗法

取穴：脊柱两侧和背俞穴。

操作：用刮痧板蘸食油或清水，按压力度较大，刮拭速度快。刮至皮肤呈红紫色为度，病愈则止。

【临证心得】

产后发热是产褥期出现的以发热为主并伴有其他症状的疾病。应本着"勿拘于产后，勿忘于产后"的原则，依据产后"多虚多瘀"的特点，谨守病机，知常达变，中病即止。临证应抓住发热的热型，恶露、小腹情况及伴随症状进行辨证。但由于病情复杂，各型可以相兼，如血虚兼外感，血瘀与邪毒互结，应仔细分辨。

第二节　产后恶露不绝

产后经阴道排出的余血浊液过期不止，称为"恶露不绝"，又称"恶露不尽""恶露不止"。

恶露指产后经阴道排出的血液、坏死蜕膜等组织，包括血性恶露和浆液恶露。血性恶露含大量血液，色鲜红，量多，有时有小血块、坏死蜕膜及少量胎膜，通常持续3~4日。其后出血逐渐减少，转变为浆液恶露。浆液恶露色淡红，有较多坏死蜕膜组织、宫腔渗出液、宫颈黏液、少量红细胞及白细胞，且有细菌，持续10日左右。

本病为西医学子宫复旧不全的典型症状，胎盘、胎膜残留所致晚期产后出血也可导致本病的发生。迁延日久可致不同程度的贫血或继发局部及全身感染。

【病因病机】

1. 气虚

素体虚弱，或产时气随血耗，或产后过劳，损伤脾气，以致冲任不固，血失统摄。

2. 血热

素体阴虚，产时失血伤津，阴虚内热，或产后感受热邪，或产后过食辛辣温补之品，或情志不遂，肝郁化热，热伤冲任，迫血妄行。

3. 血瘀

产时、产后胞宫、胞脉空虚，寒邪易侵，寒凝血瘀，或七情内伤，气滞血瘀，瘀血内阻，血不归经。

【辨证要点】

辨证应以恶露的量、色、质、气味等辨别寒热虚实。如恶露量多，色淡，质稀，无臭气者，多为气虚；色红或紫，黏稠而臭秽者，多为血热；色暗有块者，多为血瘀。当然也要结合全身症状。治疗应遵循虚者补之、热者清之的原则分别施治。

【中医特色疗法】

（一）毫针疗法

1. 气虚证

主症：恶露量多或淋漓不净，色淡、质稀、无异味，小腹空坠，神倦懒言，气短自汗，面色㿠白，舌淡，苔薄白，脉缓无力。

取穴：关元、气海、血海、三阴交、足三里、脾俞。

治法：健脾益气，摄血生血。

操作：关元、气海二穴直刺1寸左右，不宜深刺，以免伤及尚未复原的胞宫，用补法；血海、三阴交先泻后补，益气摄血而不留余邪；足三里直刺 1.5 寸，用补法；脾俞斜刺 0.5 寸，用补法。

方义：关元属任脉，具有补肾培元、温阳固脱的作用，气海是人体先天元气聚会之处，具有利下焦、补元气、行气补滞的功效，两穴合用，共奏补气固元之功；足三里、脾俞健脾益气；血海、三阴交健脾生血。

2. 血热证

主症：恶露量多，色红质稠，有臭秽之气，面色潮红，身有微热，口燥咽干，舌红，苔薄黄，脉细数。

取穴：关元、气海、血海、三阴交、中极、行间。

治法：益气养阴清热。

操作：关元、气海二穴直刺 1 寸左右，不宜深刺，以免伤及尚未复原的胞宫，用补法；行间、中极补泻兼施；三阴交、血海直刺 1 寸，补泻兼施，使祛邪而不伤正，益气而不留瘀浊。

方义：关元、气海固肾培元，健脾益气；三阴交、血海养阴；中极属膀胱经募穴，是膀胱之气结聚的部位，具有调节膀胱功能的作用，又系足三阴经、任脉之所会，具有清热的作用；行间属足厥阴肝经，具有疏泄肝火的作用。

3. 血瘀证

主症：恶露量少，淋漓不爽，色紫暗，有血块，小腹疼痛拒按，舌有瘀点或紫斑，脉弦涩。

取穴：关元、气海、血海、三阴交、地机、膈俞。

治法：理气活血化瘀。

操作：关元、气海二穴直刺 1 寸左右，不宜深刺，以免伤及尚未复原的胞宫，用补法；地机、膈俞应补泻兼施；血海、三阴交直刺 1 寸，补泻兼施。

方义：关元、气海补气培元，气行则血行；血海、三阴交行气活血；地机、膈俞活血化瘀，通经活络。

（二）艾灸疗法

取穴：百会、地机、阴郄、关元、隐白、八髎。

操作：地机穴温针灸，针刺入穴位得气后，于针柄端置入长度 3cm、直径 2cm 的艾条，需与皮肤保持一定距离自下而上点燃施灸，待患者自觉皮肤发烫后，在艾灸与皮肤之间垫隔板，防止温热感过强出现烫伤现象；隐白穴用麦粒灸灸十壮；百会、关元、阴郄用艾条悬灸 30 分钟；八髎穴用 3 根艾条捆在一起重灸，以局部红赤、小腹温热感为度，血热证禁灸。

（三）推拿疗法

治法：健脾补气，行气化瘀。

取穴：隐白、三阴交、足三里、天枢、气海、肾俞、膈俞、脾俞、肝俞。

操作：每穴平揉、压放各 100 次，手法须轻而缓。

（四）外治疗法

膏敷疗法

部位：脐部。

操作：黄芪 15g，党参 15g，白术 15g，升麻 10g，龙骨 10g，甘草 6g，共研为细末，取 10～15g，米醋调成糊状，敷贴于脐孔，覆盖固定，每日换药 1 次，治气虚型产后恶露不尽。

【临证心得】

产后 10 天，血性恶露仍淋漓不净，临床应视为异常，需积极治疗。恶露日久易失血耗气，使病情加重，甚至引起晕厥。恶露不绝常常虚中夹实，瘀热互见，治疗以益气、化瘀、清热为主。若发现胎盘胎膜残留，应尽快清宫；久治不愈者，要警惕变生他病。

第三节　产后尿潴留

产后膀胱充盈而不能自行排尿或排尿困难者，称为"产后尿潴留"。又称"产后小便不通""产后癃闭"等。

本病始见于《诸病源候论》："因产动气，气冲于胞，胞转屈辟，不得小便故也。亦有小肠本夹于热，因产水血俱下，津液竭燥，胞内热结，则小便不通也。然胞转则小腹胀满，气急绞痛；若虚热津液竭燥者，则不甚胀急，但不通。津液生，气和，则小便也。"

本病多发生于产后 3 日内，尤其在产后 12 小时内最常见，亦可发生在产褥期中，以初产妇、滞产及手术助产后多见，为产后常见病。

西医学的产后尿潴留可参照本病辨证治疗。

【病因病机】

小便的正常排出有赖于膀胱气化的调节，故膀胱气化不利为本病主要病机。

1. 肺脾气虚

素体虚弱，中气不足，或产程过长，劳力伤气，或失血过多，气随血耗，以致肺脾气虚，水液代谢失司，膀胱气化不利，小便不通。

2. 肾阳亏虚

素体禀赋不足，复因产时损伤肾气，以致肾阳不振，命门火衰，膀胱失其温煦，气化不利，故小便不通。

3. 血瘀

多因难产、滞产，膀胱受压过久，气血运行不畅，膀胱气化功能失司而小便不通。

4. 气滞

产后情志不遂，肝失疏泄，气机阻滞，影响膀胱气化，可致小便不通。

【辨证要点】

本病主要症状为产后小便不通，小腹胀痛，应结合全身症状和舌脉进行综合分析。伴小腹坠胀疼痛，神疲乏力，气短懒言，舌淡，苔薄白，脉缓弱，为肺脾气虚；小腹胀急疼痛，腰膝酸软，面色晦暗，舌淡，苔薄润，脉沉细无力，尺脉弱，为肾阳亏虚；小腹胀满刺痛，夜间尤重，午寒午热，舌紫暗，苔薄白，脉沉涩，为血瘀；小腹胀痛，情志抑郁，或胸胁胀痛，烦闷不安，舌淡红，脉弦，为气滞。

【中医特色疗法】

（一）毫针疗法

1. 肺脾气虚证

主症：产后小便不通，小腹坠胀疼痛，倦怠乏力，气短懒言，面色淡白无华，舌淡，苔薄白，脉缓弱。

治法：益气生津，宣肺行水。

取穴：关元、中极、三阴交、阴陵泉、次髎、膀胱俞、足三里、神阙。

操作：取仰卧位，穴位皮肤常规消毒后，用 1～2.5 寸毫针，针刺中极时针尖向下刺入 1～1.5 寸（由患者胖瘦和膀胱充盈程度决定），不可过深，以免伤及膀胱。关元、三阴交、阴陵泉、足三里常规针刺。用提插捻转补法，以针下得气为度，每间隔 10 分钟行针 1 次，留针 30 分钟。对神阙穴进行隔盐灸，对关元穴行雀啄灸，将纯净干燥的食盐填敷于脐部，使其与脐平，用点燃的艾条行雀啄灸，灸至脐部温热 10～15 分钟。取俯卧位，取膀胱俞、次髎，常规消毒针刺，手法同上，留针 30 分钟。疗程为 1~5 天，视患者缓解情况而定。

方义：关元邻近膀胱和胞宫，为任脉与足三阴经的交会穴，可培补元气，通利二便；中极、膀胱俞为俞募配穴，以疏调下焦之气；三阴交、阴陵泉健脾益气，调补肝肾；次髎穴补益下焦，强腰利湿；足三里是脾经的合穴，又是胃腑下合穴，脾胃为气血生化之源，阳明经多气多血，故足三里穴可补益气血；灸神阙可疏通任脉经气，调和阴阳之气。

2. 肾阳亏虚证

主症：产后小便不通，小腹胀急疼痛，腰膝酸软，面色晦暗，舌淡，苔薄润，脉沉细无力，尺脉弱。

治法：补肾温阳，化气利水。

取穴：关元、中极、三阴交、阴陵泉、次髎、膀胱俞、肾俞、命门、神阙。

操作：取仰卧位，穴位皮肤常规消毒后，关元、中极、三阴交、阴陵泉用提插捻转补法，以针下得气为度，每间隔 10 分钟行针 1 次，留针 30 分钟。神阙隔盐灸和关元雀啄灸方法同上。取俯卧位，肾俞、膀胱俞、命门、次髎常规消毒后针刺，留针 30 分钟。疗程为 1~5 天，视患者缓解情况而定。

方义：关元为任脉与足三阴经的交会穴，可培补元气，通利二便；中极、膀胱俞为俞募配穴，以疏调下焦之气；三阴交、阴陵泉健脾益气，调补肝肾；次髎穴补益下焦，强腰利湿；肾俞、命门培元补肾，强腰利水；灸神阙可温阳利水。

3. 血瘀证

主症：产后小便不通，小腹胀满刺痛，夜间尤重。舌紫暗，苔薄白，脉沉涩。

治法：养血活血，祛瘀利尿。

取穴：关元、中极、三阴交、阴陵泉、次髎、膀胱俞、血海。

操作：取仰卧位，穴位皮肤常规消毒后，中极针刺操作同上。关元、三阴交、阴陵泉、血海常规针刺，用提插捻转泻法，以针下得气为度，每间隔 10 分钟行针 1 次，留针 30 分钟。取俯卧位，膀胱俞、次髎常规消毒后针刺，留针 30 分钟。疗程为 1~5 天，视患者缓解情况而定。

方义：关元培补元气，通利二便；中极、膀胱俞为俞募配穴，以疏调下焦之气；阴陵泉益肾利湿，通经活络；次髎穴补益下焦，强腰利湿；三阴交健脾理血；血海调经统血，健脾化湿。

4. 气滞证

主症：产后小便不通，小腹胀满或痛，情志抑郁，胸胁胀满，烦闷不安，舌淡红，脉弦。

治法：理气行滞，行水利尿。

取穴：关元、中极、三阴交、阴陵泉、次髎、膀胱俞、气冲。

操作：取仰卧位，穴位皮肤常规消毒后，中极针刺操作同上。关元、三阴交、阴陵泉、气冲常规针刺，用提插捻转泻法，以针下得气为度，每间隔 10 分钟行针 1 次，留针 30 分钟。取俯卧位，膀胱俞、次髎常规消毒后针刺，留针 30 分钟。疗程为 1~5 天，视患者缓解情况而定。

方义：关元培补元气，通利二便；中极、膀胱俞为俞募配穴，以疏调下焦之气；次髎穴补益下焦，强腰利湿；三阴交、阴陵泉健脾行气利水；气冲理气止痛。

（二）耳针疗法

部位：膀胱、肾、尿道。

操作：常规消毒后，选用32号0.5寸毫针斜刺或平刺耳穴。每天针刺1次，每次留针40~60分钟，留针期间10~15分钟行针1次，每次行针5~10秒，行针用中等强度捻转手法，捻转的幅度为2~3圈，捻转频率为每秒2~4个往复。

（三）推拿疗法

由于本病有发病急的特点，根据急则治其标，缓则治其本的原则，在治疗上分为治标法和治本法。

1. 治标法

适用于尿潴留的急性期。每日治疗两次至数次，直至尿通为度。

治法：急通小便。

取穴及部位：归来、水道、中极、关元、气海、箕门、涌泉、三阴交、足三里。部位为腹部、下肢部。

操作：患者取仰卧位，①医者掌揉腹部充盈的膀胱上方10分钟（向斜下方用力）；②按揉归来、水道、中极、关元、气海2分钟；③食中二指轻推箕门10分钟（自膝推至腹股沟）；④按揉三阴交、足三里各30次；⑤轻推双侧涌泉各50次。

2. 治本法

适用于尿潴留的缓解期。每日治疗1~2次，3~5天为一个疗程。

治法：温阳补气，调理小便。

取穴及部位：主穴：神阙、中极、关元、箕门、三阴交、阴陵泉、足三里、八髎、肺俞、脾俞、三焦俞、膀胱俞、长强、涌泉、承山、百会、阳关、箕门。部位为腹部、下肢部、脊柱、背部。

操作：患者取仰卧位，①医者以掌震颤神阙 10 分钟；②摩中极、关元 5 分钟；③食中二指轻推箕门 5 分钟（自膝推至腹股沟）；④按揉三阴交、阴陵泉、足三里各 30 次。再取俯卧位，①按揉八髎 3 分钟；②掌推脊柱腰骶部 1 分钟（往下推）；③按揉肺俞、脾俞、三焦俞、膀胱俞、长强各 30 次；④推揉涌泉、承山各 30 秒；⑤摩百会 30 秒。

临证加减：肺脾气虚型自下而上捏脊 6 次；肾阳虚型擦阳关 1 分钟。

（四）外治疗法

膏敷疗法

葱白膏：葱白（连须）适量，捣成膏状备用，取本膏 10～15g 炒热，用布包裹，趁热反复熨脐，每次约 20～30 分钟，每日 3 次。

（五）导引类疗法

提肛疗法

对产妇进行按摩，放松腹部及臀部肌肉，每日 2 次；产妇取平卧位，缓慢吸气的同时收缩盆底肌肉 5～10 秒，包括肛门、尿道、阴道，呼气时放松盆底肌肉 5 秒，然后反复训练，每组 10 分钟，共 2 组。

【临证心得】

（1）产后尿潴留以产后膀胱充盈而不能自行排尿或排尿困难为诊断要点，辨证时需明辨虚实、急缓。以"虚者补之，实者泻之""急则治其标，缓则治其本"为治疗原则，根据患者症状施以治疗。

（2）针灸治疗产后尿潴留疗效确切，多数 1 次即可见效，以上几种方法可单独使用，重症者也可配合使用。肺脾气虚和肾阳亏虚者可在针刺的基础上联合艾灸治疗，对神阙进行隔盐灸，对关元进行雀啄灸，脾肾阳虚者也可对肾俞、命门进行隔姜灸治疗。由于产后尿潴留，产妇膀胱充盈，针刺下腹部腧穴要谨慎小心，以免操作不当发生危险。

（3）医者需做好产妇心理护理，消除其对排尿引起疼痛的恐惧心理，使其了解及时排尿的重要性，鼓励产妇多喝水并督促其产后 1~2 小时排尿，对不习惯在床上排尿的产妇可鼓励其下床或去厕所排尿。协助产妇入厕，使其积极配合治疗和护理。对第 1 次排尿有残余者，应指导产妇白天每 3 小时定时排尿 1 次，同时压迫下腹部将尿液排出，每次排尿可重复上述动作 2~3 次，直到排尽残余尿。

（4）饮食方面，以清淡饮食为主，忌食生冷、辛辣食物。注意保暖，预防受凉。

【病案举例】

谭某，29 岁，1961 年 9 月就诊。

主诉：产后小便 2 日未解。

病史：患者自述足月顺产第二胎，产后 2 日未解小便，小腹胀急，虽有尿意，但不能排出，经热敷无效。睡眠、食纳差，大便未解，请王乐亭老医生会诊。

查体：精神欠佳，面色苍白。舌质淡，苔薄白，脉沉细无力。

诊断：产后尿潴留（肾气亏虚）。

治法：益肾利尿，调补气血。

治疗经过：针刺百会、神门、阴陵泉、足三里、三阴交，灸关元，行补法。针、灸约 1 小时，患者稍有小便意，排出量少而不畅，排后少腹舒适。当晚又按上穴针灸 1 次，起针后 2 小时排尿通畅，尿量共约 500mL。三诊取穴加中脘、气海、中极，治疗后小便恢复正常。

第四节 产后尿失禁

产后小便自遗，滴沥而下，不能约束者，称为"产后尿失禁"。

本病始见于《诸病源候论·产后遗尿候》："因产用气，伤于膀胱，而冷气入胞囊，胞囊缺漏，不禁小便，故遗尿。多因产难所致。"

产后小便失禁，皆与分娩或产伤有关，主要由分娩时膀胱受压过久，或接生不慎，或难产手术损伤膀胱所致。多见于平素身体虚弱或分娩时难产、滞产及有手术助产史的产妇。

西医产后尿失禁或膀胱阴道瘘可参照本病辨证治疗。

【病因病机】

1. 肺脾气虚

素体虚弱，加之产时伤血耗气或产程过长劳力耗气，气虚益甚，终致气虚不能制约水道，膀胱失约而致小便失禁。

2. 肾气亏虚

素禀不足，肾气虚弱，产时损伤元气，肾气更虚，开阖不利，膀胱失约，而致小便频数或失禁。

3. 产伤

临产产程过长，胎儿久压膀胱，致使被压部位气血亏少而失于濡养，继而成瘘；或因手术不慎损伤膀胱而成瘘，膀胱不约而小便失禁。

【辨证要点】

本病重在观察小便排出情况，需结合全身症状和舌脉进行综合分析，辨其为虚而不约还是为伤而失控。产后时有小便不自主排出，面色不华，气短懒言，神疲乏力，小腹下坠，舌淡，苔薄白，脉缓弱，为肺脾气虚；小便清长，夜尿频多，头晕耳鸣，腰膝酸软，舌淡，苔白滑，脉沉细无力，两尺尤弱，为肾气亏虚；小便不自主排出或从阴道漏出或尿中夹血，有难产或手术助产史，舌质正常，苔薄，脉缓，为产伤。

【中医特色疗法】

（一）毫针疗法

1. 肺脾气虚证

主症：产后小便失禁，气短懒言，倦怠乏力，小腹下坠，面色不华，舌淡，苔薄白，脉缓弱。

治法：益气固摄。

取穴：气海、关元、中极、中髎、阴陵泉、三阴交、百会、肺俞、脾俞、足三里。

操作：患者取仰卧位，医者在其穴位皮肤常规消毒后，常规针刺中极、百会、气海、关元、三阴交、阴陵泉、足三里，用提插捻转补法，以针下得气为度，每间隔 10 分钟行针 1 次，留针 30 分钟。百会、肺俞用点燃的艾条行雀啄灸，灸至温热，10~15 分钟。患者取俯卧位，医者取中髎、肺俞、脾俞，常规消毒针刺，手法同上，留针 30 分钟。每日 1 次，10 次一疗程，视患者症状缓解情况而定。

方义：气海为诸气汇集之处，有补气、调气之功；关元乃元气之根，有温补肾气、固脬缩尿之功；中极为膀胱募穴，可补益膀胱之气，加强约束与缩尿之功。中髎可补益下焦；阴陵泉、三阴交、足三里、脾俞可健脾益气，调补肝肾；百会可升提阳气，是治疗气虚下陷证的常用穴；肺俞是肺脏之气输注背部之处，与肺脏内外相应，因此是治疗肺脏病的重要腧穴，有调理肺气的作用。

2. **肾气亏虚证**

主症：产后小便失禁，夜尿频多，头晕耳鸣，腰膝酸软，面色晦暗，舌淡，苔白滑，脉沉细无力，两尺尤弱。

治法：温阳化气，补肾固脬。

取穴：气海、关元、中极、中髎、阴陵泉、三阴交、肾俞、膀胱俞、命门。

操作：患者取仰卧位，穴位皮肤常规消毒后，中极、气海、关元、三阴交、阴陵泉操作同上，每间隔 10 分钟行针 1 次，留针 30 分钟；取俯卧位，取中髎、肾俞、膀胱俞、命门，常规消毒针刺，手法同上，留针 30 分钟。每日 1 次，10 次一疗程，视患者症状缓解情况而定。命门、膀胱俞、肾俞行雀啄灸，灸至温热，约 10～15 分钟。

方义：肾俞与肾脏相应，有调肾气、益肾助阳之功；膀胱俞与中极俞募相配，可补益膀胱之气，加强约束与缩尿之功；命门补肾壮阳；气海、关元补气、调气；中髎可补益下焦；阴陵泉、三阴交可健脾益气，调补肝肾。

3. **产伤证**

主症：产后小便失禁或从阴道漏出或尿中夹血，有难产或手术助产史，舌质正常，苔薄，脉缓。

治法：养血活血，生肌补脬。

取穴：气海、关元、中极、阴陵泉、三阴交、血海、太冲。

操作：患者取仰卧位，关元、气海、中极、阴陵泉、三阴交、血海、太冲常规针刺，用提插捻转泻法，以针下得气为度，每间隔 10 分钟行针 1 次，留针 30 分钟，每日 1 次，10 次一疗程，视患者症状缓解情况而定。

方义：中极疏调下焦之气；气海、关元、阴陵泉、三阴交健脾益气，调补肝肾；血海为足太阴经之腧穴，太冲为足厥阴肝经之原穴，足太阴脾经和足厥阴肝经均循经小腹部，故均可作用于膀胱，有活络消滞止痛的作用，损伤疼痛者用之甚宜。

（二）耳针疗法

部位：肾、膀胱、肺、脾、内分泌、神门、皮质下、敏感点。

操作：每次选 3～4 穴，毫针中度刺激，留针 20～30 分钟，也可耳穴压丸或埋针。

（三）推拿疗法

治法：益气固摄，固脬缩尿。

取穴：中极、关元、气海、归来、天枢、三阴交、阴陵泉、箕门、筑宾、三焦俞、肾俞、气海俞、关元俞、膀胱俞、八髎、殷门、承山、承筋、委中、阴谷。

操作：患者取俯卧位，①医者按揉腰骶部，以微热为度；②点按三焦俞、肾俞、气海俞、关元俞、膀胱俞、八髎各 0.5 分钟，在八髎穴阳性反应点处重点施术；③在腰骶部行擦法，以透热为度。按揉双下肢后侧，点按殷门、承山、承筋、委中、阴谷各 0.5 分钟。患者取仰卧位，①医者按中极、关元、气海、归来、天枢各 0.5 分钟；②双重叠掌，震颤关元穴达到热感，并向外阴或大腿放射；③按揉下肢部前侧，在下肢部行震颤法，以透热为度；④点按三阴交、阴陵泉、箕门各 0.5 分钟，在三阴交至筑宾穴之间连续按压，于阳性反应点重点施术。以上手法隔日治疗 1 次，每次 20 分钟，每周 3 次。10 次为一个疗程，一般需 3～5 个疗程。

（四）艾灸疗法

取穴：肾俞、命门。

操作：取新鲜生姜粗壮者，切成厚约 0.3cm 薄片，用针刺出多个细孔；将陈年艾绒揉成直径约 3cm、高约 3cm 的艾炷。将姜片放在上述穴位上，置艾炷于姜片上，点燃。尿失禁者每次每穴灸 3 壮，以局部皮肤潮红为度，不起疱，隔日一灸，约灸 5～10 次后症状可缓解或治愈。

（五）导引类疗法

1. 提肛运动

一类肌训练方法，缓慢收缩会阴以及肛门达到最快 3～5 秒，缓慢放松持续 3～5 秒。二类肌训练方法，最大快速收缩会阴以及肛门后立刻放松，3～5 次后放松 6～20 秒。疗程：每次锻炼 10～15 分钟，每天 2～3 次，6～8 周一个疗程。一般是先进行锻炼一类肌肉后，再锻炼二类肌肉。

2. 盆底功能锻炼

患者取仰卧位，双脚屈膝微开 7～8cm，收紧肛门、会阴及尿道 5 秒，然后放松，心里默数 5 下再重做，每次运动做 10 次左右，同时有规律地抬高臀部离开床面，然后放下，也做 10 次左右。起初，收紧 2～3 秒即可，逐渐增至 5 秒，此动作可于站立或坐位时进行。每次 20 分钟，每日 3 次，1 月为一个疗程，同时训练排尿时有意中断尿流几次，可加强疗效。

【临证心得】

（1）产后尿失禁是妇产科常见病，使产妇生活质量降低，也容易造成产后心理焦虑，严重影响产后身心恢复，应尽早开始盆底功能康复治疗。

（2）在针灸疗法的基础上，配合推拿、隔姜灸可更有效地改善症状。

（3）注意保暖，预防受凉，及时更换尿布，并用温开水清洗会阴部、大小阴唇及臀部皮肤，保持会阴部皮肤清洁干燥。

（4）饮食方面，以清淡饮食为主，忌食生冷、辛辣食物。

（5）产伤膀胱严重者，应行手术进行修补。

【病案举例】

王某，女，41 岁，1977 年 12 月 19 日初诊。

主诉：产后小便频数、不自主排出 10 余日。

病史：患者 10 日前生产后开始小便频数，小便排出不能自控，中药疗效不佳。伴头晕耳鸣，自汗乏力，腰膝酸软，四肢不温，纳差腹胀，大便时溏。

查体：面色㿠白无华，舌质胖，质淡，苔白润，脉沉细无力。

诊断：产后尿失禁（肾气亏虚）。

治法：补益肾气。

治疗经过：针刺中极、膀胱俞、次髎、气海、脾俞、足三里、肾俞、复溜、关元。留针 20 分钟，间断行针。3 次之后，诸症减轻；守原方每日 1 次，10 余次后，小便恢复正常；30 次后，余症消失而愈。

第五节　产后腹痛

产妇分娩后，小腹疼痛者，称为"产后腹痛"。其中因瘀血引起者，又称"儿枕痛"。

本病以经产妇多见，且多发生在新产后。孕妇分娩后，由于子宫的缩复作用，小腹阵阵作痛，多于产后 1~2 日出现，持续 2~3 日，西医称"宫缩痛""产后痛"，属生理现象，一般不需治疗。腹痛轻者，可逐渐自行消失，无须治疗。腹痛重者，则难以忍受，影响产妇的康复，应予以治疗。

西医的产后宫缩痛及产褥感染引起的腹痛可参照本病辨证治疗。

【病因病机】

本病常由气血亏虚、瘀阻胞宫，气血运行不畅所致，即不荣则痛与不通则痛。血瘀又可由寒凝、气滞所致。

1. 气血亏虚

素体虚弱，气血不足，复因产时、产后失血过多，冲任血虚，胞脉失养，又气随血耗，气不足以行血，血不足以荣络，冲任、胞宫失于濡养，不荣则痛。

2. 寒凝血瘀

产后正气虚弱，元气不足，内寒自生，或因血室正开，起居不慎，当风感寒，风寒乘虚而入，血为寒凝，瘀血内停，恶露当下不下，以致腹痛。

3. 气滞血瘀

产后情绪抑郁或烦躁暴怒，肝失条达，气滞血瘀，瘀阻冲任，胞脉失畅，不通则痛。

【辨证要点】

本病有虚实之分，需结合全身症状和舌脉进行综合分析。产后小腹隐痛，喜按，恶露量少，色淡，面色无华，头晕目眩，心悸失眠，舌淡苔薄，脉细弱，为气血亏虚；产后小腹冷痛，拒按，得热则痛减，恶露不下或量少，畏寒肢冷，面色青白，舌质暗淡，苔白滑，脉沉紧，为寒凝血瘀；产后小腹剧痛或胀痛，可扪及硬块，按之痛甚，恶露量少，胸膈痞满，烦躁暴怒或精神抑郁，舌质紫暗，有瘀斑，脉弦涩，为气滞血瘀。

【中医特色疗法】

（一）毫针疗法

1. 气血亏虚证

主症：产后小腹隐隐作痛，腹软喜按，恶露量少色淡无块，头晕耳鸣，心悸失眠，大便燥结，舌淡苔薄，脉细弱。

治法：养血益气，缓急止痛。

取穴：关元、气海、三阴交、足三里、膈俞、脾俞。

操作：患者取仰卧位，关元、气海、三阴交、足三里直刺1.0～1.5寸，采用提插捻转补法，待有针感后，在针炳上穿置长约1.5cm的艾段施灸，每次可灸1～3壮，留针10～15分钟；神阙隔姜灸至患者感热力直入小腹，传至外阴为佳。患者取俯卧位，膈俞、脾俞向内斜刺0.5～0.8寸，采用捻转补法，留针10～15分钟，每5分钟行针1次。

方义：关元、气海配膈俞可有补养气血、调理冲任的作用；三阴交、足三里、脾俞补益脾胃，健运中焦，以益气血生化之源。

2. 寒凝血瘀证

主症：产后小腹冷痛拒按，得热稍减，恶露量少，色紫暗有块，块下痛减，面色青白，四肢不温，舌质暗淡，苔白滑，脉沉紧。

治法：温经活血，祛瘀止痛。

取穴：关元、气海、三阴交、神阙、肾俞、命门。

操作：患者取仰卧位，关元、气海、三阴交直刺1.0～1.5寸，采用平补平泻法；神阙隔姜灸至患者感热力直入小腹，传至外阴为佳。患者取俯卧位，肾俞、命门直刺0.5～1.0寸，采用平补平泻法。关元、气海、肾俞、命门在有针感后，在针炳上穿置长约1.5cm的艾段施灸，每次可灸1～3壮，留针10～15分钟。

方义：灸关元可温肾壮阳，培补元气，通调冲任；灸神阙温阳散寒以祛瘀；气海可行气化瘀；三阴交健脾理血；肾俞、命门益肾壮阳，温阳散寒，灸之更助其温通胞脉。

3. 气滞血瘀证

主症：产后小腹疼痛较重，可扪及硬块，按之痛甚，或小腹胀痛，痛连胸胁，恶露量少，涩滞不畅，色紫暗夹有瘀块，舌紫暗，脉弦涩。

治法：养血活血，行气止痛。

取穴：关元、气海、三阴交、太冲、血海、中极、归来。

操作：患者取仰卧位，关元、气海、三阴交、中极、归来直刺 1.0 ~ 1.5 寸，采用平补平泻法；太冲向上斜刺 0.5 ~ 1.0 寸，采用捻转泻法；血海直刺 1.0 ~ 1.5 寸，采用提插捻转泻法。留针 10 ~ 15 分钟，每 5 分钟行针 1 次。

方义：泻三阴交、太冲以活血化瘀，疏肝理气，祛瘀止痛；关元、气海益气调气；血海调和气血，使气血充足，胞脉得养，故痛止，配中极、归来行气化瘀。

（二）耳压疗法

取穴：子宫、肝、脾、肾、腹、神门、内分泌、肾上腺。

操作：常规消毒后，医者用 5mm × 5mm 的医用胶布将王不留行子或磁珠或油菜子固定于选用的耳穴，每穴固定 1 粒。让患者每天自行按压 3 ~ 5 次，每次每个穴位按压 2 ~ 3 分钟，按压的力量以有明显的疼痛感但又不过分强烈为度。隔天更换 1 次，双侧耳穴交替使用。

（三）推拿疗法

治法：益气补虚，行气活血，通脉止痛。

取穴及部位：关元、中极、神阙、天枢、脾俞、肝俞、肾俞、关元俞、八髎、膻中、三阴交、阴陵泉、足三里、命门、大包、京门、阳关。部位取腹部、下肢部、背部、胁部等。

操作：患者取仰卧位，①轻摩关元、神阙 5 分钟；②按压中极 3 次；③按揉两侧天枢 1 分钟；④分推并按揉膻中 1 分钟；⑤按揉双侧阴陵泉、三阴交 50 次。患者取俯卧位，①一指禅推肝俞、脾俞、肾俞、关元俞共 5 分钟；②擦八髎 2 分钟；③捏拿腰背肌 3～5 次。产后 4 天后开始治疗，隔日或每日 1 次，5 次为一个疗程。

临证加减：寒凝血瘀型，擦命门、阳关 1 分钟；气滞血瘀型，搓摩两胁 1 分钟，点按大包、京门各 3～5 次；血虚气少型，自下而上捏脊 6 次，按揉足三里 50 次。

（四）外治疗法

膏敷疗法

处方 1：元胡 30g，炮姜、附子各 15g，肉桂 12g，艾叶 10g。上药共研细末，白酒炒热，装入药袋，敷于小腹部，可温暖下焦，散寒止痛，适用于产后寒凝瘀滞腹痛。

处方 2：鸡血藤 30g，紫花地丁 20g，艾叶 20g，香附 20g，葱白 20g，生姜 12g。上药置于砂锅内，加适量水加热蒸炒，装入小布袋，待温度适中，不烫皮肤时，外熨腹部，冷则再热，每次 20～30 分钟，每日 1 次。适用于产后体虚感寒或产后肝郁气滞而致的腹痛。

处方 3：艾绒适量或陈蕲艾 600g。将艾绒或捣烂焙干好的陈蕲艾铺于脐部，纱布覆盖，放上热水袋即可。适用于寒凝型产后腹痛。

处方 4：蒲黄、炒五灵脂各 60g。上药共为末，以醋调成膏，贴敷小腹；或各取 10g，研成粗末，撒入酒少许，炒热，装布袋中，趁热熨脐部。每次熨 20 分钟，每天 1 次或 2 次。可活血祛瘀止痛，适用于瘀血内阻所致的产后腹痛。

处方 5：吴茱萸 15g，栀子、桃仁、沉香各 10g。上药共为细末，用酒调匀，加热后敷于小腹。可温经活血止痛，用于血瘀内阻型产后腹痛。

处方6：党参、当归、川芎各10g，甘草6g，黄酒适量。上药研末，每次10g，黄酒调成糊状，贴敷于脐部，以纱布覆盖，胶布固定。每天换药1次，直至病愈。适用于血虚型产后腹痛。

【临证心得】

（1）产后腹痛多见于经产妇，应消除产妇在产后的恐惧与精神紧张，调摄情志。

（2）产后可单用一种疗法，也可多种疗法综合应用。针灸治疗产后腹痛疗效显著，尤其对于疼痛急性发作难忍者，多立即见效。在针灸治疗时，虚者补之，选用关元、气海、足三里等补益气血的穴位，多联合灸法治疗；实者泻之，气滞血瘀者加上太冲、血海等穴行气活血，寒凝血瘀者加上神阙、命门、肾俞以温阳行气，也可联合灸法治疗。

（3）注意子宫复旧情况，检查是否有缩复不全，可通过超声检查腔内有无胎盘、胎膜残留；注意恶露的量、色、质是否正常，有无伤口感染，对于因产褥感染所致的腹痛应采取抗感染措施。

（4）生活饮食方面，应忌食生冷，注意保暖，防止感受风寒。

第六节　产后身痛

产后身痛，亦称为"产后关节痛""产后遍身痛""产后痛风"，俗称"产后风"，又称"月子病"，指产妇在产褥期内出现肢体或关节酸楚、疼痛、麻木、重着的病证。产后身痛以肢体关节疼痛、麻木、活动不利甚至肿胀为主要临床表现。

【病因病机】

产后营血亏虚，虚损未复，风寒湿之邪乘虚而入，稽留于体内，使气血凝滞或经络失养，从而导致产后身痛。其病因有三：一者，气血亏虚；二者，瘀血留滞；三者，风寒湿侵袭。其中，气血亏虚、瘀血留滞为内因，风寒湿侵袭为外因，内外相合而发病。本病总属本虚标实之证，气血亏虚为本，络有留邪为标。

【辨证要点】

1. 血虚证

产褥期遍身疼痛，关节酸楚，肢体麻木，面色萎黄，心悸气短，舌淡红，苔薄白，脉细弱。

2. 风寒湿证

产褥期中，遍身疼痛，或肢体关节屈伸不利，或痛处游走不定，或疼痛剧烈，宛如针刺，或肢体关节肿胀、麻木、重着，恶风怕冷，舌淡红，苔白腻，脉细弦或浮紧。

3. 血瘀证

产后遍身疼痛，或四肢关节刺痛，屈伸不利，尤见下肢疼痛、麻木、发硬、重着，肿胀明显，屈伸不利，小腿压痛，恶露量少，下而不畅，色紫暗夹血块，小腹疼痛拒按，舌暗，苔白，脉弦涩。

4. 肾虚证

产后腰膝、足跟疼痛，艰于俯仰，头晕耳鸣，夜尿多，舌淡暗，脉沉细弦。

【中医特色疗法】

（一）针灸疗法

1. 血虚证

主症：产褥期遍身疼痛，关节酸楚，肢体麻木，面色萎黄，心悸气短，舌淡红，苔薄白，脉细弱。

治法：益气养血，温经通络。

取穴：气海、足三里、血海、三阴交。

操作：气海直刺，进针 1~1.5 寸，足三里、三阴交、血海直刺，进针 1~2 寸，施提插补法。气海可同时做温针灸，在针柄上插入长 3cm 的艾条，点燃艾条底部，待燃尽去灰，留针 30 分钟，每周 2~3 次，两周为一疗程。

方义：气海为任脉腧穴，能培元固本益气。足三里为胃经合穴，可增强脾胃运化，促进气血生长。合三阴交、血海共奏补益阴精、养血之效。

2. 风寒湿证

主症：产褥期中，遍身疼痛，或肢体关节屈伸不利，或痛处游走不定，或疼痛剧烈，宛如针刺，或肢体关节肿胀、麻木、重着，恶风怕冷，舌淡红，苔白腻，脉细弦或浮紧。

治法：养血祛风，散寒除湿。

取穴：风池、风市、膈俞、血海、阴陵泉。

操作：风池朝鼻尖方向进针 1~1.5 寸，膈俞针尖方向朝脊柱斜刺 1 寸，风市、血海、阴陵泉直刺，进针 1~2 寸，施提插补法。膈俞可同时做温针灸，在针柄上插入长 0.5cm 的艾条，点燃艾条底部，待燃尽去灰，留针 30 分钟，每周 2~3 次，两周为一疗程。

方义：风池、风市祛风散寒；"血行风自灭"，膈俞、血海养血祛风；阴陵泉健脾除湿。

3. 血瘀证

主症：产后遍身疼痛或四肢关节刺痛，屈伸不利，尤见下肢疼痛、麻木、发硬、重着，肿胀明显，屈伸不利，小腿压痛，恶露量少，下而不畅，色紫暗夹血块，小腹疼痛拒按，舌暗，苔白，脉弦涩。

治法：养血活络，行瘀止痛。

取穴：膈俞、次髎、血海、局部阿是穴。

操作：膈俞针尖方向朝脊柱斜刺1寸，次髎、血海直刺，进针1~2寸，施提插补法。留针30分钟，每周2~3次，两周为一疗程。局部阿是穴刺络拔罐，皮肤常规消毒，三棱针重刺3~5下，然后用大号火罐吸附在刺络处，使出血5~10mL，留罐5~10分钟，以皮肤出现紫黑色尚未起泡为佳，此操作中病即止。

方义：膈俞、血海祛瘀生新；次髎可促进恶露排出；阿是穴刺络拔罐可祛瘀生新。

4. 肾虚证

主症：产后腰膝、足跟疼痛，艰于俯仰，头晕耳鸣，夜尿多，舌淡暗，脉沉细弦。

治法：补肾益精。

取穴：百会、肾俞、太溪、悬钟、关元。

操作：百会平刺0.5~1寸，肾俞、悬钟直刺1~1.5寸，太溪直刺1寸。肾俞、悬钟、太溪施提插补法。留针30分钟，每周2~3次，两周为一疗程。关元做隔盐灸，放粗盐若干，盐上放置直径为2~3cm锥形艾炷，待燃至2/3把艾炷去掉，易炷再灸，灸5~7壮。艾灸每周3次，两周为一疗程。

方义：百会为诸阳之会，可升提阳气；肾俞、悬钟、太溪补肾益精；关元培元固本。

（二）外治疗法

熏洗疗法

（1）血虚证

黄芪80g，桂枝50g，当归40g，鸡血藤40g，白芍50g，生姜 30g。水煎，全身浸浴，每次 30 分钟，每日 1 次或隔日 1 次，7 次为一个疗程。

（2）风寒湿证

独活 60g，茯苓 50g，当归 40g，川芎 40g，防风 50g，细辛 30g，桑寄生 40g，杜仲 30g，肉桂 10g。水煎，全身浸浴，每次 30 分钟，每日 1 次或隔日 1 次，7 次为一个疗程。

（3）血瘀证

桃仁 60g，茯苓 50g，当归 40g，川芎 40g，炮姜 50g，炙甘草 20g。水煎，全身浸浴，每次 30 分钟，每日 1 次或隔日 1 次，7 次为一个疗程。

（4）肾虚证

炮附子 40g，熟地黄 100g，山萸肉 100g，山药 100g，牡丹皮 100g，肉桂 50g。水煎，全身浸浴，每次 30 分钟，每日 1 次或隔日 1 次，7 次为一个疗程。

【临证心得】

（1）产后身痛虽不会危及患者生命，但由于长期遭受疼痛折磨，严重影响患者生活工作，部分患者由此出现抑郁症状，属于典型的心身疾病。故在针灸治疗时必须同时考虑到情志影响，注意肝胆气机的条达舒畅。针灸选穴除了上文根据证型、发病部位选穴外，还应加上期门、大包、中府、太冲、丘墟等疏调肝胆之气。若患者局部疼痛剧烈，可在病灶局部寻找阳性反应点，首选刺络拔罐放血，瘀血出而疼痛自止。若患者寒热不均，上下身或胸腹面自觉寒热差异明显，可在感寒处以艾条或艾炷重灸，如腹冷足冷可加艾盒灸脐周。后背寒痛者可以大灸盒置于心俞、督俞、膈俞范围。小腹腰骶部冷痛，可灸八髎穴。

（2）产后身痛的康复速度与体质差异、病情轻重、治疗调摄是否得当有关。饮食方面，宜柔软易消化，忌生冷辛辣刺激。起居方面，身痛剧烈时，应多卧床休息，保证睡眠充足。下床活动时需量力而行，避免损伤筋骨。居室须阳光充足，温度适宜，空气流通，同时又要避免直接吹风。夏季不可贪凉，不睡竹席竹床，空调温度不宜过低。若能及时治疗，大多可以治愈，预后佳。若失治误治，日久不愈，正气愈虚，经脉气血瘀阻过甚，转为虚实夹杂之证，可致关节肿胀不消，屈伸不利，僵硬变形。

第七节 产后自汗、盗汗

产后汗证指产后汗液排泄异常，包括产后自汗和产后盗汗两种。产妇于产后出现涔涔汗出，持续不止者，称为"产后自汗"；若寐中汗出湿衣，醒来即止者，称为"产后盗汗"。产后自汗、盗汗均以在产褥期内汗出过多、日久不止为特点。

汉代《金匮要略》已有"新产血虚，多汗出，喜中风，故令病痉"的论述，并把"多汗出"视为产后三病的病因病机之一。

西医的褥汗可参照本病辨证治疗。

【病因病机】

产后耗气伤血，气虚阳气不固则阴液外泄，阴虚内热则迫汗外出。隋代《诸病源候论》首列"产后汗出不止候"，指出病因主要为产时伤血致"阴气虚而阳气加之，里虚表实，阳气独发于外"。

1. 气虚自汗

素体虚弱，复因产时伤气耗血，气虚益甚，卫阳不固，腠理不实，阳不敛阴，阴津外泄，乃至自汗不止。

2. 阴虚盗汗

营阴素亏，加之因产失血伤津，阴血益虚，阴虚内热，寐时阳乘阴分，迫津外泄，致令盗汗。醒后阳气卫外，充腠理，实皮毛而汗自止。亦有因气随血伤，醒后卫阳仍不固而自汗不止者。

【辨证要点】

根据汗出时间不同分自汗、盗汗。白昼汗多，动辄汗出，恶风身冷，气短懒言，面白乏力，为气虚自汗；睡中汗出，可湿衣褥，醒后汗止，面色潮红，头晕耳鸣或五心烦热，腰膝酸软，为阴虚盗汗。

【中医特色疗法】

（一）毫针疗法

1. 气虚自汗证

主症：产后汗出过多，不能自止，动则加剧，时有恶风身冷，气短懒言，语声低怯，面色㿠白，倦怠乏力，舌质淡，苔薄白，脉细弱。

治法：益气固表，和营止汗。

取穴：气海、后溪、阴郄、肺俞、足三里。

操作：患者取仰卧位，医者在操作部位常规消毒，气海直刺 0.8 ~ 1.2 寸，可针上加灸或用艾条悬灸，后溪直刺 0.6 ~ 1.0寸，阴郄直刺 0.3 ~ 0.5 寸，足三里直刺 1.0 ~ 1.4 寸，进针得气后施用捻转补法，留针 30 分钟，5 分钟行针 1 次；患者取俯卧位，肺俞向脊柱方向 45°斜刺 0.4 ~ 0.8 寸，得气后施用捻转补法，留针 30 分钟，每 5 分钟行针 1 次。

方义：气海为人体原气生发之根，补之助阳气，使卫阳固表；阴郄为手少阴心经之郄穴，而"汗为心之液"，故针之可益心气而敛汗；后溪为八脉交会穴之一，通于督脉，督脉总督诸阳经，阳主表，故取之可激发阳气而固表；肺俞补益肺气；

足三里为足阳明胃经之合穴，有健脾运阳、培土化元之功。诸穴合用，使气血充，则汗自止。

2. 阴虚盗汗证

主症：产后寐则汗出，甚则湿透衣衫，醒后即止，面色潮红，头晕耳鸣，或口燥舌干，渴不思饮，或五心烦热，腰膝酸软，舌质红，苔少，脉细数。

治法：益气生津，滋阴敛汗。

取穴：肾俞、复溜、太溪、百劳、肺俞、鱼际、气海、后溪、阴郄。

操作：患者取仰卧位，医者在操作部位常规消毒，气海、后溪、阴郄操作同上，复溜直刺 0.6～1.0 寸，太溪直刺 0.5 寸，百劳直刺 0.8 寸，鱼际直刺 0.6 寸，得气后均施用捻转补法。患者取俯卧位，肺俞操作同上，肾俞直刺 0.6～1.0 寸。留针 30～40 分钟，每 5 分钟行针 1 次。

方义：气海补助阳气，后溪激发阳气而固表；阴郄益心气敛汗；肾俞、复溜、太溪均可补益肾阴，固阴益阳敛汗；百劳为经外奇穴，有养阴清热、敛汗退蒸之奇效；肺俞、鱼际具有滋阴润肺、清热敛汗的功效。

（二）艾灸疗法

1. 气虚自汗证

取穴：神阙、气海、关元、大椎、合谷、复溜。

操作：将艾炷置于上述穴位上，点燃艾炷顶端，燃至将尽，取下灰，每日 1 次，连灸 15 天。

2. 阴虚盗汗证

取穴：神阙、阴郄、气海、关元。

操作：将艾炷置于上述穴位上，点燃艾炷顶端，燃至将尽，取下灰，每日 1 次，连灸 15 天。

（三）外治法

膏敷疗法

（1）产后自汗方

防风、黄芪、白术、五倍子等。将上药取适量共研细末，用鸡蛋清或蜂蜜调和捏成药饼或药糊状，敷于脐部，或直接将药粉填入脐中，外用胶布固定，每日 1 次，每次 6～8 小时，连续敷 15 天。适用于产后气虚自汗者。

（2）产后盗汗方

五倍子、白矾、煅龙骨、煅牡蛎等。操作与使用时间参照产后自汗方。适用于产后阴虚盗汗者。

（四）饮食疗法

1. **参芪鸽肉汤**

党参 20g，黄芪 20g，山药 30g，净白鸽 1 只，精盐、调料适量。将鸽肉切块，放砂锅中，加入党参、黄芪、山药、盐、调料和适量水，文火炖煮 50 分钟，肉熟后饮汤食肉。可补气健脾，补中和胃。适用于胃气虚所致的虚汗频出、气短乏力、食欲不振、食后腹胀等症。

2. **牛肉芪麦汤**

北芪 20g，浮小麦 20g，怀山药 15g，大枣 10 枚，生姜 7 片，牛肉 250g。将牛肉洗净切片，北芪、怀山药洗净切碎与浮小麦同装入纱布袋中，再将牛肉片、洗净的大枣（去核）与纱布药袋一起放入砂锅中，加入葱花、姜片及清水，待牛肉熟烂后除去葱花、姜及纱布袋，调味，加上胡椒粉。可健脾益胃，益气固表，调和营卫，止自汗。适用于气虚所致的自汗。

3. **龙骨粥**

煅龙骨 30g，糯米 100g，红糖适量。将龙骨捣碎，放入砂锅内加水 200g，煮 1 小时，去渣取汁，然后加入糯米，再加水 600mL，红糖适量，煮成粥。可镇惊潜阳，收敛固涩。适用于产后虚汗不止、盗汗、自汗等。需要注意的是湿热之证者不宜服用。

【临证心得】

（1）产后汗证属于产后"三急"之一，可使产妇产褥期恢复减慢，对产妇的进食、大小便等产生不利影响。若汗出过多或不止，日久不愈，严重者可导致阴损及阳，出现亡阴亡阳。

（2）产后汗证治疗时要分清自汗盗汗。产后自汗者，白昼汗多，动则益甚；产后盗汗者，睡中汗出，醒来即止。

（3）治疗上可采取针药联合治疗，在按照上文针灸治疗的基础上，气虚自汗者可联合玉屏风散加减治疗，阴虚盗汗者可联合生脉散加减治疗。

（4）饮食方面，应饮食适度，以多餐、富营养、易消化为原则，同时也可以配合药膳治疗改善产后汗出。气虚汗出者以黄芪、党参等中药熬汤或煮粥，阴虚汗出者加百合、莲子等，并适当活动以增强体质。

（5）注意清洁卫生，汗出较多时宜用温水擦浴，并勤换内衣，防止受凉，保持居室空气流通。

第八节　产后缺乳

产后乳汁甚少或逐渐减少或全无，不能满足哺乳需要，称为产后缺乳。产后缺乳多发生在产后数天至半个月内，也可发生在整个哺乳期。产后缺乳中医又称"产后乳汁不行""无乳""乳难"等。张景岳曰："妇人乳汁，乃冲任气血所化，故下则为经，上则为乳"。正常的乳汁在产妇分娩 8～12 小时开始分泌，由少渐多，如果乳汁分泌过少，明显满足不了婴儿的需要，则称缺乳。

【病因病机】

产后缺乳的病因及发病机制较为复杂，总的来说，其主要原因是乳汁化源不足和乳汁运行不畅两方面。乳汁化源不足：中医学认为，产后失血，或素体脾虚，脾失健运，或先天禀赋不足等，均可导致乳汁生化乏源，则无乳可下。乳汁运行不畅：产后忧思过度，肝失条达，或产后过食膏粱厚味，辛辣刺激损伤脾胃，寒湿内阻，或产后瘀血阻滞，外邪侵袭留滞等，均可致乳络不通，乳不得下，其中肝郁气滞导致产后缺乳者为多。

【辨证要点】

1. 气血虚弱证

产后乳汁不足，量少清稀，甚或全无，乳房柔软而无胀感或乳汁自行漏出，伴面色少华，神疲气短，心悸怔忡，纳少便溏，也可伴恶露量多或恶露不绝，舌质淡或淡胖，舌苔薄白，脉细弱。

2. 肝郁气滞证

产后乳汁不行，两乳胀痛或按之有块，郁郁寡欢，口苦咽干，胸胁胀满，嗳气食少，舌质暗红或舌尖边红，苔薄白或薄黄，脉弦细或弦数。

【中医特色疗法】

（一）针灸疗法

1. 气血虚弱证

主症：产后乳汁不足，量少清稀，甚或全无，乳房柔软而无胀感或乳汁自行漏出，伴面色少华，神疲气短，心悸怔忡，纳少便溏，也可伴恶露量多或恶露不绝，舌质淡或淡胖，舌苔薄白，脉细弱。

治法：益气养血，佐以通乳。

取穴：乳根、足三里、膈俞、少泽、膻中、脾俞。

操作：足三里直刺 1～1.5 寸；脾俞斜刺 1 寸，针尖朝向脊柱，采用针上加灸法，灸 20 分钟；乳根用平补平泻法，以针感达到双乳内侧为最佳；膈俞斜刺 1 寸，针尖朝向脊柱，行捻转补法 1 分钟；少泽点刺出血；膻中平刺 1 寸，针尖朝下，行捻转平补平泻法 1 分钟，使酸胀感向乳房扩散。以上诸穴每日针 1 次，每次留针 30 分钟，10 次为一疗程。

方义：乳根属多气多血之足阳明经，能补益气血，化生乳汁，又能行气活血，通畅乳络；足三里属足阳明胃经合穴，可益气生血，化生乳汁；膈俞为血之会穴，能补养阴血，与足三里结合，可促进机体化生乳汁；少泽功擅通乳，膻中为气之会穴，位居两乳之间，可宽胸理气，气行则液行，可加强少泽的通乳络作用；脾俞可调补后天，以助气血生化之源，从而达到气血复而乳汁行的目的。

2. 肝郁气滞证

主症：产后乳汁不行，两乳胀痛或按之有块，郁郁寡欢，口苦咽干，胸胁胀满，嗳气食少，舌质暗红或舌尖边红，苔薄白或薄黄，脉弦细或弦数。

治法：疏肝理气，通络下乳。

取穴：少泽、合谷、膻中、肝俞。

操作：少泽浅刺 0.1 寸，留针 30 分钟，也可点刺出血，每周 2～3 次，两周为一个疗程。合谷直刺 1～1.5 寸，行捻转泻法 1 分钟，使局部产生强烈的酸麻感；膻中平刺 1 寸，针尖朝下，行捻转泻法 3 分钟，使酸胀感向乳房扩散；肝俞斜刺 1 寸，针尖朝向脊柱行捻转泻法 1 分钟。以上诸穴每日针 1 次，每次留针 30 分钟，10 次为一疗程。

方义：少泽系手太阳小肠经的井穴，手太阳经"入缺盆，其经别入腋"，经络散布于乳房的上外侧，具有疏通乳房络脉的作用。乳房为胃经所过，《黄帝内经》云："大小肠皆属于胃。"胃与小肠腑气相通，小肠位居胃之下，清泄小肠即可清泄胃，疏通小肠经气即可疏通胃经经气，从而达到疏通乳络的目的。小肠主液所生病，乳汁为液，今乳汁为邪所阻而不通，少泽点刺出血，可促进乳汁之运行，正合"苑陈则除之"之义。本方主穴合谷为手阳明大肠经穴，大肠经与胃经相连，又为同名经，合谷可通调气血，以助少泽通乳络，为辅穴。膻中为气之会穴，位居两乳之间，可宽胸理气，促进气行，气行则液行，本穴可加强少泽的通乳络作用，为辅穴。肝俞可行气解郁。

（二）推拿疗法

1. 气血虚弱证

治法：行气血，通乳络。

取穴：膻中、乳根、天池、玉堂、步廊、膺窗、天池、神藏、天溪及乳房，肩井、足三里、血海及双肩胛区。

操作：乳房及周边腧穴用拇指及第四指按揉、双手拇指轻轻推摩等手法，顺经络方向施行，每次 15 分钟。足三里、血海每穴按揉 5 分钟，肩井捏拿 3 次，双侧肩胛区自上往下拍打 10～20 次。上述操作每日 1 次，7 天为一个疗程。

2. 肝郁气滞证

治法：疏肝郁，通乳络。

取穴：乳根、食窦、灵墟、库房、极泉、胸乡及乳房、胁肋部。

操作：用拇指稍用力推、按压、双手四指按揉、食指按摩、中指点压、双手掌并用渐渐向前推压等手法，逆经络方向施行，每次 15 分钟。搓胁肋 5 分钟。上述操作每日 1 次，1 周为一个疗程。

（三）药膳疗法

1. 气血虚弱证

（1）花生煮猪脚

花生 150g，猪脚 1 只。猪脚洗净切块，与花生放锅内，加料酒、姜片、盐煮熟烂。功能益气养血通乳。

（2）通草鲫鱼汤

通草 5g，鲫鱼 1 条（约 250g），加入少许盐、酒等调料煮汤食用。功能补气养血，催乳通奶。

2. 肝郁气滞证

黄花菜炖猪脚

黄花菜（即金针菜）200g，猪脚 2 只，加入酒、姜、盐等适量调料一起炖煮。

【临证心得】

（1）本病除极少数因先天性乳腺乳头发育不良外，只要及早治疗，注意调理，大多可取得良效。对于因乳汁运行不畅而致的缺乳，临床上往往因乳汁淤积而伴见乳房结块，此时若未及时排尽淤乳，则可致乳汁氧化、腐败，易发生细菌感染，有变生乳痈之虞。

（2）产妇应保持生活的规律性和充分休息，另外要特别重视按需哺乳，两侧乳房交替进行，尽量使全部乳腺管内乳汁排空，以保持乳房的最大分泌量。可配合在乳房局部热敷，以助经络通畅，使乳汁顺利排出。也可用水或葱煎汤熏洗，或用橘皮煎汤趁热湿敷乳房。

（3）营养方面宜多摄食富含蛋白质的食品，多吃新鲜蔬菜水果，尤其应注意增加鸡汤、鱼汤、肉汤等高汤类食物，不宜进食辛辣油腻食物，亦不宜饮酒。

（4）治疗产后缺乳3个月内效果最佳，临床上应早发现、早治疗，辨清虚实，随证治之。

第九节 回 乳

回乳即断乳，是指产后不需哺乳，或因产妇有疾，不宜授乳，或婴儿已断奶之时需要回乳。

哺乳妇女若突然停止哺乳，往往会出现大量乳汁淤积乳房的情况，引起乳房肿胀、疼痛，形成硬结感染，可导致乳腺炎发生，继而影响产褥复旧。故常给予干预断奶。

【病因病机】

随着现代生活水平的提高，产妇营养摄入多，乳汁充足，若未及时哺乳则应回乳。薛己《校注妇人良方》："若妇人气血方盛，乳房作胀，或无儿饮胀痛，憎寒发热，用麦芽二三两炒熟，水煎服，立消。"

【辨证要点】

1. 肝郁气滞证

乳汁淤积或结块，乳房局部肿胀疼痛，胁肋胀痛，情绪郁郁寡欢，胃纳欠佳，大便干结，舌质红，苔薄白，脉弦。

2. 脾虚湿盛证

乳汁淤积或结块，乳房局部肿胀疼痛，大便稀溏，舌淡胖，苔水滑，脉滑。

【中医特色疗法】

（一）毫针疗法

1. 肝郁气滞证

主症：乳汁淤积或结块，乳房局部肿胀疼痛，胁肋胀痛，情绪郁郁寡欢，胃纳欠佳，大便干结，舌质红，苔薄白，脉弦。

治法：疏肝解郁。

取穴：足临泣、光明、合谷、三阴交。

方义：乳头为肝所主，光明为足少阳胆经络穴，与足厥阴肝经相联络，足临泣为足少阳胆经输穴，二穴均有疏肝理气、清泄肝胆的作用。乳汁的分泌有赖于气血的充盈，泻三阴交补合谷是使"血衰气旺也"，"血衰"则乳汁分泌之源匮乏，"气旺"则固摄有力，乳汁不得外溢，两穴合用共奏解乳之功。

操作：足临泣、光明直刺 0.5~0.8 寸，施捻转提插泻法；合谷直刺 0.5~1 寸，施捻转补法，使沉胀感向肘部传导；三阴交直刺 1~1.5 寸，施提插捻转泻法，使针感向膝部传导。针刺得气后也可在足临泣、光明穴接上电针器，用疏密波，电流量以患者耐受为度，针感沿足少阳胆经向上传导至小腿或过膝以上，留针 20 分钟，每日 1 次，乳房胀痛严重者可每天针刺 2 次。

验方穴：患侧东乳穴（曲泽穴与大陵穴之间正中点处）。

操作：嘱患者上肢伸直，手心向上，平放在桌子上，快速直刺进针 1~1.5 寸，得气后快速捻针，一般约行针 1~2 分钟，至患部疼痛明显减轻或消失，触及无痛感为止。

2. 脾虚湿盛证

治法：健脾祛湿。

取穴：足临泣、光明、天宗、三阴交、阴陵泉。

方义：天宗为手太阳小肠经腧穴，具有舒筋活血、理气消肿的功效，是治疗乳房气血瘀滞要穴；阴陵泉为脾经合穴，能健脾渗湿。余穴方义参照肝郁气滞证。

操作：天宗穴直刺 0.5 寸，行泻法；光明直刺 1 寸，用泻法；余穴操作参照肝郁气滞证。

（二）推拿疗法

可参照乳痈推拿手法预防因回乳导致的乳房胀痛。

（三）外治疗法

膏敷疗法

芒硝 20g，冰片 10g，桃仁 10g，麦芽 30g，山楂 10g。

操作：把以上中药碾成粉状，用温水调成糊状外敷乳房，每次 30 分钟，每日外敷 3 次，连敷 7 天。

【临证心得】

产妇在产前应增强体质，加强营养，注意休息；产后要调畅情志，保持心情舒畅愉快。若发生产后乳汁自出，要积极治疗，勤换衣衫，保持乳头清洁，以防乳痈及皮肤湿疹等疾病的发生。针刺回乳期间需停止哺乳，同时避免儿童吸吮、触摸乳房。饮食要淡清，忌油腻大荤发物及能发乳、增加乳汁分泌的食物，如黄花菜、鲫鱼、猪蹄等。

【病案举例】

蔡某，女，22 岁，2019 年 6 月 6 日初诊。

主诉：双乳房胀痛 2 天。

病史：患者于 2018 年 10 月 25 日自然分娩产一女婴，产后乳汁充足，2019 年 6 月 4 日断奶，夜间双乳胀痛，用吸奶器后胀痛稍减。但双乳房仍胀满不适，情绪稍有急躁，舌淡苔薄白，脉弦。

诊断：回乳。

治法：疏肝解郁。

治疗：予以双侧天宗穴点刺放血加拔罐治疗，每日 1 次。

随诊：3 次治疗后回乳成功。

第十节　产后乳痈

乳痈是以乳房红肿疼痛，乳汁排出不畅，以致结脓成痈，或伴有恶寒发热等症状的急性化脓性病证，多发于产后尚未满月的哺乳期妇女，尤其是初产妇更为多见，俗称奶疮。根据发病时期的不同，可分为以下三类：发生于哺乳期者，为外吹乳痈；发生于怀孕期者，为内吹乳痈；在非哺乳期和非怀孕期发生者，为非哺乳期乳痈。

西医之急性化脓性乳腺炎属于乳痈范畴，可参照本病辨证治疗。

【病因病机】

本病可分为初期、成脓期、溃脓期。

（一）初期（气滞热壅）

1. 肝郁气滞

乳头、乳晕属足厥阴肝经，肝主疏泄，性喜条达，能调节乳汁的分泌。若情志内伤，肝气郁结，厥阴之气失于疏泄，使乳汁发生壅滞结块而胀痛，郁久化热，热胜肉腐则成脓。

2. 胃热壅滞

产后饮食不节，恣食肥甘厚味，脾胃运化失调而致阳明积热，胃热壅盛，气血凝滞，乳络阻塞而发生痈肿。

3. 乳汁瘀滞

乳头破损或凹陷，影响哺乳，致乳汁排出不畅；或乳汁多而婴儿不能吸空，造成余乳积存，致使乳络闭阻，乳汁瘀滞，日久败乳蓄积，化热而成痈肿。

4. 气血凝滞

在以上乳痈发病原因的基础上，复经风热、火毒，致经络阻滞，营卫不和，气血凝滞而成脓。

（二）成脓期（热毒炽盛）

乳房属阳明胃经，阳明经多气多血，火热毒邪蕴蒸阳明，致乳络阻塞，乳汁瘀积不通，积久化热化火而发为乳痈。

（三）溃脓期（正虚毒恋）

病久不愈，脓肿溃烂，脓汁清稀，气血亏虚，难以去腐生肌，造成愈合缓慢或形成乳漏。

【辨证要点】

1. 初期（气滞热壅）

初起常有乳头皲裂，伴有乳汁瘀积或结块，乳房局部肿胀疼痛，皮色不红或微红，皮肤不热或微热，伴恶寒发热，头痛，周身酸楚，口渴，便秘，舌质红，苔薄黄，脉数。

2. 成脓期（热毒炽盛）

患乳肿块逐渐增大，局部疼痛加重，痛如鸡啄，皮肤焮红灼热，同侧腋窝淋巴结肿大压痛。后肿块中央渐渐变软，按之应指有波动感，或切开排脓后引流不畅，红肿热痛不消，有"传囊"现象，全身症状加剧，伴壮热，口渴，喜冷饮，面红目赤，烦躁不宁，大便秘结，小便短赤，舌质红，苔黄腻，脉洪数。

3. 溃脓期（正虚毒恋）

溃后脓出不畅，肿势不消，疼痛不减，身热不退，可能形成袋脓，或脓液波及其他乳络形成传囊乳痈。亦有溃后乳汁从疮口溢出，久治不愈而形成乳漏，伴面色少华，全身乏力，或见低热不退，饮食减少，舌质淡，苔薄，脉弱无力。

【中医特色疗法】

（一）针灸疗法

1. 初期（气滞热壅）

主症：初起常有乳头皲裂，伴有乳汁瘀积或结块，乳房局部肿胀疼痛，皮色不红或微红，皮肤不热或微热，伴恶寒发热，头痛，周身酸楚，口渴，便秘，舌质红，苔薄黄，脉数。

治法：疏肝清胃，通乳消肿。

取穴：乳根、膻中、足三里、天宗、肩井、中脘、太冲、少泽、内庭、期门。

操作：膻中向患侧乳房横刺 0.3～0.5 寸，施捻转泻法；乳根向脓肿方向进针 0.5～0.8 寸，不可直刺、深刺，以免伤及内脏，施用捻转提插泻法；足三里直刺 1 寸；天宗穴向外下 45 度斜刺 1 寸；肩井处针尖对准同侧乳头，沿皮向前刺入 1.2 寸，不可向下深刺，以免伤及肺尖，施用捻转泻法；中脘、太冲常规针刺，行捻转泻法；少泽斜刺 0.1 寸，施捻转泻法；内庭直刺 0.5 寸，施捻转提插泻法；期门沿肋间隙向外斜刺或刺向乳房 0.5～0.8 寸，不能直刺、深刺，以免伤及内脏，施用捻转泻法。留针 30 分钟，期间配合红外线照射乳房局部，每 5 分钟行针 1 次。局部红肿疼痛硬结者可做温针灸治疗，取 1 段长约 1.5～2cm 艾炷固定于针柄之上，直待燃尽，清理灰烬，重新更换艾炷，30 分钟后与针同起。

方义：乳根、膻中位于乳房局部，膻中为气之会穴，乳根属于胃经，刺之可宽胸理气，消除患部气血之阻遏，两穴相配可疏调局部气机，通乳止痛；足三里属足阳明胃经，可扶正培元，通经活络，升降气机；肩井、天宗为治疗乳痈之经验效穴，肩井又为足少阳经、手少阳经、足阳明经与阳维脉之会穴，可泻诸经郁滞，调气行血散结；中脘穴为胃经之募穴、腑会，手太阳经、手少阳经、足阳明经、任脉之会，功能健脾和中，协调六腑气机，配太冲可行气疏肝理气；期门邻近乳房，又为肝之募穴，善疏肝理气，化滞消肿；内庭配足三里清降胃火，清阳明经之滞；少泽为治疗乳痈之经验效穴。

2. 成脓期(热毒炽盛)

主症:患乳肿块逐渐增大,局部疼痛加重,痛如鸡啄,皮肤焮红灼热,同侧腋窝淋巴结肿大压痛。后肿块中央渐渐变软,按之应指有波动感,或切开排脓后引流不畅,红肿热痛不消,有"传囊"现象,全身症状加剧,伴壮热,口渴,喜冷饮,面红目赤,烦躁不宁,大便秘结,小便短赤,舌质红,苔黄腻,脉洪数。

治法:清热解毒,托里透脓。

取穴:乳根、膻中、足三里、天宗、肩井、内庭、合谷、行间、至阳、曲池、足临泣。

操作:乳根、膻中、足三里、天宗、肩井、内庭操作参照气滞热壅证;合谷直刺0.5~1.0寸,施捻转泻法;行间直刺0.6寸,施捻转泻法;至阳用三棱针点刺,令出血3~5滴,若出血不畅,点刺后加拔火罐;曲池直刺1.2寸,施提插泻法,使针感传至整个上臂为佳;足临泣直刺0.5~0.8寸,施捻转泻法。留针30分钟,期间配合红外线照射乳房局部,每5分钟行针1次。

方义:内庭、合谷、曲池属阳明经,刺之可清泄热毒,通经止痛;足三里、行间、内庭、合谷相配可清泄阳明经、厥阴经之郁热;至阳属督脉,为阳经,点刺出血可泄热;足临泣配乳根可清热解毒,消肿止痛。余穴方义参照气滞热壅证。

3. 溃脓期(正虚毒恋)

主症:溃后脓出不畅,肿势不消,疼痛不减,身热不退,可能形成袋脓,或脓液波及其他乳络形成传囊乳痈。亦有溃后乳汁从疮口溢出,久治不愈而形成乳漏,伴面色少华,全身乏力,或见低热不退,饮食减少,舌质淡,苔薄,脉弱无力。

治法：益气和营，托毒消痈。

取穴：乳根、膻中、足三里、天宗、肩井、脾俞、气海、膏肓、至阳、内庭。

操作：乳根、膻中、足三里、天宗、肩井、内庭操作参照气滞热壅证；脾俞、膏肓向脊柱斜刺 0.5～0.8 寸；气海直刺 1～1.5 寸，行针刺补法；膻中、乳根行平补平泻法；至阳用艾条悬灸 10～20 分钟。留针 30 分钟，期间配合红外线照射乳房局部，每 5 分钟行针 1 次。

方义：脾俞配足三里可气血双补；气海、膏肓补虚扶正，益气和营；至阳为督脉，督脉为阳经，灸之可壮阳益气，匡扶正气以托毒排脓。余穴方义参照气滞热壅证。

（二）推拿疗法

治法：活血通络，通乳消肿。

取穴：乳房周边及四肢部分腧穴。

手法：推、揉、拿、抖、托等手法。

操作：①患者取半卧位，医者对患侧乳房周围皮肤进行消毒，用石蜡油在乳房周围进行均匀涂抹，用轻柔的按摩力度进行局部按摩 5 分钟。②以左手托乳房，用右手指腹自患者乳房根部沿乳腺腺管方向直至乳头位置施用摩法进行推拿 5 分钟，力度适中。③用拇指指腹在乳房根部轻推结块至乳头，同时对结块进行相应的压揉，反复数次，按摩 5 分钟，直至肿块变软并流出浓稠乳汁，压揉力度由轻到重，以患者耐受为度。同时右手拇指指腹顺时针按摩乳头，动作需轻柔，避免损伤乳头区皮肤。④双手拇指外展，并拢四指呈弧形凹面，放置在乳房两侧，由乳房根部开始向乳头均匀用力并托起。力度适中，并逐渐加力，重点挤压肿块周围，挤出浓稠乳汁以及丝状脓物，随后排出大量乳汁，乳络通畅后疼痛会缓解。⑤最后对患者双侧合谷、肩井、乳根、期门、尺泽、太冲及膻中进行点按，以患者感觉酸胀为度，点按 5 分钟。⑥按摩结束后将用沸水浸泡拧干后的消毒毛巾敷于患乳结块处，每次 10~15 分钟。

（三）外治疗法

膏敷疗法

（1）组方一

用药：青黛 100g，石膏 10g，冰片 0.5g。

治法：清热解毒，凉血消肿。

操作：上药共研细末，用凡士林调成膏糊状备用。按肿块大小将上膏均匀摊在两层纱布上，敷于患处，胶布固定。哺乳时揭开敷药纱布，温水清洗后适当按摩乳房，待哺乳完毕后再将药敷上，每日更换药膏 1 次。3 日为一疗程。

（2）组方二

用药：生大黄、芒硝各 10g。

治法：清热解毒，软坚散结。

操作：上药研末，加入少量凡士林，开水调匀，贴于乳房红肿部位及神阙穴，外贴纱布固定。每天换药 3~4 次。

（3）组方三

用药：鲜仙人掌或芦荟 100g。

治法：清热解毒，行气活血。

操作：去刺，洗净捣成泥，敷于乳痈处及神阙穴，外贴纱布固定，每天换药 1 次，连敷 3~5 天。可结合冰敷，在外敷芦荟泥前将冰袋外侧包裹小毛巾放置在患者乳房处，冰敷时间 30 分钟。

【临证心得】

（1）由于乳房的经络分布主要为肝经、胃经，因此情志及饮食运化对本病的进展有一定影响，要求患者需保持良好的心态及饮食习惯。产后、哺乳阶段肝气郁结不舒、饮食肥甘厚腻均容易造成乳房局部经络不通，气血运行不畅，血瘀热毒内蕴导致乳痈发生。因此在针刺治疗的每个阶段中应注意增加期门、太冲、行间等肝经腧穴以促进肝气的条达。

（2）妊娠 5 个月后，应经常清洗乳头，内陷者需提拉矫正。保持乳头清洁，不让婴儿含乳而睡，注意乳儿口腔清洁；定时哺乳，每次哺乳时乳汁要吸尽；如果乳汁过多，可用吸乳器，使乳汁尽量排空，防止乳汁淤积；断乳时，逐渐减少哺乳时间和次数。

（3）哺乳期若有乳头擦伤、皲裂或身体其他部位化脓感染，应及时治疗。乳母要保持心情舒畅，忌食辛辣肥甘厚味之品。患乳应尽量减少活动，以胸罩托起。

第十一节　产后抑郁

产后抑郁是指产妇在分娩后出现抑郁症状，又称为产褥期抑郁症，是产褥期精神综合征中最常见的一种类型。本病一般在产后 6 周内第一次发病，既往无精神障碍史。表现为抑郁、悲伤、沮丧、哭泣、易激惹、烦躁、恐怖、焦虑和对自身及婴儿健康过度担忧，常失去生活自理及照料婴儿的能力，有时还会陷入错乱或嗜睡状态，重者出现幻觉或自杀等一系列症状。

【病因病机】

中医学认为产后抑郁属"郁证"范畴，情志失调与郁证的发生关系密切，患者因处于产后的特殊生理阶段，有着产后病亡血伤津、元气受损、瘀血内阻所形成的"多虚多瘀"的共同病机，故产后抑郁兼有郁证和产后病的共同病理特点。本病多因虚而致病，因产时失血耗气，阴血亏虚，血不养心，心神失养加之产后思虑忧愁过度，损伤心脾；或因产后气血亏虚，则气血运行乏力、乏源而致瘀血阻滞，上蒙心窍；或因产后情志所伤，肝气郁结不舒而致病。病位在心、脾，与肝、脑、肾密切相关。

【辨证要点】

产后抑郁患者的各中医证型中，以气虚血瘀证最为多见，余依次为心脾两虚证、肝气郁结证、血虚血瘀证。本病病机多为本虚标实，本虚为脏腑气血亏虚，标实为血瘀、气滞，病位涉及心、脾、肝。

1. 气虚血瘀证

悲伤欲哭，情绪低落，精神疲乏，恶露淋漓日久，紫暗有块，入睡难，易醒，面色无华或晦暗，恶风，纳少，渴喜热饮，腰痛，舌质暗，舌有瘀斑瘀点，苔白，脉细弱或涩。

2. 心脾两虚证

悲伤欲哭，情绪低落，精神疲乏，多梦，面色萎黄或淡白，唇色淡白，恶风，纳少，渴喜热饮，便溏，舌质淡，苔白，脉细弱。

3. 肝气郁结证

急躁易怒，悲伤欲哭，烦躁不安，胆怯易惊，善太息，胸胁胀痛或窜痛，易醒，多梦，头汗，面色晦暗，恶露量时多时少，纳少，大便溏结不调，苔白，脉弦。

4. 血虚血瘀证

情绪低落，神思恍惚，精神疲乏，悲伤欲哭，恶露淋漓日久，紫暗有块，面色晦暗或面色淡白，唇色淡白，入睡难，多梦，纳少，渴喜热饮，腰痛，舌质淡，苔白，舌有瘀斑瘀点，脉虚。

【中医特色疗法】

（一）毫针疗法

1. 气虚血瘀证

主症：悲伤欲哭，情绪低落，精神疲乏，恶露淋漓日久，紫暗有块，入睡难，易醒，面色无华或晦暗，恶风，纳少，渴喜热饮，腰痛，舌质暗，舌有瘀斑瘀点，苔白，脉细弱或脉涩。

治法：益气安神，活血化瘀。

取穴：百会、印堂、巨阙、膻中、神门、内关、气海、足三里、血海。

操作：先针百会，用 1 寸毫针顺经向后顶穴刺入 0.5 寸，施以小幅度捻转运针 30 秒，使头顶有胀热感；膻中与巨阙两穴均沿皮下向鸠尾平刺 0.8~1 寸；余穴常规操作依辨证补泻兼施，但手法宜轻柔，切忌峻补重泻，留针 30 分钟。隔 1~2 天 1 次，10 次为一疗程，疗程间休息 3~5 天，再行下一疗程。

方义：百会、印堂为督脉腧穴，督脉入络脑，两穴可安神定志；巨阙、膻中为任脉腧穴，位于心胸部，心主神明，合心经、心包经腧穴神门、内关共奏养心安神之功；气海可益气，足三里为胃经合穴，能健脾胃，促产后气血化生；血海能活血化瘀。

2. 心脾两虚证

主症：悲伤欲哭，情绪低落，精神疲乏，多梦，面色萎黄或淡白，唇色淡白，恶风，纳少，渴喜热饮，便溏，舌质淡，苔白，脉细弱。

治法：补益心脾，养血安神。

取穴：百会、印堂、巨阙、膻中、神门、内关、足三里、太白。

操作：参照气虚血瘀证。

方义：参照气虚血瘀证。太白为脾经原穴，"十二脏有疾，取之十二原"，可调节脾脏虚损。

3. 肝气郁结证

主症：急躁易怒，悲伤欲哭，烦躁不安，胆怯易惊，善太息，胸胁胀痛或窜痛，易醒，多梦，头汗，面色晦暗，恶露量时多时少，纳少，大便溏结不调，苔白，脉弦。

治法：疏肝解郁，镇静安神。

取穴：百会、印堂、巨阙、膻中、神门、内关、期门、太冲。

操作：参照气虚血瘀证。

方义：参照气虚血瘀证。期门、太冲分别为肝经募穴、原穴，功能疏肝解郁。

4. 血虚血瘀证

主症：情绪低落，神思恍惚，精神疲乏，悲伤欲哭，恶露淋漓日久，紫暗有块，面色晦暗或面色淡白，唇色淡白，入睡难，多梦，纳少，渴喜热饮，腰痛，舌质淡，苔白，舌有瘀斑瘀点，脉虚。

治法：补益气血，养血安神。

相关穴位操作参照气虚血瘀证。

（二）情志疗法

采用五情相胜法。

1. 气虚血瘀证

治法：怒胜思，思为脾志，在五行属土。此证型患者抑郁情绪在七情中多为忧思，《针灸甲乙经》认为"思发于脾而成于心"。肝志为怒而主疏泻，一般来说怒有助于肝气升发，可以宣泄某些消极情绪的羁绊，重建心理上的平衡。所谓"怒胜思"，从五行而言，为木克土的关系；从脏腑生理功能而言，肝气疏泄有助于运脾，以宣散气结。因此临床上运用此法，多采取故意违逆患者心意或夺其所爱等方法以激发其怒，令患者之气结得以尽情宣泄，即可矫正。

2. 心脾两虚证

治法：喜胜悲忧，忧为肺志，悲亦同类。"悲则气消"，是指过度悲忧而使肺气消索，治节失职。当以各种令患者喜闻乐见之事陶情悦志，使悲哀者重展笑颜，使其振作精神。

（三）音乐疗法

1. 气虚血瘀证

产后抑郁症病位涉及心、肝、脾，此证型的调理重点在脾。脾于五行中属"土"，用"木"来应对，应选择聆听角调式乐曲，这些曲目风格悠扬沉静，生机勃勃，能使情感得以疏泄，进而从痛苦中解脱，推荐曲目《春之声圆舞曲》《蓝色多瑙河》《江南丝竹乐》等，用音响装置每日早、午、晚固定时间各播放相应乐曲 1~2 小时，以不影响产妇与他人休息和交流为前提，音量大小调节 30~40dB 之间。

2. 心脾两虚证

此证型的调理重点在心、脾。心于五行中属"火"，应以"水"来克制，选择聆听羽调式音乐，能畅达、和缓其急躁情绪。推荐曲目：小提琴协奏曲《梁祝》《汉宫秋月》《二泉映月》等，调节脾的音乐参照气虚血瘀证。

3. 肝气郁结证

此证型的调理重点在肝。肝于五行中属"木"，应"佐金平木"，对于平时易郁怒动气者，选聆听商调式乐曲，能使肺肃降以制约肝火上亢，可达到疏肝理气之功效。推荐曲目：

《威风堂堂》《江南好》《春风得意》等。

（四）导引类疗法

1. 呼吸静功疗法

采用六字诀进行呼吸吐纳。六字诀是一种吐纳法。它是通过嘘、呵、呼、吹、嘻六个字的不同发音口型，唇齿喉舌的用力不同，以推动不同的脏腑经络气血的运行。进行六字吐纳行气时能使胸闷烦躁等脏腑滞气得以解除，产生舒畅松弛的感觉。

预备式：两足开立，与肩同宽，头正颈直，含胸拔背，松腰松胯，双膝微屈，全身放松，呼吸自然。行腹式呼吸，先呼后吸，呼时读字，同时提肛，重心移至足跟。

调息：每个字读六遍后，调息一次，以稍事休息，恢复自然。

（1）嘘字功平肝气

嘘，读（xū）。口型为两唇微合，有横绷之力，舌尖向前并向内微缩，上下齿有微缝。

呼气念嘘字，足大趾轻轻点地，两手自小腹前缓缓抬起，手背相对，经胁肋至与肩平，两臂如鸟张翼向上左右分开，手心斜向上。两眼反观内照，随呼气之势尽力瞪圆。屈臂两手经面前、胸腹前缓缓下落，垂于体侧。如此动作六次为一组，作一次调息。

（2）呵字功补心气

呵，读（hē）。口型为半张，舌顶下齿，舌面下压。

呼气念呵字，足大趾轻轻点地；两手掌心向里由小腹前抬起，经体前到至胸部两乳中间位置向外翻掌，上托至眼部。呼气尽吸气时，翻转手心向面，经面前、胸腹缓缓下落，垂于体侧，再行第二次吐字。如此动作六次为一组，作一次调息。

（3）呼字功培脾气

呼，读（hū）。口型为撮口如管状，舌向上微卷，用力前伸。

呼气念呼字，足大趾轻轻点地，两手自小腹前抬起，手心朝上，至脐部，左手外旋上托至头顶，同时右手内旋下按至小腹前。呼气尽吸气时，左臂内旋变为掌心向里，从面前下落，同时右臂回旋掌心向里上穿，两手在胸前交叉，左手在外，右手在里，两手内旋下按至腹前，自然垂于体侧。再以同样要领，右手上托，左手下按，作第二次吐字。如此交替共做六次为一组，做一次调息。

（4）呬字功补肺气

呬，读（sī）。口型为开唇叩齿，舌微顶下齿后。

呼气念呬字，两手从小腹前抬起，逐渐转掌心向上，至两乳平，两臂外旋，翻转手心向外成立掌，指尖对喉，然后左右展臂宽胸推掌如鸟张翼。呼气尽，随吸气之势两臂自然下落垂于体侧，重复六次，调息。

（5）吹字功补肾气

吹，读（chuī）。口型为撮口，唇出音。

呼气读吹字，足五趾抓地，足心空起，两臂自体侧提起，绕长强、肾俞向前划弧并经体前抬至锁骨平，两臂撑圆如抱球，两手指尖相对。身体下蹲，两臂随之下落，呼气尽时两手落于膝盖上部。随吸气之势慢慢站起，两臂自然下落垂于身体两侧。共做六次，调息。

（6）嘻字功理三焦

嘻，读（xī）。口型为两唇微启，舌稍后缩，舌尖向下。有喜笑自得之貌。

呼气念嘻字，足四、五趾点地。两手自体侧抬起如捧物状，过腹至两乳平，两臂外旋翻转，手心向外，并向头部托举，两手心转向上，指尖相对。吸气时五指分开，由头部循身体两侧缓缓落下并以意引气至足四趾端。重复六次，调息。

2. 八段锦疗法

忧思、抑郁情志属性为阴，从阴阳平衡的角度而言患者宜多练动功。八段锦是由八种立式导引动作复合而成的气功，属于动功。其每式动作的设计都针对一定的脏腑。全套动作精炼，运动强度适中，有调整脏腑功能、疏通经络气血的作用。本病患者可按照八式的前后顺序每日做一套八段锦，每次约 20 分钟。也可重点择取其中数节，如"调理脾胃须单举""五劳七伤往后瞧""摇头摆尾去心火""攒拳怒目增气力"，每节 5 分钟。

【临证心得】

本病预后良好，约 70% 患者于 1 年内治愈，极少数患者持续 1 年以上，再次妊娠复发率约 20%。临床治疗产后抑郁疗效尚满意，目前多采用 5 - 羟色胺再吸收抑制剂及三环类抗抑郁药，同时配合心理、音乐、运动等治疗。西药治疗可出现食欲下降、恶心、焦虑不安、睡眠障碍等不良反应，且对婴儿的影响尚未明确，故不能对患者予以长期治疗。且患者处于哺乳阶段，大多难以接受抗抑郁药物的使用，临床依从性较差。相比而言，针刺、导引术、音乐、情志等外治疗法对本病的治疗有先天优势。其中针刺对于神经内分泌系统的功能调节为双向调节，有利于机体各项激素水平恢复平衡。导引、音乐等疗法简单，易于掌握及执行，患者有较好的依从性，且无任何副作用，效果显著。产后抑郁的康复与家庭社会环境的关系也十分密切，良好的家庭支持和抚养婴儿任务的分担，在康复过程中至关重要，产妇的家人和关系密切的朋友应积极参与到治疗过程中来，共同帮助产妇走出心理的阴霾。

第八章

妇科杂病

凡病种复杂，难以归入某种疾病范畴之中，却又与妇女生理、解剖、病因病机特点密切相关的各种妇科疾病，统称为妇科杂病。本书介绍的病种有：外阴白色病变、盆腔淤血综合征、多囊卵巢综合征、不孕症（附：男性不育症、IVF中医调治）、卵巢储备功能低下、子宫内膜异位症、子宫腺肌病、子宫肌瘤、子宫脱垂、女性性功能障碍、乳腺增生、面部黄褐斑、痤疮。

杂病范围广泛，故其病因亦较为复杂，寒热湿邪、情志不调、房劳多产、饮食失调、体质因素均可致病。其病机主要为肾、肝、脾功能失常，气血失调，影响冲任，胞宫失养，从而发生妇科杂病。其常见的病因病机有气滞、血瘀、痰湿、寒凝、肾虚、肝郁、脾虚、冲任失调、胞络损伤等。

杂病主要依据各病的临床表现结合舌脉和必要的检查以明确诊断。

杂病的治疗重在整体调补肾、肝、脾三脏功能，调理气血，调治冲任督带，调养胞宫以恢复其生理功能，并注意祛邪。常用治法有补肾、疏肝、健脾、滋阴、益气、活血、祛瘀、化痰、消癥等。杂病大多积年累月，病程较久，需长期坚持调治，方显疗效。

第一节 外阴白色病变

外阴白色病变，又称为外阴硬化性苔藓，指女性外阴皮肤和黏膜组织发生变性及色素改变的一组慢性疾病。本病是外阴上皮内非瘤样病变的一种，属于外阴营养不良性改变。病变部位皮肤和黏膜多呈现不同程度的变白或粗糙、萎缩的状态，伴有外阴瘙痒剧烈或灼热疼痛。病变主要包括外阴皮肤及黏膜硬化性苔藓和外阴慢性单纯性苔藓及其他皮肤病。如伴有上皮非典型增生，则称为外阴上皮内瘤样病变，可视为癌前病变。

中医古籍无此病名，根据其症状和体征可归属为"阴痒""阴疮""阴门瘙痒""阴痛"等范畴，属妇科难治病证。本病可发生于任何年龄，但以40岁左右妇女多见，其次为幼女。

【病因病机】

本病的病机为本虚标实，本虚多与肝、脾、肾三脏虚损相关，标实则在局部络脉瘀阻。肝、脾二经络阴器，肝藏血，脾主运化，二者协调使营血运行正常。肾藏精，开窍于前后二阴，肾气足则精血充，阴部功能方得正常。肝肾不足，精血亏虚，则阴部失养；血虚生燥，燥易伤津；肝郁日久或郁而化火，暗耗肝阴，灼伤阴血，阴部无以濡养；脾失健运，气血化源不足或感外邪，湿热结合流注下焦，病邪浸渍外阴，外阴失于濡养、温煦，均可导致此病。

【辨证要点】

本病主要依据患者瘙痒及局部病变特点进行辨证。若外阴瘙痒、疼痛或肥厚、皮色变白，带下色黄腥臭，为湿热下注；

外阴瘙痒，昼轻夜重，外阴皮肤干燥萎缩、色白，带下量少色黄，为肝肾阴虚；若外阴皮肤干燥皲裂，瘙痒，带下量多色黄，为肝郁化火。

【中医特色疗法】

（一）毫针疗法

1. 湿热下注

主症：外阴瘙痒、疼痛肥厚，皮色变白，带下色黄腥臭，伴胸闷不适，纳呆食少，心烦不寐，舌红，苔黄腻，脉滑数或弦数。

治法：清热利湿，清利下焦。

取穴：脾俞、阴陵泉、三阴交、中极。湿重于热，加丰隆以化湿；热重于湿，加曲池以清热；心烦不寐，加太冲以清肝安眠。

操作：脾俞向脊柱方向60°斜刺0.6±0.2寸，阴陵泉直刺0.6±0.2寸，三阴交直刺1.4±0.2寸，中极直刺0.8±0.2寸。均用平补平泻法，留针20~30分钟，每日针刺1次，10次一疗程。

方义：脾俞为背俞穴，是脾脏之气注于背部的俞穴，可调节脾脏，健脾化湿；阴陵泉是足太阴脾经之合穴，可通利三焦而化湿；三阴交为足三阴经之会，通经活络；中极为任脉穴，利膀胱，理下焦，用于阴部疾患。

2. 肝肾阴虚

主症：外阴瘙痒，昼轻夜重，外阴皮肤干燥萎缩、色白，带下量少色黄，伴五心烦热，腰膝酸软，舌红少津，脉细数。

治法：补益肝肾，调理下焦。

取穴：太冲、太溪、三阴交、关元、肾俞。腰腿酸痛，加命门、腰阳关以补肾强腰；两目干涩，加光明以养肝明目。

操作：太冲直刺 0.6±0.2 寸，太溪直刺 0.8±0.2 寸，关元直刺 1.5±0.2 寸，肾俞向脊柱方向 60°斜刺 0.6±0.2 寸。均采用补法，留针 20~30 分钟，可配合灸法。

方义：太冲调理肝经气血；太溪为足太阴经之原穴；三阴交为足三阴经之会，可补经脉之气；关元为任脉经穴，位居丹田，可补元气通调冲任；肾俞为背俞穴，有益肾气之功。

3. 肝郁化火

主症：外阴皮肤干燥皲裂、瘙痒，带下量多色黄，心烦易怒，小便黄赤，大便秘结，舌红苔黄，脉弦。

治法：疏肝解郁，养阴清热。

取穴：太冲、太溪、阴陵泉、中极。瘙痒难忍加蠡沟、三阴交，利湿止痒；热毒盛而伴带下臭秽、大便秘结加大椎刺络放血，针曲池以清热解毒。

操作：太溪、太冲针法同前，行平补平泻法；阴陵泉、中极可用泻法，留针 20~30 分钟，每日针刺 1 次，10 次为一疗程。

方义：太冲疏肝理气，配合太溪，调补肝肾以养阴；阴陵泉、中极相配以清下焦湿热，止痒。

（二）温针疗法

取穴：取穴分为两组，第一组取曲骨、横骨、会阴、阴廉、阴阜（阴蒂上 1 寸，旁开 1.5 寸），第二组取肝俞、肾俞、脾俞、足三里、血海、三阴交、太溪。双侧取穴。

操作：先取膀胱截石位，常规消毒，进针后（进针操作同体穴），阴阜穴向下斜刺，以局部有酸胀感为度，余穴用平补平泻法。得气后，在针柄上穿置一段长约 1.5cm 的艾段施灸或在针尾上搓捏少许艾绒点燃施灸，直待燃尽，除去灰烬再灸一壮，共灸三壮，留针 30 分钟，起针后再取第二组穴位进行针刺。

（三）火针疗法

取穴：病变局部、中极、关元、三阴交、阴陵泉、八髎穴

操作：患者取仰卧位，医者在其外阴皮肤常规消毒后，选择中粗火针在酒精灯上将针烧红至白亮，快速点刺局部皮肤变白处，深度约 0.1cm，以刺穿表皮为度，点刺时沿患处向内逐步点刺，两针之间相距约为 1cm，每次点刺 7~8 针，如病变面积较大，可分次点刺，5 天点刺 1 次，2 次为一疗程。月经期间停止治疗。其余穴位针刺方法同体穴疗法，平补平泻，留针 30 分钟，留针期间每隔 10 分钟行针 1 次。每日治疗 1 次，10 次为一疗程。

（四）外治疗法

1. 膏敷疗法

（1）白斑外敷膏

用药：炉甘石 30g，密陀僧 12g，飞滑石 15g，煅龙骨、煅石膏、制南星、肥皂荚（去子、筋）各 9g，枯矾、炮山甲各 6g。

操作：上药共研细末，用麻油或凡士林调匀备用。每次浴后涂患处，每日 1~3 次。经期停用。

注意事项：该方清热化湿作用较好，适用于湿热型外阴白色病变。

（2）外阴白斑膏

用药：皂矾、白砒、轻粉、密陀僧各 0.6g，破故纸 1.2g，五灵脂 1.8g。

制作：上药共研细末，用凡士林 30g 调匀涂患处，每晚 1 次。

注意事项：禁入口；对汞剂过敏者勿用；用药期间禁行房事；经期停用。

2. 熏洗疗法

用药：蛇床子 20g，花椒 12g，明矾 12g，木槿皮 21g，苦参 12g，百部 30g，淫羊藿 15g，黄精 15g。

操作：熏洗外阴，每日 2 次。

【临证心得】

（1）外阴白色病变虽表现于局部，但也是全身疾病在局部的具体反映。针刺治疗本病有较好的效果，多种疗法配合使用能取得更好的疗效。电热针的热效应可直接作用于病变部位，并能提高机体免疫机能状态。艾灸有杀虫、止痒、活血、消炎以及改善局部血液循环的作用，且止痒效果显著。

（2）患者平时应注意个人卫生，保持外阴清洁，避免肥皂水烫洗或搔抓等强刺激损伤外阴，保持心情舒畅。治疗期间应禁止房事，少食辛辣。治疗后应继续长期随访，观察治疗效果和发展情况，如伴见破溃、硬结者，应警惕其癌变的可能。

【医案举例】

吴某，36 岁。

主诉：外阴奇痒 18 年，局部色素减退 15 年。

专科检查：外阴皮肤粗糙、干硬、肥厚，伴明显的对称性色素减退。根据局部活检，临床病理诊断为外阴慢性增生性皮炎。

诊断：外阴白色病变。

治疗经过：主穴取中极、会阴；配穴取气冲、阴陵泉、三阴交、照海、太冲。操作：穴位皮肤常规消毒后，快速进针，继以小幅度提插捻转（会阴部不提插），待得气后（腹部穴针感一般是向外阴部放射，会阴部在留针期间可有阵阵温热感），留针 30 分钟，每周针刺 2 次，10 次为一个疗程。

结果：经针刺治疗 10 次后，患者外阴瘙痒症状基本消失，再针刺两个疗程，局部色泽弹性接近于正常。半年后随访，未见复发。

（选自王庆文临床病例）

第二节　盆腔淤血综合征

盆腔淤血综合征是指盆腔静脉回流受阻导致盆腔静脉迂曲、充盈、扩张、大量血液淤积在静脉系统所引起的一系列症状和相应的体征，是慢性盆腔疼痛的主要原因之一，常见于输卵管结扎术后。其主要表现为慢性下腹部疼痛、腰骶痛，深部性交痛、痛经、月经过多、白带量多、直肠不适感，妇科检查阳性体征少，经腹腔镜或盆腔静脉造影检查或手术可证实。

中国古代文献没有本病名，根据本病的临床表现和特点，可将本病归属为中医的"妇人腹痛""腰痛""痛经""带下病"等范畴。

【病因病机】

本病的病位在脏腑，与肾、肝、脾三脏功能失调有关，病理因素有气滞、血虚、肾虚、肝郁、寒凝、痰湿等。平素体质虚弱或房事不节，经期或产后胞脉空虚，邪毒内侵，导致气血津液运行失常，瘀血滞留胞宫、冲任，不通则痛，出现盆腔坠痛、腰痛、性交痛；手术、外伤等损伤冲任胞脉，气血运血不畅，血行迟滞，久而成瘀；瘀血停滞影响津液输布，湿邪内生，气机不畅，出现带下量多。瘀血内停，旧血不去，新血不生，则出现经期腹痛，经色紫暗有血块等。

【辨证要点】

主要根据患者临床症状结合舌脉象以及体质情况进行辨证。若下腹坠痛、胀痛，舌暗，脉弦，为气滞血瘀；小腹隐痛绵绵，腰膝酸软，舌淡，脉细，为肝肾亏虚；腹痛拒按或下腹灼痛，经期加剧，舌红，苔黄腻，脉弦数，为湿热瘀阻。

【中医特色疗法】

（一）毫针疗法

1. 气滞血瘀

主症：下腹胀痛、坠痛，伴乳胀，月经量少，经行不畅，色暗红，夹血块，舌质紫暗，有瘀点，脉弦。

治法：活血化瘀，行气止痛。

取穴：中极、次髎、膈俞、太冲、子宫穴。伴少腹冷痛，可加灸关元，以温养冲任；伴经色紫黑，经行腹痛，加归来、血海以行气活血祛瘀。

操作：中极直刺 0.6±0.2 寸，次髎直刺 1.2±0.2 寸，膈俞向脊柱方向 60°斜刺 0.6±0.2 寸，太冲直刺 0.6±0.2 寸，子宫直刺 1±0.2 寸。针用平补平泻法，得气后留针 30 分钟，可同时艾条灸或温针灸，每日或隔日一次，10 次一个疗程。

方义：中极、次髎可调理冲任，活血化瘀。膈俞、太冲相配可行气活血，化瘀止痛；子宫穴为经外奇穴，专治生殖系统疾病，可活血通络，调理冲任，理气止痛。

2. 肝肾亏虚

主症：小腹隐痛，绵绵不止，腰膝酸软，月经量少、质稀、色淡，伴有潮热、耳鸣、盗汗等症，舌淡，苔薄白，脉细。

治法：滋肾养肝，行气活血。

取穴：肝俞、肾俞、太溪、三阴交、气海。伴腰腿酸软，可加灸命门、腰阳关，温阳活血止痛；伴头晕、耳鸣，加关元、足三里，以健脾益气。

操作：肝俞、肾俞向脊柱方向60°斜刺0.6±0.2寸，太溪直刺0.8±0.2寸，三阴交、气海直刺1.4±0.2寸，均用提插捻转补法，可加灸肝俞、肾俞、气海。每日或隔日一次，10次一个疗程。

方义：肝俞、肾俞为背俞穴，与太溪相配，滋肾养肝，调补肝肾；三阴交为足三阴经交会穴，可调理三阴经之气，专治下焦；气海能行气活血，调理一身之气。

3. 湿热互结

主症：下腹灼痛，经期加剧，月经色暗红，质稠，夹有血块，小便频、急，尿道口灼热不适，舌红，苔黄腻，脉弦数。

治法：活血化瘀，清热利湿。

取穴：子宫、带脉、阴陵泉、三阴交、中极。热重于湿而伴大便秘结者，加下髎以治下焦湿热；湿重于热伴带下过多者，针地机、蠡沟以利湿止带。

操作：带脉穴针尖向脐中方向斜刺1寸，中极针尖略向下斜刺1.5寸，余穴直刺0.5~1.5寸。均用提插捻转泻法，每日或隔日一次，10次一个疗程。

方义：子宫穴为经外奇穴，专治生殖系统疾病，配带脉可以清泄下焦湿热；中极属任脉，能调冲任以通经血；阴陵泉为脾经合穴，配三阴交以清热利湿。

（二）艾灸疗法

取穴：气海、关元、中极、归来、膀胱俞、八髎。

操作：用艾条距离皮肤2~3cm处施以回旋灸，再在距离皮肤4cm处进行定点悬灸，以熏至穴位皮肤微红、深部组织发热为度，每穴灸5分钟。每日1次，于每次经前开始治疗，至行经期结束后停止治疗。

（三）三棱针疗法

刺络放血：取委中、足三里、阴陵泉、阳陵泉等膝关节周围穴位附近瘀络用三棱针进行刺络放血，3日1次，2次为一个疗程，疗程间休息1天。

（四）推拿疗法

治法：活血化瘀，调理冲任。

主要手法：揉法、㨰法、一指禅推法、点压法、摩法、擦法。

部位：肾俞、次髎、大肠俞、腰俞、腰阳关、气海、关元、血海、三阴交、足三里、腰骶部、腹部、下肢等。

操作：①患者俯卧位，医生在腰骶部以四指推法治疗，约5分钟；然后，点压肾俞、次髎、大肠俞、腰俞、腰阳关等穴，每穴约1分钟；再在腰骶部以㨰法治疗约3～5分钟，最后施以擦法，以透热为度。②患者仰卧位，医生以一指禅推法或按揉法作用于气海、关元、三阴交等穴，每穴1分钟手法宜深沉缓慢。

（五）外治疗法

1. 灌肠疗法

药物：丹参20g，当归15g，柴胡10g，香附10g，川芎10g，熟大黄10g，水蛭5g，荔枝核10g，桃仁10g，延胡索10g，土鳖虫5g，甘草10g。

操作：上药加水煎煮两遍，药液混匀，取300mL备用。患者取右侧卧位，双膝屈曲，臀部略垫高，将一次性吸痰管缓慢插入肛门15～20cm灌注药液，灌药后令患者转为左侧卧位，保持 30 分钟不动，药液在肠内至少保留 2 小时。

2. 药熨疗法

大青盐热敷于少腹，可软坚散结。每天 1 次，2 周为一个疗程。

【临证心得】

（1）盆腔淤血综合征往往患者主诉多，体检体征少，诊断以临床表现和辅助检查为依据。

（2）除了对特殊原因引起的本病需要手术治疗外，对于体质因素、日常作息习惯如久坐久站、便秘等引起的盆腔淤血综合征，应向患者加强健康教育，鼓励患者注意日常调护，避免长时间站立和仰卧位睡姿，经期避免受凉，尽量少食生冷食物，饮食均衡，保证大便通畅，保持心情舒畅，适当加强体育锻炼，采用侧卧位或侧俯卧位睡眠有助于改善盆腔血液循环。

（3）中医特色疗法可以针对患者的临床症状和辨证分型，从针灸学、解剖学、临床症状等角度入手，以益气活血化瘀为重点加以治疗，具有创伤小、疗效确切、副作用小的特点，往往能有效缓解和改善患者的临床症状。

第三节　多囊卵巢综合征

多囊卵巢综合征（PCOS）是一种最常见的妇科内分泌疾病之一，在临床上以雄激素过高的临床或生化表现、持续无排卵、卵巢多囊改变为特征，常伴有胰岛素抵抗和肥胖。中医学无该病病名，根据其症状，一般认为本病应属"闭经""月经不调""癥瘕""不孕"等范畴。

【病因病机】

PCOS 是一种虚实夹杂、缠绵难愈的脏腑气血功能紊乱疾病，其基本病机为肾、脾、肝功能失调为本，痰瘀互结为标。以阴阳为纲，分为脾肾阳虚和肝肾阴虚。脾肾阳虚，蒸腾运化水液失职成痰；肝肾阴虚（真阴不足），火热煎灼炼液成痰。顽痰浊脂瘀阻胞脉，可见月经稀发，育龄妇女则难以摄精成孕。此外，由于痰湿阻碍气机，冲任失调，临床也表现为肥胖、痤疮、多毛、卵巢多囊样改变。

1. 脾肾阳虚

先天禀赋不足，肾阳虚弱或久病体虚，脾阳虚弱，病久及肾；肾阳不得温煦；气候方面，近年以来气温普遍升高，温室效应加剧，冬季较暖，不利于阳气收藏，岭南地区尤为突出；生活起居方面，由于气温较高，人们选择长时间待在室内使用空调，加之夜生活丰富，习惯熬夜，极易损伤阳气；与此同时，人们运动量明显减少，不良的电子产品使用习惯易致"久卧伤气，久视伤血"，不利于阳气生发；饮食方面，现代人们喜饮凉茶、冷饮，高脂、高糖饮食增加，加重脾胃负担。综上，先天禀赋、气候、生活起居、饮食问题，皆可致脾肾阳虚。

2. 肝肾阴虚

因先天禀赋不足，或久病失调，或情志内伤，或房室不节等耗伤肝肾之阴，肝肾阴虚，阴不制阳，虚热内扰，炼液成痰，阻遏胞络，久之不得受孕。现代人生活压力大，肝郁化火，煎灼津液；熬夜耗伤阴血均导致阴液亏虚，虚热内生，肝肾阴虚。

【辨证要点】

病位在胞宫，与肾、脾、肝三脏密切相关，而关键在肾。病机以肾、脾、肝脏腑功能失调为本，痰瘀互结为标，分为两大证型：脾肾阳虚者表现为月经量少色淡质稀，腰膝、下腹冷痛，久泄久痢或五更泄泻，便质清冷，小便不利，面色㿠白；肝肾阴虚者表现为月经量少，色红质稠，头晕目眩，胸胁隐痛，腰膝酸软，失眠多梦，五心烦热，低热颧红。

【中医特色疗法】

（一）毫针疗法

1. 辨证取穴

（1）脾肾阳虚

主症：月经周期紊乱，量少色淡质稀，渐至闭经，经量多或淋漓不净，喉间多痰，胸闷泛恶，形体肥胖，神疲肢重，大便稀溏，舌淡，苔白腻，脉沉细。

治法：温肾健脾，祛痰化瘀。

取穴：中脘、天枢、气海、关元、子宫、三阴交、丰隆、阴陵泉、足三里、脾俞、肾俞、命门、八髎。

操作：①针刺方法：当针灸针插入后，轻柔刺激针灸针直到得气，针刺足三里应有下肢放射感，针刺三阴交应有足底放射感，针刺腹部穴位应有会阴部放射感。腹部穴位针灸深度应以针有阻力感为止，不使用手法刺激。②行针手法：针刺足三里、中脘、天枢、气海、关元、子宫、三阴交均采用捻转补法，丰隆、阴陵泉进行捻转泻法。③电针：取三阴交、阴陵泉，使用电针仪，强度以局部产生肌肉收缩但无疼痛或不舒适为宜。④艾灸：推荐使用艾灸箱进行艾灸：将 1.5 根艾条折成等长的 3 段艾炷点燃放入艾灸箱（19.5×29.5×16.5cm）中，腹部艾灸与针刺同时进行 30 分钟，结束后再进行背部艾灸箱艾灸，腹部艾灸箱覆盖范围：上至中脘，下至耻骨联合上缘水平，即覆盖中脘、天枢、气海、关元、子宫；背部艾灸覆盖范围：上至第 11 胸椎水平，下至第 4 骶椎水平，即覆盖脾俞、肾俞、命门、八髎，背部艾灸时间同样为 30 分钟。⑤除腹部穴位及连接电针的穴位外，其他穴位每 10 分钟进行 1 次手法刺激，共 4 次，分别于针灸开始、针灸 10 分钟、针灸 20 分钟及针灸结束时进行。

方义：足三里为足阳明胃经合穴，阳明经为多气多血之经，针之可补气养血；足三里与中脘、天枢相配，可健脾化痰，固后天之本；关元、气海乃任脉穴，相配可培补元气，调理冲任而助孕；子宫穴作为经外奇穴，为妇科常用，常在辨证论治基础上随证加入，以增强疗效；三阴交为足太阴脾经、足少阴肾经、足厥阴肝经交会之处，为妇科要穴，可活血化瘀、健脾益血，调补肝肾；丰隆为治痰之要穴，具有调和胃气、祛湿化痰、通经活络、补益气血等功效；阴陵泉为脾经合穴，可调理脾胃气机，使气行津布，土中得运，湿痰自化；丰隆与阴陵泉配合，可增强祛湿化痰功效；肾俞与足三里、脾俞配合，以奏先天、后天共补之效。艾灸可鼓舞自身阳气，使气血流通，血行瘀化，温补阳气，从而生血祛寒，调畅气血。艾灸脾俞、肾俞、命门、八髎以培补阳气，配合腹部艾灸，阴阳同调，共通任督二脉。

（2）肝肾阴虚

主症：月经先后不定，甚至闭经，量少色红质稠，面部痤疮，大便秘结，形体瘦小，头晕耳鸣，腰膝酸软，口干咽燥，五心烦热，潮热盗汗，食欲不振，面色少华，脱发，阴道干涩，舌质红绛，苔少，脉多沉弦或细数无力。

治法：滋养肝肾，化痰祛瘀。

取穴：中脘、天枢、气海、关元、子宫、三阴交、丰隆、阴陵泉、太溪、太冲。

操作：①针刺方法：当针灸针插入后，轻柔刺激针灸针直到得气，针刺三阴交、太溪应有足底放射或触电感。②行针手法：中脘、天枢、气海、关元、子宫、三阴交均采用捻转补法，丰隆、阴陵泉、太溪、太冲进行捻转泻法。③电针：取三阴交、阴陵泉，使用电针仪，强度以局部产生肌肉收缩但无疼痛或不舒适为宜。

方义：中脘与天枢相配，通调肠腑，增以丰隆、阴陵泉，加强健脾化湿之效；气海、关元培补元气，调理冲任；三阴交调补肝、脾、肾三脏，辅以子宫穴促进胞宫气血的调畅；太溪为足少阴肾经原穴，可滋补肾阴，平和阴阳；太冲为足厥阴肝经之原穴，疏肝理气，与太溪合用，共奏滋水涵木之功效。

2. 腹针疗法

取穴：中脘、下脘、气海、关元、天枢、水道、气穴。

操作：腹部脂肪厚的患者选择 60mm 长度的针具，中度肥胖可选择 50mm 长度的针具，瘦削体型或正常体型的人选择 40mm 针具治疗。针刺后留针 30 分钟，每 3 日治疗一次，月经期停止针刺，疗程 4 个月。

（二）外治疗法

刮痧疗法、走罐疗法：针对肝肾阴虚的患者，建议于背部心俞、肝俞区域刮痧或走罐，以出痧为度。

（三）导引类疗法

脾肾阳虚的人易畏寒怕冷，喜静懒动，建议选择运动量稍大的方式进行体育锻炼。可于阳光充足、温暖的室外进行运动，如快走、慢跑、登山等，以提升阳气，畅通气血。肝肾阴虚的人运动方式总以舒缓为要，可选择一些轻缓的运动以养真气，如散步、太极拳、呼吸静息疗法等，当避免高强度运动。

1. 脾肾阳虚

可练习八段锦中的一组导引动作——"俯身攀足固肾

腰"，既能拉伸全身筋骨，又有益于健外助内，强壮腰肾，既可以站着练，也可以坐着练。锻炼时注意保护腰膝，避免汗出受风。可每日清晨或傍晚于室外练习至微微汗出，约半小时，以不甚疲惫为度。运动量不可过大、出汗不可过多。选取温暖的天气及场地进行，避免阴寒之处和阴雨天气。

2. 肝肾阴虚

呼吸静功疗法可养阴而不扰阳气。可于午休时或夜晚睡前盘坐于室内，平静心情，闭目绝念，意随呼吸，感觉口鼻之气渐渐柔和，约半小时后起身，下坐前先缓缓伸腿，开目，活动身体，下床步行数步后，仰卧床上稍睡片刻，起床后加饮温水或粥。

（四）饮食疗法

本病属脾肾阳虚证者，宜多食温阳之品，比如羊肉、狗肉、韭菜、茴香苗、葱、姜、蒜、栗子、山核桃、开心果等，不宜过食损阳之品，比如梨、黄瓜、西瓜、苦瓜、藕等。属肝肾阴虚证者，饮食调养以滋补肝肾，养阴清热为原则，应选择清淡的食物，多吃些瓜果蔬菜，少吃油腻、辛辣的之品。

1. 薏米赤小豆绿豆粥

原料：赤小豆 15g，薏苡仁 15g，绿豆 15g，粳米 15g。

制法：同放锅内，加水适量煮粥，粥成即可。

服法：每周 1~2 次。

功效：健脾祛湿，适用于多囊卵巢、卵巢囊肿。

2. 菊杞山药粥

原料：菊花、枸杞、山药、粳米适量。

制法：先将菊花加水煎汤，去渣取汁，入枸杞、山药、粳米小火熬煮至米熟成粥。

服法：早晚食用。

功效：滋阴潜阳，用于阴虚阳亢。

【临证心得】

本病形成时间长，机理复杂，基本病机是肾脾肝功能失调为本，痰瘀互结为标。以阴阳为纲，分为脾肾阳虚和肝肾阴虚两大型。岭南地区以脾肾气虚阳虚患者居多，即便有许多体重正常的 PCOS 患者，临床亦表现为小腹肥胖，舌质淡，苔白，脉沉等脾肾气虚之象。针灸治疗 PCOS 有较满意的效果，但需要坚持较长时间，至少 3 个月经周期，应与患者充分沟通，坚持治疗。针刺足三里应有下肢放射感，针刺三阴交应有足底放射感，针刺腹部关元、子宫穴位应有会阴部放射感。腹部穴位针灸深度应以针有阻力感为止。对于急切备孕的妇女，以针灸结合西药以促进排卵，提高妊娠率。在整个治疗过程中，需调养心神情志，改善生活方式和饮食结构，早睡早起，适量运动，多食粗粮杂粮，如燕麦、玉米、山药、芋头、红薯等。

【病案举例】

蔡某，女，30 岁，2020 年 1 月 14 日初诊。

主诉：月经后期 6 年，未避孕 3 年未孕。

现病史：患者月经周期约 60 天，末次月经（LMP）：2020 年 1 月 14 日，前次月经（PMP）：2019 年 11 月 17 日，经期 4 天，量中，色暗，多血块，伴小腹坠胀。结婚后未避孕 3 年未孕，每周同房 2~3 次。丈夫精液检查正常，输卵管造影示双侧输卵管畅通。患者平素腰酸，便溏，肢倦神疲，食欲不佳，带下量多清稀。

查体：身高 157cm，体重 63kg，腰围 95cm，臀围 104cm，多毛评分 7 分（唇毛 1 分，上腹 1 分，下腹 1 分，手臂 1 分，腿部 2 分，后背 1 分），面部轻微痤疮，颈部黑棘皮，舌淡胖，苔薄白,脉滑。

专科检查:2019 年 11 月 20 日性激素六项示 LH:6.73mIU/mL,FSH:6.95mIU/mL,PRL:16.3ng/mL,E_2:75ng/L,T:0.95ug/L,P:0.34ug/L,AMH:14.31ng/mL。2019 年 11 月 27 日 B 超示:子宫大小正常,双侧卵巢呈多囊样改变。

查体:面色少华,体偏胖,舌淡胖苔薄白,舌尖略红,脉沉。

诊断:中医诊断:不孕(脾肾阳虚);西医诊断:多囊卵巢综合征。

治法:健脾温肾,涤痰化瘀。

治疗经过:取中脘、天枢、气海、关元、子宫、丰隆、足三里、阴陵泉、三阴交针灸,其中阴陵泉、三阴交加电针。腹部、腰骶部用艾灸盒进行艾灸,每周治疗三次。治疗期间监测排卵,每周同房 2 ~ 3 次,患者于第八周治疗后怀孕。

(选自马红霞门诊临床病例)

第四节 不 孕 症

女性有正常性生活,未避孕而一年未妊娠者,称为不孕症。未避孕而从未妊娠者,称为原发性不孕症;曾经有过妊娠,而后未避孕连续一年不孕者,称为继发性不孕症。前人将原发性不孕称为"全不产""绝产""绝嗣""绝子"等,将继发性不孕称为"断绪"。也有分为绝对性不孕症和相对性不孕症者。相对性不孕症通过治疗可以改善病态得以孕育,绝对性不孕症则是经治疗仍不能获得改善的一类不孕症。

【病因病机】

《素问·上古天真论》曰:"女子七岁,肾气盛……二七天癸至，任脉通，太冲脉盛，月事以时下，故有子。"肾主生殖，为孕育之本；脾主运化，使气血充盛；肝主疏泄，使气血运行通畅，冲任相资。若脏腑功能失调，则导致阴阳气血失和，冲任胞宫失调，男女两精不能相搏而难以成孕。本病主要病机为肾气不足，冲任气血失调。

肾虚先天不足，或房劳多产，或久病大病，或年逾五七，肾气亏虚，精不化血，则冲任虚衰，难以受孕；素体阳虚或寒湿伤肾，肾阳不足，胞宫失煦，则冲任虚寒，不能成孕；肾阴素虚，或久病耗损真阴，天癸乏源，胞宫失养，冲任血海空虚，或阴虚内热，热扰冲任，乃致不孕。

肝气郁结，情志不畅，或盼子心切，肝郁气滞，疏泄失常，气血失调，冲任失和，胎孕不受。

痰湿内阻，思虑劳倦，或肝木犯脾，伤及脾阳，健运失司，水湿内停，湿聚成痰，冲任壅滞，而致不孕；或素体肥胖，嗜食肥甘，躯脂满溢，痰湿内盛，胞脉受阻，则不孕。

经行产后，摄生不慎，邪入胞宫致瘀；或寒凝血瘀，或热灼血瘀，或气虚运血无力致瘀，瘀滞冲任、胞宫，以致不孕。

除上述因素外，环境污染等因素亦可扰乱冲任、气血、胞宫的功能，以致氤氲乐育活动受到影响，导致不孕症的发生。

【辨证要点】

本病主要根据月经、带下、全身症状及舌脉等综合分析，审脏腑、冲任、胞宫之病位，辨气血、寒热、虚实之变化。一般来说，月经后期，量少色淡质稀，腰酸膝软为肾虚证，伴头晕耳鸣，精神疲倦，小便清长为肾气虚证；伴腰膝酸冷，性欲淡漠为肾阳虚证；伴头晕耳鸣，腰酸腿软，眼花心悸，舌淡，苔少，脉沉细为肾阴虚证；月经先后不定期，量或多或少，经前乳房胀痛，精神抑郁，烦躁易怒，舌红，苔薄，脉弦为肝气郁结证；形体肥胖，月经后期，带下量多，色白质黏无臭，头晕心悸，胸闷泛恶，面色㿠白，苔白腻，脉滑为痰湿内阻证；月经后期，色紫黑有血块，经行不畅，少腹疼痛拒按，经前痛剧，舌紫暗，脉弦涩为瘀滞胞宫证。

【中医特色疗法】

（一）针灸疗法

1. 肾虚证

（1）肾气虚证

主症：婚久不孕，月经不调或停闭，量多或少，色淡暗质稀，腰酸膝软，头晕耳鸣，精神疲倦，小便清长，舌淡，苔薄白，脉沉细，两尺尤甚。

治法：补益肾气，调补冲任。

处方：气海、关元、子宫、三阴交、肾俞、足三里。

操作：①针刺疗法：用提插捻转补法，得气后留针 30 分钟，每日或隔日一次，10 次一个疗程。②艾灸：气海、关元、子宫使用艾灸箱艾灸，余穴用艾条温和灸或用小艾炷直接灸，每穴灸 15 分钟，使局部有明显的温热感为宜，每日治疗 1 次。③电针：气海、关元、子宫相接，每次电针 20 分钟，余穴针刺留针 20 分钟，每天治疗 1 次。

方义：气海、关元、子宫三穴都位于脐周，气海、关元属于任脉之穴，针之可调理冲任，补益气血，子宫属于经外奇穴，是治疗子宫疾病的常用穴位，为助孕的要穴；三阴交为足三阴经与冲任脉之交会穴，调理冲任二脉；肾俞培补肾气；足三里为强壮身体的常用穴，健脾益胃。

（2）肾阳虚证

主症：婚久不孕，月经后期，量少，色淡质稀，甚至停闭，带下量多，清稀如水，腰膝酸冷，性欲淡漠，面色晦暗，大便溏薄，小便清长，舌淡，苔白，脉沉迟。

治法：温肾助阳，调补冲任。

处方：气海、关元、子宫、三阴交、命门、腰阳关、足三里。

操作：①针刺疗法：针用提插捻转补法，得气后留针30分钟，每日或隔日一次，10次一个疗程。②艾灸：气海、关元、子宫使用艾灸箱艾灸，余穴用艾条温和灸或用小艾炷直接灸，每穴灸15分钟，使局部有明显的温热感为宜，每日治疗1次。③电针：气海、关元、子宫相接，每次电针20分钟，余穴针刺留针20分钟，每天治疗1次。

方义：气海、关元、子宫、三阴交同上；命门、腰阳关、足三里温经助孕。

（3）肾阴虚证

主症：婚久不孕，月经错后，量少色淡，头晕耳鸣，腰酸腿软，眼花心悸，皮肤不润，面色萎黄，舌淡，苔少，脉沉细。

治法：滋肾养血，调补冲任。

处方：气海、关元、子宫、三阴交、太溪、肾俞。

操作：①针刺疗法：针用提插捻转补法，得气后留针30分钟，每日或隔日一次，10次一个疗程。②艾灸：气海、关元、子宫使用艾灸箱艾灸，余穴用艾条温和灸或用小艾炷直接灸，每穴灸15分钟，使局部有明显的温热感为宜，每日治疗1次。③电针：气海、关元、子宫相接，每次电针20分钟，余穴针刺留针20分钟，每天治疗1次。

方义：气海、关元、子宫、三阴交同上；太溪乃足少阴肾经的原穴，配合肾俞能滋补肾阴。

2. 肝气郁结证

主症：多年不孕，月经先后不定期，量多少不定，经前乳房胀痛，胸胁不舒，小腹胀痛，精神抑郁或烦躁易怒，舌红，苔薄，脉弦。

治法：疏肝解郁，理血调经。

处方：气海、关元、子宫、三阴交、太冲、肝俞、肾俞。

操作：①针刺疗法：气海、关元、子宫、三阴交、肾俞用平补平泻法，太冲、肝俞针用提插捻转泻法，得气后留针30分钟，每日或隔日一次，10次一个疗程。②电针：气海、关元、子宫相接，三阴交与太冲相接，每次电针20分钟，余穴针刺留针20分钟，每天治疗1次。

方义：气海、关元、子宫、三阴交同上；太冲为肝经原穴，疏肝理气解郁；肾俞培补肾气，配肝俞以调补肝肾。

3. 痰湿内阻证

主症：婚久不孕，形体肥胖，经行延后甚或闭经，带下量多，色白质黏无臭，头晕心悸，胸闷泛恶，面色㿠白，苔白腻，脉滑。

治法：燥湿化痰，理气调经。

处方：气海、关元、子宫、三阴交、阴陵泉、丰隆。

操作：①针刺疗法：气海、关元、子宫用平补平泻法，阴陵泉、三阴交、丰隆用提插捻转泻法，得气后留针30分钟，每日或隔日一次，10次一个疗程。②艾灸：气海、关元、子宫使用艾灸箱艾灸，余穴用艾条温和灸或用小艾炷直接灸，每穴灸15分钟，使局部有明显的温热感为宜，每日治疗1次。③电针：气海、关元、子宫相接，三阴交、阴陵泉相接，每次电针 20 分钟，余穴针刺留针 20 分钟，每天治疗 1 次。

方义：气海、关元、子宫、三阴交同上；阴陵泉为脾经合穴，配丰隆能健脾化痰，祛湿通滞。

4. 瘀滞胞宫证

主症：多年不孕，月经后期，量少或多，色紫黑，有血块，经行不畅，甚或漏下不止，少腹疼痛拒按，经前痛剧，舌紫暗或舌边有瘀点，脉弦涩。

治法：活血化瘀，温经通络。

处方：气海、关元、子宫、三阴交、血海、膈俞、次髎、中极。

操作：①针刺疗法：针刺气海、关元、子宫、次髎、中极用平补平泻法，血海、膈俞用提插捻转泻法，得气后留针 30 分钟，每日或隔日 1 次，10 次一个疗程。②艾灸：气海、关元、子宫、中极使用艾灸箱艾灸，余穴用艾条温和灸或用小艾炷直接灸，每穴灸 15 分钟，使局部有明显的温热感为宜，每日治疗 1 次。③电针：气海、关元、子宫相接，每次电针 20 分钟，余穴针刺留针 20 分钟，每天治疗 1 次。

方义：气海、关元、子宫、三阴交同上；膈俞为八会穴之一，血会膈俞，配血海可活血通络；次髎位于骶部，中极居任脉，位于脐下，邻近胞宫，两者相配可调理冲任，活血化瘀。

（二）隔姜灸疗法

取穴：气海、关元、子宫、中极、归来、大肠俞、次髎。

操作：穴位常规消毒后，将鲜姜切成 0.4cm 厚的薄片，用三棱针穿刺数孔，上置蚕豆大小的艾炷，放在穴位上施灸。当患者感到灼痛时，可用镊子提起姜片放上少许棉花或纱布，继续施灸，每穴约用3~4片姜，灸9壮，每日1次，7次为一疗程。艾灸对盆腔脏器、组织器官可产生温热效应，有助于局部微循环的改善。

（三）刺络拔罐

取穴：血海、膈俞、脾俞、肾俞、肺俞、足三里、丰隆。

操作方法：上述穴位用三棱针迅速点刺数下，立刻在其上拔罐，留罐15~20分钟。

（四）药熨疗法

材料：皂角刺、鱼腥草、路路通、土茯苓、莪术、红藤、三棱各100g。

操作：上述药物研为粉末，布包，隔水蒸25~30分钟，在腹部位置放置布袋，中间隔着1~2层毛巾，热敷直至变凉。一天一次，三个月为一个治疗周期，经期治疗停止。

功效：活血化瘀，软坚散结。适用于瘀滞胞宫证。

（五）药膳疗法

1. 黄精炖肉

材料：黄精30g，瘦肉250g，料酒、盐、葱、姜、胡椒适量。

制法：猪肉洗净，切成小块，煮沸去腥，加入适量料酒、盐、葱、姜等，放入炖盅内，隔水炖熟。

功效：补气养血，滋阴补元。适用于肾气虚兼阴虚患者。

2. 当归生姜羊肉汤

材料：当归20g，生姜10g，羊肉500g，盐、葱适量。

制法：羊肉清洗干净，切成小块，煮沸去腥。锅中加入清水500mL，加当归、生姜，煎取药汁约200mL，去渣备用。羊肉入锅加入适量清水，文火焖煮至肉烂熟，加入药汁兑匀，再加入盐、葱调味。

功效：温补肾阳，温经助孕。适用于肾阳虚患者。

（六）情志疗法

1. 情志相胜疗法

不孕患者往往多年不孕，心情忧郁，精神紧张，因此对治疗抱有极高希望。此时可以使用喜胜悲（忧）的方法治疗。例如在诊治过程中重语定心地告诉她："你的病不是很严重，我这里有很多比你年纪大的患者都成功怀孕了，你怀孕的几率也是很高的。"告诉患者除了要坚持治疗，也需要保持好的心情，因为情志对疾病的发生发展起很大作用。

2. 言语开导疗法

有部分不孕症患者情绪不稳，忽喜忽忧，满脑子想的都是怀孕。有时候看见基础体温上升即高兴，认为怀孕有希望了；体温一下降就大失所望，一见月经，情绪亦一落千丈，心情随着体温而起落。对此我们应该与患者及其家人谈话疏导，将其注意力引向他方。让其多去运动，做喜欢做的事情，可以推荐她去练瑜伽、跑步、爬山旅游等，利用环境的改变以转移心境。

【临证心得】

有关数据显示，我国的不孕症发病率高达 18% 以上。不孕症分为绝对不孕、相对不孕两种，后者可通过治疗达到怀孕的目标。在中医理论中，气血足是人体健康的基础，女子的受孕功能体现在女性的肾气足，气血调和。针灸治疗的机制是调和人体整体气血，调节人体阴阳平和，使机体功能完善，最终恢复排卵。临床上针灸常以气海、关元、子宫、三阴交为基础方，结合脏腑辨证选穴和循经取穴的选穴原则，随证加减，起生血充精、调和百脉之效，使肾－天癸－冲任－胞宫性腺轴功能和而易于受孕。另外，根据不同证型在针灸的基础上配合外敷、药膳、情志疗法可以得到更好疗效。

【病案举例】

梁某，女，36 岁，2019 年 7 月 23 日初诊。

主诉：未避孕未孕 1 年。

病史：患者于 2016、2018 年分别在妊娠 32 周、20 周发现胎儿发育异常引产，2016 年为基因正常，脑室增宽，2018 年为胎儿心脏结构异常，父母基因正常。引产后开始出现月经量减少的情况，最多用纸 2 小包/天，2 天干净。于广州医科大学妇科门诊就诊，诊断为"宫腔粘连"并于 2017 年 5 月 22 日行宫腔镜检查＋宫腔粘连分离＋上环术，后于 2018 年 3 月 19 日宫腔镜下取环，术后仍然月经量少，卵泡成熟时子宫内膜 4mm。于 2019 年 6 月 7 日再次行宫腔镜宫腔粘连分离术后未孕，前来就诊。既往月经规律，2～3/28～30 天，暗红色，无血块无痛经，LMP：2019 年 7 月 16 日。

专科检查：2019 年 11 月 19 日激素水平检验示 E_2：300pmol/L，LH：4.87IU/L，FSH：11.3IU/L，PRL：11.83ng/mL，P：0.28nmol/L；TSH：1.4373mIU/L。

中医诊断：断绪、月经过少（肝肾不足，气虚血瘀）；西医诊断：继发不孕症、宫腔粘连、薄型子宫内膜。

治疗：治以补益肝肾，益气活血。经后期－排卵前期：红外线治疗＋腹针治疗＋梅花针，腹针处方为百会、引气归原（中脘、下脘、气海、关元）、天枢、大横、子宫、卵巢，梅花针叩刺督脉、任脉、带脉、膀胱经、肾经（补法）、脾经（补法），重打八髎、子宫、卵巢、肾俞、神阙周（顺时针）。排卵期：红外线治疗＋腹针治疗，腹针处方：引气归原、天枢、大横、子宫、气旁、气穴、大赫。排卵后：红外线治疗＋腹针治疗，腹针处方：引气归原、天枢、大横、子宫、卵巢、水道、归来。月经期：红外线治疗＋腹针治疗，腹针处方：引气归原、天枢、大横、子宫、水道、归来、足三里、三阴交、太冲、腰三针、百会、安眠、内关。经过这三个周期的治疗，患者复查生殖激素五项各方面指标达到正常值，排卵期超声示子宫内膜增厚至8mm，在此基础上指导同房。2019年12月16日月经逾期未至，HCG尿液检测为阳性，确认宫内妊娠。予以寿胎丸加减补肾安胎。于2019年12月23日生殖激素示 E$_2$：981.4pmol/L，P：97.51nmol/L，β－HCG：6444mIU/mL。确认宫内妊娠三周后，2020年1月6日生殖激素示 E$_2$：3094pmol/L，P：89.20nmol/L，β－HCG：95340mIU/mL。继续予以中药安胎。后于孕36＋1周因前置胎盘剖腹一健康女婴。

（注：梅花针叩刺治疗时，患者先取俯卧位，以轻刺法沿督脉及带脉叩打，每条经脉4～5分钟，顺应经脉走向，循经上下来回叩打，并叩打肾俞等腧穴，排卵前期重点打八髎。再取仰卧位，循经轻叩刺冲脉、任脉、带脉，每条经脉4～5分钟，并叩打子宫等腧穴，自月经第6天开始，隔日一次。于月经第10天开始B超隔日监测卵泡发育情况，至卵泡发育成熟、直径达18mm、B超监测有排卵时停止。每个月经周期为一个疗程，连续治疗两三个疗程。）

附：

一、辅助生殖技术的中医调治

【概念】

辅助生殖技术是指体外对配子、胚胎或者基因物质进行显微操作帮助不孕夫妇受孕的一组方法，即通过非自然性交途径对人类生殖过程进行干预的助孕技术及其衍生技术。目前临床最多应用的 IVF－ET 及其衍生技术。

【病因病机】

对于女性来讲，"胞络者系于肾"，肾藏精，主生殖，肾－天癸－冲任－胞宫轴为女性生殖基础（类似于下丘脑－垂体－卵巢－子宫轴），辅助生殖过程中控制性卵巢刺激会使卵巢对促性腺激素（Gn）产生过激反应，短时间内大量卵泡发育并成熟，导致肾精大量消耗，故肾虚导致的生殖功能失调是女性不孕症的主要原因。除了肾虚，其他脏腑功能失常，气血失调也会影响冲任导致不孕。

【辨证要点】

本病需根据辅助生殖技术的不同阶段辨证结合分期论治，治疗分为进周前和进周后。一般来说，腰膝酸软、头昏耳鸣为肾虚；情志不畅，烦躁易怒，胸胁胀痛为肝郁；头晕胸闷，喉间多痰，四肢倦怠为痰湿；腹部刺痛，舌紫暗，边有瘀点者为血瘀；肢体肿胀，大便秘结，小便黄，带下量多，阴痒者为湿热；心悸怔忡，神疲肢软，面色苍白或萎黄，头晕目眩为血虚。

【中医特色疗法】

（一）进周前

1. 行经期

月经周期第 1 到 5 天，月经来潮，重阳转阴，治宜活血化瘀，因势利导。

药膳疗法

（1）红糖姜茶

治法：活血化瘀，利湿排浊。

材料：生姜、红糖适量。

操作：①生姜去皮磨成碎末；②水沸后加入姜末，煮 5 分钟后放入适量红糖；③小火继续煮 10 分钟左右后温服。红糖硬而大块且颜色深红者为佳，红糖水也可加入白木耳、枸杞、红枣或红豆，起利水利尿的作用，月经期间有助于经血排出，缓解腹胀、腰酸症状。

功效：红糖姜水温服可活络气血，加快血液循环，促进月经畅排。另外，经后气血亏虚，服用红糖姜水可补气益血。

（2）益母草枸杞蛋汤

治法：活血调经，祛瘀止痛。

原材料：生鸡蛋 1 个，益母草颗粒 5g，枸杞子 10g，白砂糖适量。

操作：①枸杞子清洗备用；②凉水中放入益母草颗粒，武火烧开后转文火炖至 200mL；③加入枸杞子，煮 5 分钟后打进生鸡蛋煮熟，加入适量白糖即可。

功效：益母草颗粒有活血化瘀、调理月经等作用，生鸡蛋能补养血气，为人体补充营养成分，与益母草颗粒、枸杞子熬汤，能调经、减轻月经疼痛、利湿消肿，提升怀孕概率，是一道温和的营养汤。

2. 经后期

也可称为增生期（排卵前期、卵泡期）。相当于月经周期的第 5 ~ 14 天，卵泡分泌雌性激素，使子宫内膜逐渐修复和增厚，血管和腺体增生，卵泡发育直至成熟排卵。中医认为，经后期阴血不足，治宜滋阴养血。

针灸疗法

治法：滋阴养血，阴阳并调。

取穴：肾俞、膈俞、三阴交、太溪。

操作：穴位常规消毒后，医者采取提插捻转补法，留针30分钟，隔日或3日1次。

方义：肾俞、膈俞补肾调血，三阴交、太溪健脾补肾，使气血旺而能荣养胞宫，卵泡顺利发育。经后期前半段血海空虚刺激宜轻，后半段阴生阳长刺激宜重。

3. 经间期

也称为分泌期。从排卵到下次月经来临之前，即月经周期的第15～21天，黄体生长成熟，并分泌大量孕激素和雌性激素。在激素作用下，子宫内膜及腺体继续增长，并分泌黏液，为受精卵的种植和发育准备条件。排卵期为氤氲期，是重阴必阳的转化阶段，阳长才能顺利排出卵子，基础体温呈高温相，阳旺阴固。治宜活血化瘀，理气促排。

（1）针灸疗法

治法：补肾活血，通络促排。

取穴：气海、关元、子宫、足三里、复溜。

操作：①电针：穴位常规消毒进针得气后，接上电针仪，调节频率，以患者感觉适度为主，留针30分钟，隔日或3日1次。②艾灸：上穴用艾条温和灸，每穴灸15分钟，使局部有明显的温热感为宜。刺激量则视卵泡发育情况而定，如卵泡发育良好，雌激素水平分泌正常则刺激宜轻，卵泡发育迟缓，雌激素水平偏低则刺激宜重。灸量则需要根据患者证型来定，如脾肾阳虚明显则灸量宜重，阳虚不显甚至阴虚火旺者则灸量宜轻，以阳中求阴。

方义：气海、关元、子宫三穴都位于脐周，气海、关元属于任脉之穴，针之可调理冲任，补益气血；子宫属于经外奇穴，是治疗子宫疾病的常用穴位，助孕的要穴；足三里是足阳明胃经的下合穴，可补气健脾；复溜是足少阴肾经的经穴，可补肾益阴。诸穴合用可补肾调血，促进新陈代谢。

（2）导引类疗法

用盆底肌按摩器治疗。

治法：通络促排。

穴位：会阴、八髎。

操作：每日应用盆底肌按摩器按摩盆底肌 15～20 分钟。

4. 经前期

为月经周期的第 22～28 天，经前期的前半段往往阳长不及，如基础体温高温相偏低偏短或高温相缓慢上升，经前出现面浮肢肿，脘腹胀满，腰酸腿软，纳少便溏或经前泄泻，或经行前后头晕沉重，体倦嗜睡，胸闷泛恶，月经量多，色淡质稀，舌质淡红，舌苔白滑，脉濡细或沉缓；经前期后半段表现为经前乳房胀痛，小腹胀满连及胸胁，烦躁易怒，或精神抑郁，善叹息，或头晕失眠，头痛剧烈，月经可先后无定期或延后，经来不畅，色暗红，舌质暗红，舌苔薄白或薄黄，脉弦或弦滑等。治宜助阳理气。

（1）针灸疗法

治法：补肾助阳，疏肝理气。

取穴：气海、关元、阳陵泉、太冲。

操作：穴位常规消毒进针得气后，医者采取提插捻转补法，每 10 分钟操作一次，留针 30 分钟，隔日或 3 日 1 次。经前期前半段选气海、关元穴，可辅以灸法；后半段可选阳陵泉、太冲穴，可加用电针，阳陵泉与太冲相接。

方义：关元为任脉经穴，可充元气、补益冲任；气海属任脉，通胞宫，针之行气活血，化瘀止痛，灸之能暖宫散寒，调补冲任；太冲为足厥阴肝经的原穴，具有滋肝阴、平肝阳的功效；阳陵泉是足少阳胆经的合穴和下合穴，可有疏肝利胆的功效。

（2）导引类疗法

太极拳保健疗法

太极拳有陈、杨、吴、武、孙等流派之分，其套路和推手在手法和步法方面基本一致，但在架势和劲力方面各有特点。国家体委运动司曾编制了一套"简化太极拳"（24式），使初学者易学易练，便于掌握，这套拳路共有24个姿势动作。具体方法见"总论"章节。

太极拳保健疗法对调摄精神、促进气血运行、改善脏腑器官功能等都有良好作用，可以锻炼身体，增强体质，治疗疾病。

注意事项：①练习时要求思想集中，精神专一，要呼吸自然，由意识引导动作，周身协调，上下相随，重心稳定，连绵不断，劲力完整。②初学太极拳时速度宜慢不宜快，熟练掌握后，速度要保持均匀，一套"简化太极拳"正常的速度是4~6分钟。③初学时架势可以高一些，但整套动作要大体上保持同样的高度（除下势以外）。④要掌握适当的运动量，因人制宜，不可贪多求快，急于求成。⑤要循序渐进和持之以恒，才能取得良好的成绩。

（二）进周后

传统的 IVF - ET 周期一般分为四个阶段：降调期、促排期、取卵期、移植期。

1. 降调期

即在行控制性超促排卵过程中，患者于月经周期的黄体中期（月经第18~21天左右）注射长效促性腺激素释放激素激动剂（GnRH - a）降调节。注射 GnRH - a 后，于下次月经周期第二天进行血清黄体生成素（LH）和雌二醇（E_2）水平测定。降调节达标准为：阴道 B 超检查示双侧卵泡直径 <5mm 且子宫内膜厚度 <5mm；血清性激素检查示 LH <5IU/mL；E_2 <20pg/mL。降调节时期下丘脑－垂体－性腺轴处于压抑状态，体内生殖激素水平达到最低。降调节时期的低激素状态，卵泡发育处于相对静止期。治疗脏腑定位在心、肝、脾，辅助治法为调肝健脾，清心安神，调和阴阳，抚卵静养。

（1）针灸疗法

治法：调肝健脾，调和阴阳。

取穴：脾俞、肝俞、三阴交、神门、足三里、百会。肝气郁滞甚者加太冲、期门；有痰湿加丰隆、阴陵泉；阴虚加太溪、照海；失眠加四神聪、神门、神庭、本神。

操作：穴位常规消毒后，医者采取提插捻转补泻法。隔日或 3 日 1 次，至降调期结束。

方义：脾俞、肝俞是健脾疏肝的背俞穴；三阴交是足厥阴肝经、足太阴脾经和足少阴肾经三经的交会穴，是调肝健脾、调和阴阳的要穴；神门是手少阴心经的输穴和原穴，具有宁心安神、清心调气的功效；足三里是足阳明胃经的合穴和下合穴，可和胃健脾，升降气机；百会是督脉之穴，可镇静安神，是治疗神志病的要穴。诸穴合用，可安神静养，调肝健脾。

（2）穴位埋线疗法

治法：补肾理气，调理冲任。

取穴：第一组：肾俞、气海、中极、三阴交；第二组：命门、关元、子宫、足三里。（两组穴位交替使用）

操作：患者埋线部位局部皮肤常规消毒，医生双手戴一次性无菌手套，根据患者埋线部位距离，选取 1~1.5cm 长的羊肠线装入针体。背部穴位在局部下方向上平刺；下腹部穴位直刺（排尿后）；下肢穴位直刺至所需深度。当得气后，边推针管，将羊肠线埋植于穴位皮下组织或肌层内，线头不得外露。消毒针孔，外敷创可贴，固定 24 小时。每周治疗 1 次，两组穴位交替至降调期结束。

2. 控制性超促排卵期

月经第 2 天到 HCG 注射日，即降调节达标后，开始予促性腺激素注射进行控制性超促排卵。在此期间，阴道 B 超监测卵泡发育情况及子宫内膜厚度。同时，对血清 E_2、LH、P 水平进行监测，根据患者卵泡发育情况及激素水平调整药物剂量。当双侧卵巢中直径 >18mm 的卵泡在 3 个以上时，停止 Gn 注射。在此期间治疗脏腑定位在肾、心、脾，辅助治疗原则为益肾助卵，温阳通络，促进优质卵泡生长同步化、快速发育和长养，以利于顺利取卵；同时健脾益气，交通心肾，助膜同步长养。

（1）针灸疗法

治法：益肾助卵，健脾益气。

主穴：肾俞、脾俞、命门、足三里、三阴交、腰阳关。气机不畅加章门、期门；肝肾阴虚加阴陵泉、太溪；血虚血瘀加膈俞、血海。

操作：穴位常规消毒后，医者采取提插捻转补泻法。隔日 1 次，至促排期结束。

方义：肾俞、脾俞是肾与脾的背俞穴，是补肾健脾的常用穴；命门、腰阳关是督脉之穴，灸之可强肾固本，温肾壮阳，强腰膝固肾气，针之可疏通督脉上的气滞，加强与任脉的联系，促进真气在任督二脉上的运行；三阴交是肝、脾、肾三条经络相交会的穴位，有补血补气之功效；足三里是足阳明胃经的要穴，有强壮筋骨、活血补气健脾之功效。

（2）耳压疗法

治法：调理阴阳。

主穴：盆腔、内分泌、内生殖器。肝郁气滞加肝、三焦；腹胀、胸胀加腹、胸。

操作：耳郭局部常规消毒后，医者将粘有王不留行子的胶布（0.5cm×0.5cm）贴在相应耳穴上，并用手按压固定，以耳部有酸胀痛热感为度。每次贴压一侧耳郭，每穴每天按压3~5次，每次1~2分钟，3天后换另外一侧耳郭。

3. 取卵期

HCG注射日到穿刺取卵术期间，即控制性超促排卵完成后，予人绒毛膜促性腺激素（HCG）肌注，34~36小时后，经阴道B超引导下行穿刺取卵术。治疗多重视肾、脾、心、肝，通过益肾助卵，温阳通络，协同HCG促进优势卵泡发育，以利于顺利取卵。同时健脾益气，交通心肾，使子宫内膜同步长养。

（1）针灸疗法

治法：疏肝健脾，益肾宁心。

主穴：照海、肾俞、足三里、脾俞、神庭、百会、太冲、肝俞。

操作：穴位常规消毒后，照海、肾俞、足三里、脾俞、神庭、百会采取提插捻转补法，太冲、肝俞采取提插捻转泻法。HCG肌注至取卵日，每天针刺1次。

方义：照海属足少阴经，配肾俞可补肾；脾俞为脾经背俞穴，配胃经之足三里，可调理脾胃，温阳健脾；神庭、百会属督脉，入络于脑，可调督理气，宁心安神；太冲为肝经原穴，配肝经背俞穴之肝俞，能疏肝解郁，使肝气条达，气血得和。

（2）音乐疗法

手术过程中为消除患者对陌生环境的不适应和紧张情绪，取卵工作室可以播放优雅柔和的音乐，术中应保持灯光柔和、周围环境安静，操作人员应严格无菌。推荐音乐：圣桑《天鹅》、约翰·施特劳斯《蓝色多瑙河》、贝多芬《月光奏鸣曲》和理查德《水边的阿狄丽娜》等。

（3）情志疗法

言语开导疗法：不孕患者往往是多年不孕，心情忧郁，精神比较紧张，心理压力大，经济负担重，因此对体外受精－胚胎移植抱有极高希望。针对这些，必须做好这部分患者的心理疏导工作。术前应积极宣教，组织患者集体宣讲。医护人员应与他们耐心谈心，缓解他们的紧张情绪，必要时进行心理量度调查，介绍手术方法、过程以及失败的可能性，让患者以平稳的心理状态接受手术。

4. 取卵后期

此期即取卵到移植之前的时期，取卵数目不同，临床表现不同。有部分患者表现为腹胀或腹部不适。治疗应予以疏肝行气，补精养血，促进机体恢复。

（1）针灸疗法

治法：疏肝行气，补精养血。

取穴：足三里、阴陵泉、三阴交、太冲、天枢、气海、关元。腰痛加小肠俞、腰眼；血虚加膈俞、血海。

操作：穴位常规消毒后，医者采取平补平泻法。每日或隔日一次，至移植期。

方义：足阳明胃经之穴足三里、足太阴脾经之穴阴陵泉和三阴交，合用可健脾补气，强健筋骨；太冲是足厥阴肝经之原穴，针之可疏肝行气；天枢、气海和关元位于脐周，合用可补精养血，调节身体的气血。

（2）腹针疗法

治法：疏肝理气，引气归原。

取穴：主穴选中脘、下脘、气海、关元；配穴选太冲、合谷。

操作：穴位常规消毒后，主穴针刺人部（15～20mm），配穴针刺地部（20～30mm）。候气3～5分钟，然后采用轻刺激手法，不用提插捻转等其他针刺手法留针30分钟，每日或隔日1次，至移植前期。

方义：患者在取卵后往往有紧张的情绪，中脘、下脘、气海、关元可引气归原；太冲、合谷可起到疏肝行气的作用。

5. 移植前期

体外受精后受精卵分裂成早期胚胎，即2～8个分裂球时即可进行胚胎移植。移植的时间窗约在周期的15～20天。此时，子宫内膜进一步增厚，为受精卵能够顺利在宫体内着床做好准备。治疗以养血活血，改善内膜为主。

针灸疗法

（1）辨证取穴

治法：养血活血。

主穴：关元、中极、子宫、三阴交、血海、阴陵泉。肾精亏损者加肾俞、腰阳关、太溪；肝气郁结加太冲、肝俞；气血亏虚加膈俞、血海。

操作：针用平补平泻法，得气后留针30分钟，隔日1次，至移植前停止针刺。

方义：关元、中极是任脉之穴，可温阳补肾，培元固本，调补冲任；子宫、血海、阴陵泉增强补益气血之功，三阴交是足三阴经交会穴，调补肝肾，行气活血，疏经通络。

（2）温针疗法

治法：补肾温阳，活血养血。

取穴：关元、气海、归来、子宫、肾俞、三阴交、足三里、地机、血海。

操作：针用平补平泻法，进针后直刺 10～20mm，产生酸麻重胀感，以患者耐受为宜。子宫、足三里予温针灸，将长 2cm 艾条放置于针柄上，点燃艾条施灸，以所灸部位的皮肤红晕为度，30 分钟后起针，每穴每次灸 2 壮。如施灸部位在灸后因灼伤而出现水疱，其直径在 1cm 以内者，一般不需任何处理，待其自然吸收即可；如水疱较大，用一次性针灸针刺破水疱，放出水液，再涂以烫伤油或消炎药膏，并嘱患者保持局部清洁，以防感染。

方义：关元为任脉及足三阴经交会穴，温阳补肾，培元固本，调补冲任；气海属任脉，通胞宫，针之行气活血，化瘀止痛，灸之能暖宫散寒，调补冲任；归来有调理气血、活血化瘀、调经止痛之效；子宫穴为胞宫要穴，灸之使任脉经络气血调和，气机通畅；肾俞为肾经背俞穴，能温肾壮阳，使气血得温则行；三阴交是足三阴经交会穴，可调补肝肾，行气活血，疏经通络；足三里属足阳明胃经，胃经为多气多血之经，艾灸足三里具有化生气血、培土化元、补益后天之效；地机为足太阴脾经郄穴，可治疗血证，调理任脉气血；血海为足太阴脾经要穴，善治血证，具有调血气、理血室、导血归海之功效。以上诸穴合用，共奏温补肾阳、活血化瘀、调理冲任、安神定志之效。

6. 移植后期

本期是指在取卵后胚胎移植到监测血清是否妊娠的一段时间，是关系孕育成功的关键，是人工辅助生殖技术成功的瓶颈，受多种因素的制约。受大量促性腺激素的刺激，加之由于取卵过程颗粒细胞的丢失，黄体功能不足，子宫内膜容受性受到影响，很难与自然周期的着床环境一致，无疑会影响胚胎着床，而目前尚无判断子宫内膜着床微环境的客观标准。此期治疗脏腑定位在脾、心、肾，辅助治法为健脾滋肾，聚精助膜，益气摄胎，加速取卵后子宫内膜的长养，尽可能与 ET 胚胎发育同步，增强子宫内膜黏附能力，促进胚胎种植和生长。

（1）针灸疗法

治法：强健黄体，益肾安胎。

取穴：关元、子宫、太溪、足三里、三阴交。伴小腹冷痛加归来、公孙；伴腰腹冷痛，灸肾俞、命门、关元、气海；伴纳差、便溏，加脾俞、胃俞、中脘。

操作：穴位常规消毒后，医者进针得气，进行提插捻转补法，留针 30 分钟，每日或隔日 1 次。

方义：关元属于任脉，子宫为经外奇穴，两穴均位于脐下，邻近胞宫，针之能调和冲任，为助孕的要穴；太溪为足少阴肾经原穴，三阴交属脾经，通于任脉和肝、肾诸经，两穴相合以养阴清热；足三里为强壮身体的常用穴，藉以健脾胃。

（2）药膳疗法

治法：补气健脾，益肾安胎。

主方：太子参 6g，山药 10g，枸杞 10g，大枣 6g，瘦肉100 ~ 150g 等。

做法：先用温开水浸泡中药（连小药包）3 ~ 5 分钟，去水后放入炖盅内，加入清水 500 ~ 600mL，姜两片，瘦肉100 ~150g。炖盅放入锅内，隔水炖，待炖盅内水开后转小火炖 1 ~1.5 小时即可。

服法：每日 1 剂，一个疗程 7 ~ 14 天，如验孕成功继续本方至 10～12 周。

（3）音乐疗法

与患者沟通，让患者参与，选择放松、温和、优美、动听的音乐，每天晚上睡前 30 分钟欣赏音乐，以实现自我调节心理状态为目的，使患者保持心态平和。

【临证心得】

体外受精－胚胎移植为代表的辅助生殖技术虽然为众多不孕患者带来了福音，但体外受精－胚胎移植的临床妊娠率仍没有达到令人满意的效果，据 2016 年欧洲人类生殖及胚胎协会报道，IVF－ET 的临床妊娠率仅为 33.8%，子宫内膜容受性和卵巢功能差是限制该技术的瓶颈。中医特色疗法具有简便、安全、有效、价廉的特点，在辅助生殖领域逐渐开始发挥优势。

需要采用辅助生殖技术的患者，大多具有病程长、高龄、病情复杂、药物治疗多次失败的特点，久病伤肾，肾虚是其主要病机，在辅助生育的全部治疗过程中，补肾仍是其主要原则，治疗需在补肾的基础上加以辨证取穴。肾气不足，天癸乏，冲任不足，不仅难以受孕，即使受孕也容易出现流产等不良孕产情况，故进周前需要补肾固冲，预培其本，在此期可以在补肾基础上结合月经周期即经后期、经间期、经前期、行经期的不同特点，灵活选择针灸、推拿疗法、耳穴贴压、药膳疗法等中医特色疗法，治疗三个月经周期，为进周后进一步的治疗提供足够的物质基础，然后根据辅助生殖技术周期特点，灵活选择不同的特色疗法进行治疗，从根本上提高患者对促排卵药物的敏感性，减少促性腺激素用量，提高卵子的质与量，改善子宫内膜容受性，提高妊娠率，减少并发症。同时由于寻求辅助生殖技术的患者大多面临巨大的社会、家庭压力，承担着昂贵的治疗费用，其心理易出现焦虑、抑郁、痛苦、失望、内疚等情绪，治疗中患者需面临的经济压力和精神压力常常影响治疗疗效和妊娠结局，在治疗过程中配合一些音乐疗法、太极拳、情志调理能够改善患者的不良情绪状态，进而提高临床疗效。

【病案举例】

骆某，女，36岁，2019年4月初诊。

主诉：未避孕未孕10年余，生化妊娠2次，种植失败3次。

病史：未避孕未孕10年余。末次月经2019年4月9日。2013年5月在广东省妇幼保健院行胚胎移植，生化妊娠1次，2013年11月、2014年11月在广东省妇幼保健院各行胚胎移植1次，均不着床，2014年3月因双侧输卵管积水行双侧输卵管结扎术。2017年11月于广州医科大学附属第三医院再次行胚胎移植，生化妊娠，2018年12月再次于我院行胚胎移植术未孕，现有7个胚胎。患者神情焦虑，郁郁不欢，睡眠不佳。平素无关节疼痛，无明显脱发，无皮疹红斑，无口腔溃疡，无光过敏，无雷诺现象，无明显口干、眼干。

专科检查：宫腔镜检查未见异常，夫妻外周血染色体检查无异常，查甲功三项、自身免疫组合、体检组合、凝血三项、TORCH感染六项、IgM、感染七项、血常规均未见明显异常。

查体：少腹按之硬满，唇色瘀黑，面部黄斑，偏黄，脉沉细，舌暗红，苔薄白，边有齿痕。

中医诊断：不孕症（肾虚血瘀，肝郁气滞）；西医诊断：女性不孕症、反复移植失败。

治法：补肾活血，疏肝理气。

治疗经过：归肾丸合血府逐瘀汤加减治疗，结合梅花针叩刺。梅花针叩刺部位：冲、任、督、带四脉，环神阙一周，卵巢穴、子宫穴等经验穴，顺应经脉走向，循经上下来回叩打。患者先取俯卧位，以轻刺法沿督脉及带脉叩打，每条经脉4～5分钟，并叩打肾俞等腧穴。再取仰卧位，循经轻叩刺冲脉、任脉、带脉，每条经脉4～5分钟。自月经第六天开始，三天一次，月经期暂停。经过三个月治疗后，患者精神转佳，睡眠好转，腹部柔软，面部红润有光泽，黄斑明显减少，唇色转为红润，舌淡红，苔薄白。遂于2019年8月回广州医科大学附属第三医院生殖中心行胚胎移植术，移植成功，于2020年6月顺产一健康女婴。

按语：胚胎的孕育依赖于冲任脉的通盛、相资，督带脉的调约。梅花针叩刺可使冲任流通，督脉健固，带脉约束，四脉各司其职，气血畅达。冲任督带四脉失司可直接影响胞宫胞络的生理功能，影响卵泡生长发育及正常排卵。治疗不孕症，疏通冲任督带是其根本，调理冲任、健固督带是辨证施治不孕的本源。

（选自钟冬梅门诊临床病例）

二、男性不育症

【概念】

男性不育症是指夫妇婚后同居一年以上未使用避孕措施，由于男方的原因造成女方不孕者，称为男性不育症。不育症根据治疗可能性可分为绝对不育和相对不育。前者是指完全没有生育能力，如无精子症。后者是指有一定的生育能力，但生育力低于怀孕所需要的临界值以下，如少精子症等。

【病因病机】

男性不育是很多疾病引起的一种结果，本身并非一种独立的疾病，可归属于早泄、遗精、阳痿、精液清冷、精少、射精不能、天宦、睾丸萎缩等病。其病机重在肝肾，以虚为多，实则肝气郁结，虚则肾精亏虚，气血不足，或为阳痿，或为阴亏。治疗应辨证用药，实证宜疏肝解郁，虚证宜滋补肾精，温补肾阳，或滋阴降火。

【辨证要点】

一般来说，有腰膝酸软，遗精尿频，精神萎靡者为肾虚；有性欲减退或阳痿，面色萎黄，少气懒言，形体消瘦，体倦乏力为气血不足；有情志抑郁沉闷，胸胁胀满，舌暗红见瘀点为气滞血瘀；有形体肥胖，头晕身重，胁痛口苦，阴肿阴痒，阴囊潮湿为湿热下注。临证时需结合全身症状、舌脉、病史等进行综合分析辨证治疗。

【中医特色疗法】

（一）针灸疗法

1. 肾精亏虚

主症：婚后不育，腰膝酸软，遗精尿频，神疲乏力，头昏目眩，舌红苔少，脉细数。精液常规检查：精液稀薄或过于黏稠，精子数少，活动力弱。

治法：补肾填精。

取穴：太溪、肾俞、三阴交、关元。

操作：针用提插捻转补法，得气后留针30分钟，每日或隔日一次。

方义：太溪为足少阴肾经原穴，配肾俞可补肾填精；三阴交为足三阴经交会穴，既可滋补肝肾，又可健脾益气，以补后天之本；关元可大补元气。

2. 肾阳亏虚

主症：婚后不育，性欲低下，或阳痿早泄，畏寒肢冷，精神萎靡，面色㿠白，舌淡苔白，脉沉迟。精液常规检查：精液稀薄，精子数少，活动力弱。

治法：温肾壮阳。

取穴：肾俞、命门、关元。

操作：①针刺：针用提插捻转补法，得气后留针 30 分钟，每日或隔日一次。②艾灸：上穴用艾条温和灸或用小艾炷直接灸，每穴灸 15 分钟，使局部有明显的温热感为宜，每日或隔日治疗一次。

方义：肾俞、命门可温肾壮阳；关元可壮真火，大补元阳。

3. 气血亏虚

主症：婚久不育，性欲减退或阳痿，面色萎黄，少气懒言，形体消瘦，体倦乏力，尤以行房后为甚，心悸失眠，头晕目眩，纳呆便溏，舌淡无华，脉沉细弱。精液常规检查：精液量少，活动力弱。

治法：益气养血填精。

取穴：关元、气海、脾俞、足三里、三阴交、肾俞。

操作：①针刺：针用提插捻转补法，得气后留针 30 分钟，每日或隔日一次。②艾灸：上穴用艾条温和灸或用小艾炷直接灸，每穴灸 15 分钟，使局部有明显的温热感为宜，每日或隔日治疗一次。

方义：关元、气海大补元气；脾俞、胃之下合穴足三里配足三阴经之交会穴三阴交，可健脾胃，助运化，补气血；肾俞可补益肾精。

4. 气滞血瘀

主症：婚久不育，情志抑郁沉闷，胸胁胀满，或会阴作胀，烦躁少寐，或伴阳痿，或伴不射精，或精索增粗，舌暗红见瘀点，脉涩或弦。

治法：疏肝理气，活血化瘀。

取穴：太冲、曲骨、阴廉、三阴交。

操作：进针得气后，行捻转提插泻法，留针30分钟，每日或隔日一次。

方义：足厥阴肝经原穴太冲疏肝理气，通利阴器；曲骨壮阳举茎；阴廉、三阴交活血散瘀。

5. 湿热下注

主症：婚久不育，或形体肥胖，头晕身重，胁痛口苦，烦躁易怒，阴肿阴痒，阴囊潮湿多汗，性欲减退，甚则阳痿早泄，小便短赤，舌红，苔黄腻，脉弦数。精液常规检查：精子数少或死精子多或不液化。

治法：清热利湿。

取穴：中极、大赫、阴陵泉、行间、肾俞。

操作：进针得气后，行捻转提插泻法，留针30分钟。

方义：中极配大赫清利下焦湿热；阴陵泉配行间清热化湿；肾俞可补肾固精。

（二）耳压疗法

治法：补肾益精，调补阴阳。

取穴：肾、外生殖器区、睾丸、内分泌、皮质下、交感、神门。

操作方法：每日选4～5穴，中等刺激，使用王不留行子粘在胶布上按压。

（三）温针疗法

治法：温阳补肾，补气益精。

取穴：关元、大赫、三阴交、肾俞。

操作方法：医者按温针灸方法操作，留针30分钟，隔日

1 次，15 次为一疗程。

注意：针感要求直达阴茎，以平补平泻为主，灸后使局部皮肤发红，针下有热感。

（四）药膳疗法

1. 香菇鹿肾煲

治法：温补肾阳。

材料：新鲜鹿肾 1 具，干贝 30g，虾米 30g，水发香菇 30g，母鸡肉 500g，带皮猪肉 500g，料酒、精盐、葱、生姜、胡椒粉、淀粉各适量。

制法：先将鹿肾初加工并洗净，放锅内用开水煮 1 小时左右，捞出用冷水洗净，与干贝、虾米、香菇、母鸡肉、猪肉、葱、姜片等一同放入锅内，慢火煲 30 分钟。

2. 生精粥

治法：补肾填精。

材料：菟丝子 20g（布包），枸杞 20g，猪腰 100g（切块），大米适量，盐、油适量。

制法：大米、菟丝子、枸杞加清水适量煮粥，粥成后去菟丝子加猪腰 100g 煮熟，加盐、油调味。

【临证心得】

1. 针灸治疗男性不育症有较满意的效果，临证时应根据辨证取穴，注意局部与整体的配合，在调整整个机体状况的基础上对局部做重点治疗，方能取得持久疗效。

2. 曲骨、关元、中极等为治疗本病的常用腧穴，刺激强度应因人而异，体实者可给予强刺激，使针感放射至前阴部，体弱者则以轻刺激为宜，或针上加灸，或单用灸法。

3. 嘱患者清淡饮食，改善生活习惯，包括按时作息、增强体育锻炼、勿房劳过度。对于有心理压力的患者，及时给予心理疏导和鼓励。

4. 询问患者生活、工作环境、避免高温暴露（如厨师、经常蒸桑拿等），避免有害化学物的暴露（如入住新装修的房屋），避免穿着过紧、不透气内裤，避免久坐。

【病案举例】

涂某，男，29 岁，已婚，2020 年 4 月 11 日初诊。

主诉：夫妻性生活规律，无避孕妻子 1 年未孕。

病史：夫妻性生活规律，每周 1～2 次，无避孕妻子 1 年未孕。平素痰多，腰酸，怕冷，二便调。

专科检查：2020.4 精液分析检验示畸形率 93%，快速向前运动（a 级）8.9%，慢速或呆滞前向运动（b 级）6%。

查体：形体肥胖，舌淡胖，苔白厚腻，脉沉滑。

中医诊断：无子（肾阳亏虚，痰湿中阻）；西医诊断：男性不育症、弱精症。

治疗经过：中医治以补肾健脾，温化痰湿。以桂枝、吴茱萸等药物蒸煮后的药物罐循督脉、膀胱经等经络治疗，每周一次。治疗 3 个月后复查精液常规：畸形率 95%，快速向前运动（a 级）28.3%，慢速或呆滞前向运动（b 级）10.2%。通过治疗，精子活力明显增强，各项指标已达标，治疗方案有效，遂指导同房，后妻子顺利怀孕。

按语：本病例属于肾阳亏虚，痰湿中阻型。药物罐是指将拔罐法与中药疗法相结合的一种治疗方法。既起到拔罐时的温热刺激和机械刺激作用，又可发挥中药的药理作用，提高拔罐的治疗效果。经过中医和药物罐温经通络，健脾补肾，祛痰化浊的作用，患者精子活力明显改善。

（选自钟冬梅门诊临床病例）

第五节　卵巢储备功能低下

卵巢储备功能低下（Diminished Ovarian Reserve，DOR），是指卵巢内存留的可募集卵泡数量减少，卵母细胞质量下降，生殖内分泌功能紊乱，生育能力下降。临床多采用基础 FSH 测定（10～40IU/L），结合 B 超（窦卵泡≤5 个）及其他血清学检查（如雌二醇 < 20ng/mL 或 > 75ng/mL；AMH 0.5～1.1ng/L；抑制素 40～45ug/L）评估卵巢储备功能以辅助诊断。

卵巢储备功能低下，可能与以下因素相关：①遗传因素，如染色体异常，抑或随着年龄增长，线粒体 DNA 突变、端粒酶活性下降与端粒缩短等累积性损伤，从而影响卵泡的数量与质量。②卵巢破坏因素，包括卵巢手术史、盆腔感染、放化疗史等，均可能会破坏卵巢血供及损害卵母细胞，导致卵巢间质纤维化或坏死等。③免疫因素，自身免疫反应会破坏卵巢，导致成熟前卵泡闭锁，卵子退化。④感染因素，儿童期或青春期患流行性腮腺炎常可合并病毒性卵巢炎，造成卵巢储备功能下降甚至卵巢早衰的发生；痢疾杆菌、麻疹病毒、巨细胞病毒感染以及严重的结核性、淋菌性或化脓性盆腔炎等亦可破坏卵巢组织，造成卵巢功能的减退。⑤年龄、环境、社会压力、生活方式等因素，如高龄、环境污染、环境毒物、不良生活习惯、工作压力以及长期紧张、焦虑、抑郁等不良精神刺激状态亦容易诱发中枢神经系统以及下丘脑 - 垂体 - 性腺轴分泌异常，导致 DOR。

本病在中医学中无相对应病名，可归属于"月经先期""月经量少""闭经""不孕"范畴。

【病因病机】

《素问·上古天真论》云："女子七岁，肾气盛，齿更发长，二七而天癸至，任脉通，太冲脉盛，月事以时下，故有子……七七，任脉虚，太冲脉衰少，天癸竭，地道不通，故形坏而无子。"明确指出女性月经、孕育与肾气的盛衰密切相关。若肾气渐衰，天癸渐竭，月经渐闭则提示女性卵巢生殖功能渐渐减退直至消失。故肾虚精亏是本病的根本病机，但也与脏腑有密切关系，主要是心、脾、肝等。

1. 肝肾不足

肝肾乙癸同源，精血互生，故肾虚精亏常与肝血不足相伴出现。因熬夜或过度劳累耗伤精血，肝血不足，则不能荣肾填精，冲任血海亏虚，胞宫不能按时满溢，渐可发为本病。

2. 肾虚肝郁

肝主疏泄，调节冲任血海，忧思过度则伤肝，而肝为肾之子，故肝郁则肾亦郁矣。肝气郁结，失于疏泄，可致冲任气机不畅，故渐发为本病。

3. 脾肾两虚

脾胃为中土，主运化水谷精微，为人体后天之本、气血生化之源。忧思过度或饮食不节，致脾失健运，气血生化之源不足，后天之本不能奉养先天，天癸失于滋养，血海不盈，不能按时满溢，故可发为本病。

4. 心肾不交

心主血脉，心气推动血液运行于经脉，且心气下通于肾，心肾相交，水火相济，血脉流畅，阴阳平衡，则月事如常。若心气不下，胞脉闭阻，则易致生殖轴紊乱，可渐发为本病。

故卵巢储备功能下降病机较为复杂，涉及肾、肝、心、脾等多个脏腑，以肾虚为本，与肝、心、脾多脏的气血虚损和功能紊乱有关，常夹杂痰湿、血瘀等病理因素，表现为肾-天癸-冲任-胞宫轴的功能失调。

【辨证要点】

本病主辨脏腑阴阳，若白带全无，阴部干涩，口干咽燥，烦躁易怒，头晕耳鸣，腰膝酸软，手足心热，舌质红或中剥少津，苔薄，脉沉细数，病属肝肾阴虚。若畏寒症状明显，伴有自汗乏力，烘热轻而畏寒重，面色萎黄，双下肢及面目浮肿，性欲淡漠，失眠多梦，舌胖大、苔白，脉沉，多属脾肾阳虚。

【中医特色疗法】

（一）毫针疗法

1. 肝肾阴虚证

主症：闭经，白带全无，阴部干涩，口干咽燥，烦躁易怒，头晕耳鸣，腰膝酸软，手足心热，舌质红或中剥少津，苔薄，脉沉细数。

治法：滋肾养肝，育阴潜阳。

取穴：气海、关元、三阴交、子宫、归来、肝俞、肾俞、太渊、鱼际、太溪、复溜。明显烦躁易怒者，配太冲、合谷疏肝理气；伴手足心热，头晕耳鸣者，配神门交通心肾，养阴安神。

操作：针用平补平泻法，得气后留针30分钟，每日或隔日一次，30次一个疗程。

方义：气海、关元为任脉穴，可调理冲任；子宫为经外奇穴，配合归来可调理胞宫气血，令经水续而归来；三阴交为肝经、脾经、肾经之交会穴，有疏肝健脾益肾之功；肝俞、肾俞补益肝肾。在中医学五行相生相克原理及"补母泻子"的治疗原则中，肺金可生肾水，肾水亦能滋养肺金，故可予针刺太渊、鱼际、太溪、复溜以达金水相生之效。

2. 脾肾阳虚证

主症：畏寒症状明显，多有闭经，个别月经后错之后又来潮者，常常月经量少，伴有自汗乏力，烘热轻而畏寒重，面色萎黄，双下肢及面目浮肿，性欲淡漠，失眠多梦，舌胖大、苔白，脉沉。

治法：益肾填精，温阳健脾。

取穴：关元、水道、太溪、关元俞、足三里、脾俞、肝俞、子宫、中极。腰背酸痛者，配归来、肾俞、次髎补肾活血止痛；若有畏寒喜暖者，加灸神阙、关元、气海、脾俞、命门，以温养脾肾。

操作：针用补法，得气后留针 30 分钟，可同时艾条灸或温针灸，每日或隔日一次，30 次一个疗程。

方义：关元穴为任脉穴，也是任脉与足三阴经的交会穴，针刺关元可培元固本，补益下焦之气血，并将其引入冲任脉，达到培补元气和调节气血的作用；水道属于胃经，有通调水道，调经种子之功；太溪、关元俞补肾气，滋肾阴；足三里、脾俞健脾养血；三阴交补肾健脾疏肝；子宫、中极等可局部养血活血。

（二）外治疗法

膏敷疗法

药物组成：乳香、没药、生地黄、麦冬、鹿茸、肉苁蓉。

配制方法：将上述药物粉碎，用姜汁调成糊状备用。

使用方法：将膏体填满脐内，消毒纱布外敷，胶布固定。可同时在此穴予艾条施灸，以增强药物的吸收，间日换药 1 次，7 次为一疗程。

（三）导引类疗法

八段锦

每周进行 5 天八段锦运动，每次 8 套（约 30 分钟），每天

2 次，早晚各 1 次，连续锻炼 3 个月经周期。在运动过程要放松身心，保持心情愉悦。

（四）药膳疗法

1. 鹿茸炖鸡

原料：鹿茸 2g，枸杞子 10g，生姜 3 片，鸡肉 50g，黄酒适量。

制法：鸡肉过热水后洗净，与上述原料同放炖盅内，加水适量，武火煮沸，中火 40 分钟，慢火炖 1 ~ 1.5 小时即可。

服法：每周 1 ~ 2 次。

功效：温补肾阳，适用于 DOR 表现为头晕怕冷，腰膝酸软，夜尿频多，月经稀少等脾肾阳虚者。

2. 龟鹿二仙胶

原料：龟甲胶 2500g，鹿角胶 5000g，枸杞子 900g，人参 450g。

制法：将枸杞子、人参熬煮药汁，过滤药渣，将龟甲胶、鹿角胶置于药汁中慢火熬煮成胶。

服法：每服 6g，每周 3 ~ 4 次。

功效：滋阴填精，益气养神。适用于 DOR 肝肾阴虚伴肾气衰弱者。

3. 胎盘汤

原料：鲜胎盘 1 具，当归 10g，生姜数片，盐适量。

制法：胎盘洗净、切碎，与诸料一同入炖盅，炖汤。

服法：饮汤食胎盘。每日 1 次，3 ~ 7 日为一疗程。

功效：补肾益精，益气养血。适用于肾虚型 DOR，尤其适用于伴有子宫发育不良者。

【临证心得】

（1）针灸对治疗本病疗效肯定，无副作用，但疗程较长，应嘱患者少忧思，增强治疗的信心，坚持治疗。

（2）多种疗法配合应用可提高疗效，尤可配以药膳一同治疗。

（3）若出现卵巢储备功能低下前期病变的表现，如月经提前、月经量少或崩漏以及烘热汗出、烦躁等，必须引起重视，及早干预，贯彻祖国医学"不治已病治未病"的预防思想，以防止卵巢功能进一步衰退的发生。

（4）对于有生育需求者，应尽早调理备孕。

【病案举例】

傅某，女，37岁，2020年1月13日初诊。

主诉：反复自然流产。

病史：末次月经：2020年1月13日。$G_3P_1A_2$，生化妊娠1次，胚胎停育1次（行清宫术），2019年7月19日孕30+周因胎死宫内行引产+清宫术。症见：平日易醒，多为凌晨3~4点，夜尿多。

实验室检查：AMH 0.54ng/mL。

查体：舌质淡暗，苔白，脉沉细。

中医诊断：滑胎（脾肾阳虚型）；西医诊断：习惯性流产、卵巢储备功能低下。

治法：益肾填精，温阳健脾。

治疗经过：取中脘、天枢、气海、关元、子宫、丰隆、阴陵泉、足三里、三阴交进行针刺。其中阴陵泉、三阴交加电针，同时用艾灸盒加灸腹部以覆盖神阙、关元、气海等穴，30分钟后取针，艾灸盒继续灸腰骶部以覆盖肾俞、命门等穴，每周治疗三次。排卵后服用下方：阿胶3g，桑寄生15g，陈皮6g，桑椹20g，续断10g，地黄30g，紫河车6g，茯苓20g，鹿角霜3g，砂仁3g，甘草3g，太子参10g，白术20g，蒲公英

20g，菊花 20g，白芍 10g，葛根 12g，枸杞子 20g，山药 20g，山萸肉 10g，玉竹 20g，菟丝子 20g。排卵前更换为下方：白术 30g，当归 10g，地黄 20g，茯苓 20g，薏苡仁 30g，醋香附 10g，熟地黄 30g，鹿角霜 3g，续断 10g，淡附片 12g，甘草 3g，赤芍 10g，蒲公英 20g，菟丝子 20g，巴戟天 30g，紫河车 6g，醋鳖甲 6g。患者针药并用，治疗半年后怀孕，血 HCG 110.4mIU/mL，孕酮 27.97ug/L，孕 13 周行 NT 检查显示正常，孕 38 周顺产一男活婴。

（选自马红霞门诊临床病例）

第六节　子宫内膜异位症

　　子宫内膜异位症是指具有活性的子宫内膜组织（腺体和间质）出现在子宫腔被覆内膜及宫体肌层以外部位，简称内异症，是引起盆腔痛与不孕的主要原因之一。异位内膜可侵犯全身任何部位，但绝大多数位于盆腔内，以子宫骶韧带、子宫直肠陷凹及卵巢最常见，其次为子宫浆膜、输卵管、乙状结肠、腹膜脏层、直肠阴道隔等部位。本病多见于育龄妇女，与卵巢周期性变化有关，为性激素依赖性疾病。

　　本病虽为良性病变，但具有类似恶性肿瘤的种植、侵蚀、转移和复发能力。根据子宫内膜异位症的临床表现，本病可归属于"痛经""癥瘕""月经不调""不孕症"等范畴。

【病因病机】

　　本病以瘀血阻滞冲任、胞宫为基本病机。导致瘀血形成的原因有虚实寒热的不同。

1. 气滞血瘀

　　平素性抑郁或恚怒伤肝，使肝气郁结，疏泄失司，气机郁

· 345 ·

滞，血行不畅，瘀血内生，阻滞冲任、胞宫为患。

2. 寒凝血瘀

经期、产后胞脉空虚，血室正开，余血未净，若摄生不慎或冒雨涉水或经时贪食生冷，内伤于寒，血遇寒则凝，则经脉凝滞，寒凝血瘀，阻滞冲任胞宫为病。

3. 瘀热互结

素体阳盛，或肝郁化热，或外感热邪，或过食辛辣，致邪热内盛，热伏冲任血海，热灼营血而蕴结于冲任胞宫胞脉，阻滞气血运行，可导致血瘀。或瘀久化热酿毒，瘀毒伏于体内，随月经定时而发，缠绵难愈。

4. 痰瘀互结

素体脾虚痰盛，或饮食不节、劳倦过度、思虑过极，损伤脾气，脾虚生湿，湿聚成痰，痰湿下注冲任胞脉，阻碍血行，可导致痰瘀互结。

5. 气虚血瘀

素体脾虚，中气不足，或饮食不节、劳倦过度、忧愁思虑，或大病久病，损伤脾气，气虚运血无力，血行迟滞，则冲任瘀阻。

6. 肾虚血瘀

先天禀赋不足，或大病久病、房劳多产、堕胎小产，损伤肾气，肾气亏损，阳气不足，阴寒内盛，冲任虚寒，血失温煦、推动而致血瘀；或肾阴不足，虚火内生，内热灼血亦可致瘀。

【辨证要点】

根据疼痛发生的时间、性质、部位、月经的情况、结块的大小、部位以及体质和舌脉可辨别虚实寒热。经前或经期小腹胀痛拒按，经行不畅，色暗有块，块出痛减，伴胸闷乳胀，脉弦，多属气滞血瘀；经前或经期小腹冷痛，经血色黑，面色苍白，四肢不温，舌苔白腻，多属寒凝血瘀；经前或经期小腹疼痛拒按，有灼热感，遇热痛增，月经先期，量多，经色深红，质黏稠夹有血块，舌红或暗红，有瘀点，苔黄，脉弦数，多属瘀热互结；病程较长，腹痛喜温，肛门坠胀，便意频作，神疲乏力，舌质淡胖有齿痕，多属气虚血瘀；腹痛频作拒按，带下色黄量多，经血秽浊如絮如带，舌红苔黄腻，多属瘀热互结；月经不调伴腰骶酸痛，形寒肢冷，头晕耳鸣，颧红口干，眼圈暗黑，舌淡胖有齿痕，脉沉细，多属肾虚血瘀。

【中医特色疗法】

（一）毫针疗法

1. 气滞血瘀证

主症：经前、经期小腹胀痛拒按，甚或前后阴坠胀欲便，经血紫暗有块，块下痛减，经量或多或少，腹中积块，固定不移，胸闷乳胀，或不孕，舌紫暗或有瘀点、瘀斑，脉弦或涩。

治法：理气活血，祛瘀散结。

取穴：关元、中极、次髎、地机、血海、太冲、气海。

操作：针用平补平泻法。经前一周开始治疗，每次选用3~4穴，每日1次，疼痛剧烈者可每日2次，并可适当延长留针时间。也可加用电针，取下肢穴一对，用较高频率通电10~15分钟。

方义：关元补益下焦；中极为任脉经穴，可通调冲任；地机是脾经郄穴，有行气利湿、调经止痛之功效；次髎为治疗痛经的要穴，可通理下焦；血海活血化瘀；太冲、气海理气调经。

2.寒凝血瘀证

主症：经前或经行小腹冷痛、绞痛，拒按，得热痛减，经行量少，色紫暗，或经血淋漓不净，或月经延期，不孕，下腹结块，固定不移，形寒肢冷，面色青白，舌紫暗，苔薄白，脉沉弦或紧。

治法：温经散寒，活血祛瘀。

取穴：关元、中极、次髎、地机、血海、水道、足三里、大赫。

操作：参照气滞血瘀证。

方义：参照气滞血瘀证。水道、足三里利湿散寒，大赫疏通局部经气。

3.瘀热互结证

主症：经前或经期小腹疼痛，有灼热感，拒按，遇热痛增，月经先期，量多，经色深红，质黏稠夹血块，心烦口渴，溲黄便结，或不孕，性交疼痛，盆腔结节包块触痛明显，舌红或暗红，有瘀点，苔黄，脉弦数。

治法：清热凉血，活血祛瘀。

取穴：关元、中极、次髎、地机、血海、合谷、曲池。

操作：参照气滞血瘀证。

方义：参照气滞血瘀证。合谷、曲池属阳明经，刺之可清泄热毒，通经止痛。

4.痰瘀互结证

主症：下腹结块，经前、经期小腹掣痛，拒按，婚久不孕，平时形体肥胖，头晕沉重，胸闷纳呆，呕恶痰多，带下量多，色白质黏，无味，舌淡胖而紫暗或舌边尖有瘀斑、瘀点，苔白滑或白腻，脉细。

治法：理气化痰，活血逐瘀。

取穴：关元、中极、次髎、地机、血海、中脘、阴陵泉、丰隆。

操作：参照气滞血瘀证。

方义：参照气滞血瘀证。中脘疏利气机，丰隆、阴陵泉健脾祛湿化痰。

5. 气虚血瘀证

主症：经行腹痛，喜按喜温，经量或多或少，色淡质稀，婚久不孕，面色少华，神疲乏力，纳差便溏，盆腔结节包块，舌淡暗，边有齿痕，苔薄白或白腻，脉细无力或细涩。

治法：益气活血化瘀。

取穴：关元、中极、次髎、地机、血海、气海、脾俞、三阴交。

操作：参照气滞血瘀证。

方义：参照气滞血瘀证。气海补气调气；三阴交、脾俞养血活血。

6. 肾虚血瘀证

主症：经行腹痛，痛引腰骶，月经先后不定期，经量或多或少，色淡暗质稀，或有血块，不孕或易流产，头晕耳鸣，腰膝酸软，性欲减退，盆腔可及结节或包块，舌淡暗，有瘀点，苔薄白，脉沉细而涩。

治法：补肾益气，活血祛瘀。

取穴：关元、中极、次髎、地机、血海、肝俞、肾俞。

操作：参照气滞血瘀证。

方义：参照气滞血瘀证。肝俞、肾俞合关元而使肝肾、胞宫得以滋养，痛经可愈。

（二）皮肤针疗法

取穴及部位：①腰骶部、第 7～10 胸椎两侧、下腹部、小腿内侧、带脉区、三阴交、气海、合谷、腰眼、肝俞、脾俞、地机、曲骨；②腰骶部、第 5～10 胸椎两侧、带脉区、肾俞、脾俞、关元、血海、中脘、照海、隐白、大敦、命门。实证用方①，虚证用方②。

操作：采用梅花针轻刺和重刺。对各组所选部位和穴位，虚证施以轻度叩刺，于经前 7 天开始，至月经来潮；实证施以中至重度叩刺。每日叩打 1 次，7 次为一个疗程。

（三）耳针疗法

穴位：子宫、卵巢、内分泌、直肠下段、膀胱。双侧耳穴交替使用。

操作：每次选用 2～3 个耳穴，常规消毒后，用 28 号 0.5～1.0 寸毫针斜刺或平刺耳穴。每天针刺 1 次，每次留针 30～40 分钟，留针期间行针 2～3 次，每次行针 5～10 秒，用中等强度捻转手法，捻转的幅度为 2～3 圈，捻转频率为每秒 2～4 个往复。

（四）推拿疗法

治法：调和气血，行经通脉。

取穴及部位：主穴为命门、肾俞、肝俞、脾俞、膈俞、八髎、关元、气海、神阙、三阴交、阴陵泉、合谷。配穴为足三里、血海、百会、膻中、日月、京门、带脉、悬枢、中脘、阳关、丰隆。部位包括脊柱、腹部、腰背部、下肢部及胁部等。

操作：取侧卧位，①医者以侧卧定位旋转扳法，扳腰 2 与腰 3 之间，左右各一次；②扳后用拇指弹拨第 1～3 腰椎棘上韧带 1～2 分钟，并拍打 3～5 次。取仰卧位，①顺时针方向摩腹 5 分钟或震颤腹部 5 分钟；②一指禅推或按揉气海、关元穴 5 分钟；③点按双侧之三阴交、阴陵泉、合谷穴各 3～5 次。取俯卧位，①按揉腰骶部 5 分钟，擦八髎 1～2 分钟；②点按膈俞、肝俞、脾俞、肾俞 1 ~ 2 分钟，虚掌拍打命门 3 ~ 5 次。经前一周开始治疗，连续治疗 5 ~ 7 天为一个疗程，每日 1 次。治疗 3 ~ 5 个月。

临证加减：气滞血瘀型擦两胁 1 分钟，按膻中、日月、京门、带脉穴各 3 ~ 5 次；寒湿凝滞型擦悬枢、命门、阳关穴 1 分钟，按揉中脘、足三里、丰隆穴各 30 次；气虚血瘀型逆时针方向摩神阙 1 分钟，自下而上捏脊 6 次，按揉足三里 30 次；肾虚血瘀型擦督脉（以腰段为主）1 分钟，自下而上捏脊 6 次，按揉百会 10 次。

（五）外治法

1. 灌肠疗法

忍冬藤、三棱、桂枝、乌药、延胡索、制乳没各 15g，浓煎至 100mL，保留灌肠，每日 1 次。

2. 贴敷法

乳香、没药、赤芍、丹参、水蛭、三棱、莪术、川乌、草乌、延胡索、肉桂、红花等活血化瘀之品制成膏、糊、粉剂，外敷下腹部。

【临证心得】

本病治疗以"急则治标，缓则治本"为原则，一般经前以调气祛瘀为主，经期以活血祛瘀，理气止痛为主，经后则以益气补肾，活血化瘀为主。同时要注意辨病与辨证相结合，以痛经为主者重在祛瘀止痛，月经不调或不孕者要配合调经助孕，癥瘕结块者要散结消癥。

本病复发性高，单纯手术和药物治疗均有局限性，采用手术加药物治疗有利于提高疗效。术前给药的目的在于缩小病灶，降低手术难度和损伤程度。术后 2 年内未妊娠者再妊娠机会甚少，因而应尽可能在此时期内妊娠。

第七节 子宫腺肌病

子宫腺肌病是指子宫肌层内存在的子宫内膜腺体和间质在激素的影响下发生出血，肌纤维结缔组织增生的一种良性弥漫性或局限性病变。过去曾有人将其称为内在性内异症，而将非子宫肌层的内异症称为外在性内异症。现已清楚二者除均存在异位子宫内膜这一共同特点外，其发病机制和组织发生学均不同。本病多发于 30～50 岁的经产妇，约有半数患者合并子宫肌瘤，约 15% 合并内异症。

根据临床表现，子宫腺肌病可归属于"痛经""癥瘕""月经不调""不孕"等范畴。

【病因病机】

本病的病因病机和辨证要点与子宫内膜异位症相似，可参见"子宫内膜异位症"一节。

【辨证要点】

参见"子宫内膜异位症"一节。

【中医特色疗法】

（一）针灸疗法

参见"子宫内膜异位症"一节。

（二）外治法

1. 药熨疗法

生姜 120g，花椒 60g，两者捣成细末，炒热包熨于痛处。

2. 膏敷疗法

白芷、川乌、草乌各 6g，三者研成细末，用葱汁、蜂蜜调敷后敷于痛处。

（三）推拿疗法

治法：调和气血，行经通脉。

取穴及部位：穴位包括神阙、气海、关元、中极、天枢、四满、归来、子宫、气冲；部位为脊柱、腹部、腰背部。

操作：取坐位或俯卧位，捏脊法先在脊柱下端（尾骶部）向左右两侧按摩半分钟，然后提起脊柱下端正中两侧的皮肤及皮下组织沿脊柱正中线向上移动，边提边捏，推进到第七胸椎，即膈俞处。取仰卧位，用双手的食、中、无名指沿任脉（腹正中线）上下摩擦，从神阙穴开始，逐次摩气海、关元、中极，随之摩双侧之天枢、四满、归来、子宫、气冲等穴，最后摩腹部。经前 7 天开始施术，经后 3 天停止，每月为一个疗程。

【临证心得】

本病缺乏非创伤性诊断手段和特效治疗药物，为临床常见的难治疾病之一，可联合中西医治疗。患者的主要临床表现是继发性痛经，与原发性痛经有较大的不同。表现为月经不调者，可参照有关章节治疗。表现为痛经的患者，应发作时治标，即痛经发作时，注重化瘀消癥，解痉止痛，平时当注重治本，根据患者情况辨证论治。痛剧者，应卧床休息。因寒而致者，可服生姜红糖水。饮食宜软、易消化，忌生冷酸辣。

【病案举例】

陈某，女，39 岁，2020 年 5 月 30 初诊。

主诉：经行腹痛 10 余年，阴道不规则流血 2 月。

病史：患者既往月经周期规则，量多，血块多，经行下腹痛，疼痛剧烈时欲晕厥，于 2019 年 2 月上曼月乐环，上环后月经量稍减少，但经行腹痛不减，经行及经间期右侧臀部坠胀疼痛，伴肛门坠胀。近 2 月出现阴道不规则流血，量时多时少，PMP：2020 年 4 月 2 日，持续 20 天干净。LMP：2020 年 5 月 4 日，7 天干净，量多时每天用 4 片夜用卫生巾，血块多。2020 年 5 月 15 日又开始阴道流血，量少，7 天干净，色暗红，用护垫即可。小腹痛伴右侧臀部酸软、坠胀。

生育史：$G_2P_1A_1$（2018 年 IVF 胎停行清宫术），现无生育要求。心情不畅，纳眠可，二便调。

专科检查：2020 年 5 月 11 日超声示子宫增大 55×56×66mm，考虑子宫腺肌症合并腺肌瘤，子宫考虑切口愈合不良并憩室形成。宫内节育环正常，子宫左后下方考虑输卵管积液。子宫右侧后下方考虑内膜异位病灶 43×33mm。

查体：宫体稍大，质硬，欠活动，舌暗红，苔薄白，脉细涩。

中医诊断：癥瘕（气滞血瘀）；西医诊断：子宫腺肌症、异常子宫出血、卵巢功能减退。

治疗经过：治以行气活血，消癥散结。以子午流注法为根据，针刺子宫、关元、水道、中髎、三阴交等穴疏通经络，调理冲任；联合中药四黄散外敷下腹部和中药散结化瘀汤（经验方）口服行气活血，消癥散结，通络止痛，内外合治。3 个月后，患者月经周期规律，经期缩短至 7～10 天，量中，经行下腹痛及右侧臀部坠胀疼痛减轻。精神好转。

（选自钟冬梅门诊临床病例）

第八节　子宫肌瘤

子宫肌瘤主要是由子宫平滑肌组织增生而成的良性肿瘤，其中含有少量的纤维结缔组织，是女性生殖系统最常见的良性肿瘤，多见于 30～50 岁的中年妇女，尤以 40～50 岁发病率最高。本病绝经后有缩小的可能，若长大速度快者，须警惕肉瘤变性。

本病在中医学没有相关病名记载，根据其临床表现和体征，当属中医"症瘕""石瘕""血瘕"之类。

【病因病机】

中医认为本病多由风冷寒邪入侵或湿邪、热邪与气血搏结，气血运行受阻发生癥瘕；或因情志过极，气机瘀滞，脏腑气血失调导致"邪气往来"，日积月累，渐以成瘕。其中经产不慎、六淫乘袭、七情内伤、饮食劳逸是子宫肌瘤发病的主要原因，瘀血内停是关键。

1. 血瘀

经期产后，血室正开，胞脉空虚之际，房事不节，或寒犯胞宫等，导致血瘀胞中，积而成疾。

2. 气滞

七情所伤，气血运行不畅，结块积于胞宫，遂成本病。

3. 痰湿

素体脾虚或饮食不节，恣食肥甘，损伤脾胃，脾失健运，聚湿成痰，阻滞胞络，渐积成疾。

【辨证要点】

本病以下腹包块，坚硬不移或伴下腹胀痛、月经量异常、色暗夹瘀块、白带增多、舌质紫暗或有瘀点瘀斑、舌下络脉瘀紫为主证。

1. 辨虚实

该病初起实证居多；病程日久，损及正气，则可转为虚实夹杂证。

2. 辩兼证

该病以瘀血内停为主要病机，应注意兼夹证，根据带下量、颜色，结合舌脉进行辨证。若伴白带增多，头晕心悸，心烦易怒，乳房胀痛，舌暗红，多有瘀斑，脉弦或涩，则为气滞血瘀。若月经量少或闭经，色暗或淡，面色晦暗，畏寒肢冷，少腹冷痛拒按，得热则减，带下量多，色白清稀，舌淡，苔薄白或白腻，脉沉涩有力，则为寒凝血瘀。

【中医特色疗法】

（一）针灸疗法

1. 气滞血瘀证

主症：少腹积块，初时坠胀或疼痛，按之不移，月经期延长，量多，夹有血块，块下后痛胀减轻，起病较缓慢，逐渐出现包块，白带增多，头晕心悸，心烦易怒，乳房胀痛，舌暗红，多有瘀斑，脉弦或涩。

治法：理气解郁，活血化坚。

取穴：关元、气海、膈俞、子宫。月经过多且有血块者加血海，以通经活血；肝郁气滞明显者加太冲，以疏调肝气；腰酸明显者，加肾俞，以益肾调经。

操作：针用泻法，针刺强度以患者耐受为度，留针 30 分钟，每周 2～3 次，10 次为一个疗程。

方义：关元为任脉与足三阴经之交会穴，善通调冲任，疏理气血，是为要穴；气海重在理气；膈俞乃血会，重在活血化瘀；子宫为经外奇穴，该穴对子宫肌瘤有良效。

2. 寒湿凝结证

主症：腹部包块，胀硬疼痛，月经量少或闭经，经色暗或淡，面色晦暗，畏寒肢冷，少腹冷痛拒按，得热则减，带下量多，色白清稀，舌淡，苔薄白或白腻，脉沉涩有力。

治法：活血通络，化痰消积。

取穴：中极、归来、三阴交、太冲、丰隆。气血虚弱加灸气海、关元，以益气补血；痰湿加脾俞、丰隆，以健脾祛湿化痰。

操作：中极、归来斜刺，令针感向外阴部放射，余穴施以平补平泻法。针刺强度以患者耐受为度，留针 30 分钟，每周 2~3 次，10 次为一个疗程。

方义：中极为足三阴经与任脉的交会穴，有调胞宫、助气血、利湿热之功；阳明经为多气多血之经，归来属足阳明胃经，有调气活血之功；三阴交为足三阴经之会，有疏肝益肾，健脾化湿之功，刺之可加强活血的作用，活血则能化坚。

（二）火针疗法

取穴：痞根、天枢、带脉。

操作：常规消毒，将火针烧白后直刺，迅速拔出，每周 1 次，4~8 次为一个疗程，疗程间休息两周。

（三）耳压疗法

取穴：子宫、皮质下、卵巢、内分泌。双侧交替使用。

操作：穴位常规消毒，用 5×5mm 的医用胶布将王不留行子固定于选用的穴位，每穴固定 1 粒。让患者每天自行按压 3~5次，每个穴位每次按压 2~3 分钟，按压的力量以有明显的痛感但又不过分强烈为度。隔天更换 1 次，双侧耳穴交替使用。

（四）埋线疗法

取穴：八髎、关元、子宫。若寒凝血瘀者加足三里；气滞血瘀者加血海、膈俞；气虚血瘀者加脾俞；痰湿血瘀者加脾俞、丰隆。

操作：局部常规消毒后，医者右手持置有医用无菌可吸收线体的埋线针，刺入所需深度，出现针感后，左手推针芯，同时右手退针管，将线体埋植在穴位的皮下组织或肌肉层内，棉球按压针孔片刻后结束。10 天埋线一次。

（五）膏敷疗法

活血消癥膏

药物组成：白芷、紫荆皮、独活、石菖蒲、赤芍各 60g；高良姜、蜈蚣、刺猬皮、蛇蜕、蓖麻仁、鳖甲、白僵蚕、甘草、海风藤、连翘、天花粉、白及、牛蒡子、大黄、川黄连、白蔹、当归、千金子、血余、金银花、黄柏、穿山甲、防己、猪牙皂、柴胡、川贝母、桃仁、白附子、巴豆、天麻、苦参、荆芥穗、红花、黄芪、桔梗、牛膝、防风、全蝎、麻黄、草乌、肉桂、乌药、羌活、半夏、大戟、苏木各 15g；桃枝、槐枝、桑枝、柳枝各截 1 寸 24 段。

配制方法：用麻油 6500g 浸泡上述药物 7 日，用铜锅熬至药枯，去滓，复熬至滴水成珠，撇去底层混浊沉淀物。每净油 500g 飞过黄丹 240g，入有釉缸内，以槐棍搅拌至冷却，再下血竭 12g，乳香（去油）、没药（去油）各 9.9g，藿香 13.5g，上述四味俱研细搅匀。入珍珠、冰片各 3g，沉香（不见火）14.1g，麝香 6.3g，木香（不见火）、松香各 16.2g，檀香（不见火）18g，雄黄 16.5g，搅匀。最后入樟脑 9g，搅匀收膏。

使用方法：将膏体平摊于敷料上贴脐下，胶布固定。孕妇禁贴。

【临证心得】

（1）针灸对子宫肌瘤有效，尤其能缓解伴发症状，特别是对于肌瘤较小、年轻患者有生育要求或有严重并发症不易手术者意义更大。一般疗程较长，需嘱咐患者坚持治疗。

（2）子宫肌瘤多为良性肿瘤，应向患者做好解释工作，避免恐惧及精神紧张，保持情绪舒畅，劳逸结合，不可过食肥甘辛辣。

（3）子宫肌瘤为妇科常见病，多发于中年妇女，因此，

30～50 岁妇女应注意妇科普查，有肌瘤者应慎用性激素制剂，绝经后肌瘤继续增大者应注意发生恶变可能。

第九节 子宫脱垂

子宫脱垂是指子宫从正常位置沿阴道下降，近阴道口或阴道外可见到脱出的肿物，随子宫脱垂的程度不同，突出物大小也不同。轻者，常在劳动、咳嗽、蹲站位等负压增加时，感觉阴中滞碍，有物下坠，劳累后加重，休息后减轻。中度脱垂者，则整个子宫脱出于阴道口外，睡卧休息后也不能回缩。重者脱出物较大，卧床休息亦不回升，需用手还纳。根据子宫脱垂的程度可分为三度。Ⅰ度为子宫体下降，子宫颈外口位于坐骨棘水平以下，但仍在阴道内。轻型为宫颈外口距处女膜缘 <4cm；重型为宫颈外口已达处女膜缘，未超出该缘，检查时在阴道口可见到宫颈。Ⅱ度轻型为宫颈已脱出阴道口外，但宫体扔在阴道口之内；重型为宫颈及部分宫体已脱出于阴道口。Ⅲ度为宫颈及宫体全部脱出至阴道口外。

伴随子宫的脱出，阴道前壁或后壁或前后壁同时有不同程度的脱出，中医称之为"阴挺""阴挺下脱""阴脱"等，根据其突出形态的不同而有"阴疝""阴痔"等名称，以示脱垂有轻重之别。宋代以后对于发生于产后的子宫全部脱出者称为"产肠不收"，认为主要因分娩产伤、素体不足、劳力过度、年老体虚等使胞络伤损，无力维系则令阴挺下脱。

【病因病机】

子宫脱垂的主要病因为分娩产伤，中气不足下陷或肾气不固，带脉失约，导致无力提摄子宫而脱垂。

1. 中气下陷

临产用力太过，或产程过长，或产后劳作过早，致中气不固，气虚下陷，带脉失约，不能统摄胞宫。

2. 肾气不固

先天肾气不足，或平素房劳过度，或多产多孕，或产高气衰，肾气不足，子宫虚冷，带脉失约，无力约摄胞宫。

3. 湿热下注

子宫脱垂至阴户之外，摩擦损伤，外邪入侵，湿热下注，溃烂成疮。

【辨证要点】

子宫下垂或脱出，劳则加剧，少腹、会阴坠胀，伴神疲乏力，四肢无力，带下量多，质稀色白为中气下陷；自觉阴道有物脱出，小腹下坠，伴腰膝酸软，小便频数者属肾气不固；脱出物溃烂成疮，黄水淋漓，或伴有臭味者为湿热下注。

【中医特色疗法】

（一）针灸疗法

1. 气虚下陷

主症：子宫下垂或脱出，劳则加剧，少腹、会阴坠胀，伴神疲乏力，带下量多，质稀色白，小便量多，舌淡红，苔薄白，脉虚弱或细。

治法：健脾益气，升提胞宫。

取穴：气海、百会、维道、足三里。

操作：气海向下斜刺 1.5～2 寸，维道向内下斜刺，使针感达少腹部，或可用芒针，选取 5～8 寸长毫针，针尖朝耻骨联合方向，深入肌层，多次捻转，使会阴及小腹出现抽动感；足三里直刺 1～1.5 寸，针刺得气后行提插捻转补法，留针 30 分钟；百会可加艾条温和灸 10 分钟。每日 1 次，10 次为一疗程。

方义：气海居任脉，能调理一身之气，维道在侧腹部，属足少阳胆经，是少阳经、带脉之会，两穴相配能调理冲任，益气固脱。百会为督脉穴，督脉总督一身阳气，有升阳举陷之功，为治疗子宫脱垂的常用穴；足三里健脾益气，助脾气升提。

2. 肾气不固

主症：自觉阴道有物脱出，小腹下坠，腰酸腿软，小便频数，夜间尤重，头晕耳鸣，阴道干涩，舌淡，苔薄，脉沉弱。

治法：益气升提，补肾固脱。

取穴：百会、关元、提托、大赫、照海。

操作：百会针尖向前沿皮刺，余穴直刺用提插捻转补法针刺或行针。各穴可针后加灸或用温针灸，百会亦可仅用艾条悬灸。每天治疗 1 次，每次留针 20 分钟，留针期间行针 2～3 次，每次行针 5～10 秒。

方义：百会为督脉穴，督脉总督一身阳气，取之有升阳举陷之功；关元为任脉穴，可通冲任而补下焦阳气；提托为经外奇穴，有提摄子宫的功用；大赫为冲脉、足少阴经之会穴，位于下腹部，照海属肾经，为八脉交会穴，通阴跷脉，两穴相配可益肾固脱。

3. 湿热下注

主症：阴中有物脱出，表面红肿热痛甚或溃烂成疮，黄水淋漓，气秽味臭，舌质红，苔黄腻，脉弦数。

治法：清热利湿，举陷固胞。

取穴：维道、百会、气冲、气海、关元、太冲、阴陵泉、复溜、曲泉。

操作：腹部穴位维道、气冲、气海、关元斜刺，进针后可沿耻骨联合方向透刺。余穴补泻兼施或平补平泻，不灸。每次可选 4～6 穴，留针 20 分钟，每日或隔日一次，10 次为一疗程。

方义：维道属带脉、少阳经之会，配百会可升阳固脱；气冲为冲脉与足阳明经之会，配气海、关元益气固脱，配太冲、阴陵泉、复溜、曲泉则能清热利湿。

（二）饮食疗法

1. 气虚下陷

治法：补中益气，升阳举陷。

（1）嫩母鸡 1 只，黄芪 30g，绍酒 15mL。母鸡去毛及肠杂后洗净，沸水焯至鸡皮伸展捞出备用，将黄芪切片塞入鸡腹内后整鸡放入砂锅内，加入葱、姜、食盐、绍酒、清汤，封住锅口，上笼蒸至鸡肉熟烂，去黄芪，加胡椒粉即可。食鸡肉喝汤，每日一剂，分次空腹服用。

（2）母鸡 1 只，棉花根、益母草、炙黄芪 30g，金樱子、蓖麻根各 50g。母鸡去毛及肠杂后洗净切块，将上述各药用纱布包扎好与母鸡一起炖至烂熟，去药渣后调味，分次吃鸡喝汤，隔天 1 次，连服 8～10 次。

（3）黄芪 20g，党参 10g，薏苡仁 120g，生姜 12g，大枣 10g。薏苡仁洗净冷水浸泡 12 小时备用，党参、黄芪、大枣洗净与备用的薏苡仁一起加入砂锅，武火煮沸，再加入生姜，转文火熬至薏苡仁熟烂即可。每日一剂，分 2～3 次空腹温服。

2. 肾气不固

治法：固肾补气，升阳补血。

（1）鸡蛋 3 只，何首乌 30g，山茱肉 9g。水煮中药后去渣，打入蛋煮成溏心，适当调味，早晚各 1 次，连服数天。

（2）乳鸽 1 只，炙黄芪、枸杞子各 30g。去鸽毛及肠杂洗净切块，中药以纱布包扎，隔水炖熟后去渣，饮汤吃肉。隔天

1 次，连服 10~15 次。

（3）雄鸡 1 只（约 500g），何首乌 30g，调料适量。去毛及肠杂，何首乌研末用布包扎好放入鸡腹中，隔水炖鸡至烂熟，喝汤吃鸡肉。1 天分两次吃完，连吃 10~15 天。

3. 湿热下注

治法：清利下焦，泻火燥湿。

（1）绿豆、糯米各 50g，猪大肠 250g。猪肠洗净，将浸过水的绿豆、糯米放入肠内，加少量水后扎紧两端，放砂锅内加水煮 2 小时左右，烂熟后食用。

（2）黄鳝 1 条，红糖 9g。黄鳝洗净后去肠，拌红糖研末，温开水送服，1 天 1 次，连吃 10~15 天。

（三）导引类疗法

子宫脱垂主要利用提肛疗法锻炼肛提肌，加强其收缩力。患者取卧位，屈膝，两足靠近臀部，以足和肩胛为支点，将臀部抬起，同时吸气，收紧肛门，然后放下臀部，同时呼气，放松肛门。每日 2~3 次，每次 5~15 分钟。患者也可在坐、卧、立位时收紧肛门，再放松肛门，反复锻炼。此提肛运动可加强盆底肌肉锻炼，改善Ⅰ度子宫脱垂。

【临证心得】

（1）针灸对Ⅰ、Ⅱ度子宫脱垂疗效较好，多选用下腹部穴位，如维道、关元等，提托作为本病的经验穴，加用疗效更佳，另针灸加入灸法、芒针等联合治疗效果显著。部分患者治疗后除全身的症状得到改善外，脱垂的子宫可见明显回收。但针灸对Ⅲ度子宫脱垂疗效欠佳，应采取中西医结合的方法治疗。

（2）提肛疗法对Ⅰ度子宫脱垂有一定的治疗效果，但对Ⅱ、Ⅲ度子宫脱垂疗效欠佳，可搭配针灸、药膳以增强疗效。

（3）治疗期间避免重体力劳动，保持心情舒畅，禁止性生活。

【病案举例】

罗某，女，33 岁，1985 年 5 月 5 日初诊。

主诉：腰酸腹痛，会阴坠胀 4 年，加重半年。

病史：患者 5 年前顺产一女婴，产后无人照顾，哺养婴儿，操劳过度，逐渐出现腰酸乏力，经期腹胀，会阴坠胀感，未注意，1 年后诸症加重，伴头晕乏力，身痛，经妇产科医院检查诊为：子宫下垂Ⅰ度，经服药治疗时轻时重，每因劳累则发作，近半年来因工作紧张，病情加重来诊。

查体：面部虚浮无华，腹部软，无压痛，未触及癥瘕痞块，舌淡苔薄，脉沉细。

中医诊断：阴挺（肾气不固）；西医诊断：子宫脱垂。

治法：益气升提，补肾固脱。

治疗经过：取百会、关元、归来、三阴交。百会顺经斜刺 0.3 ~ 0.5 寸，施捻转补法 1 分钟；关元向上斜刺 1 ~ 2 寸，施提插补法，针感上达剑突；归来向内斜刺 1 ~ 3 寸，施提插补法，针感达小腹，有抽搐感，施术 1 分钟；三阴交直刺 1 寸，施提插补法 1 分钟，每日 1 次，每次留针 20 分钟。经针刺 5 次后，症状稍缓，腰痛减轻，15 次后月经来潮，腹胀及会阴坠胀感减轻，继续治疗 30 次后诸症消失，停止治疗。嘱勿过劳累，3 个月后来院复诊，未复发，追访半年未复发。

第十节　女性性功能障碍

成年女性在性行为方面长时间表现为性欲冷淡，缺乏性欲，甚至厌恶性生活，或在性交过程中出现困难或疼痛，称为性功能障碍。本病中医称之为性冷淡或阴冷。其病因辨证各异，虚者多因肾精不足或脾肾阳虚，实者多责之肝气郁结或下焦湿热。治疗时除针对辨证虚实的不同合理选穴外，还应配合必要的精神治疗及性教育。

【病因病机】

女子房劳过度致肾虚，多孕、多产、多乳，或反复人流，重伤冲任、胞宫，都可损及天癸。七情所伤、脏腑功能失调、肾精亏虚、肝气郁结、心脾两虚、气血失调等，都可导致女性性功能障碍。

1. 脾肾两虚

下元不振，更兼慢性病，肾气及命门之火暗耗，阳气不足则无以御神养精，肾气不足，精神短少，肾脏失却其作强之能，故表现为性欲冷淡。

2. 肝郁气滞

情志抑郁，多愁善感，致气机不畅，宗筋拘急，可形成阴道筋肉痉挛，导致性交困难或疼痛。

3. 下焦湿热

男女性交过频，或房事不洁，或经期性交，或性器官急慢性炎症，肝胆湿热随经下注，郁于下焦，日久可致性交疼痛。

【辨证要点】

性欲低下，伴身体虚弱，腰膝酸软，气短懒言，纳呆乏力，小腹冷感，四肢不温，经行后期，量少色淡，经后小腹隐痛，舌淡，苔薄白，脉沉细迟或沉弱无力，属脾肾两虚；性欲低下或性交时阴道痉挛，性交困难，伴急躁易怒，或精神抑郁，或悲伤欲哭，或兼经行先后不定期，经前乳房胀痛，两胁刺痛，舌尖红赤或暗，苔薄白或薄黄，脉弦或数，属肝郁气滞；性欲正常，性交时无阴道痉挛，但性器官接触时即出现疼痛、出血，疼痛程度与用力大小呈正比，常伴带下量多、色黄、质秽、有异味，平时腰腹隐痛或兼痛经，舌红，苔薄黄，脉沉弦或沉数，属湿热下注。

【中医特色疗法】

（一）针灸疗法

1. 脾肾两虚

主症：成年女性长期性欲低下，厌恶性交，或虽有性欲要求，但性交无快感，身体虚弱，腰膝酸软，气短懒言，纳呆乏力，小腹冷感，四肢不温，经行后期，量少色淡，经后小腹隐痛。或兼有糖尿病、结核病等慢性消耗性疾病。舌淡，苔薄白，脉沉细迟或沉弱无力。

治法：温肾健脾，补益肾精。

取穴：肾俞、命门、气海、关元、三阴交、足三里。伴带下清冷，加阴陵泉、次髎以健脾化湿止带；伴腰膝酸软，加灸八髎以固肾阳。

操作：肾俞向督脉斜刺，余穴直刺，针用补法，得气后留针30分钟，可同时施艾条灸或温针灸，每日或隔日一次，10次一个疗程。

方义：肾藏精，主生殖，肾俞配命门，温肾壮阳，令性欲健旺；气海、关元为任脉强壮穴，相配以补益精血；三阴交、足三里可调补生化之源，补后天之本。

2. 肝郁气滞

主症：成年妇女平时急躁易怒，或精神抑郁，或悲伤欲哭，长期性欲低下，或性交时阴道痉挛，性交困难，接触疼痛。或兼经行先后不定期，经前乳房胀痛，两胁刺痛。舌尖红赤或暗，苔薄白或薄黄，脉弦或脉数。

治法：疏肝解郁，调畅情志。

取穴：合谷、太冲、期门、肝俞、神门。伴经前乳房胀痛显著者，加乳根、少泽，以通乳络，止痛；伴阴道干涩者，加三阴交、太溪，养阴液，濡养阴道。

操作：直刺，平补平泻，每日或隔日一次，10 次一个疗程。

方义：合谷、太冲合称"四关"，相配可疏肝理气，消郁结；神门位于心经，以安神定志；期门为肝之募穴，与肝俞相配，可阴阳双调，调肝气，养肝血。

3. 湿热下注

主症：女性性欲正常，性交时无阴道痉挛，但性器官接触时即出现疼痛、出血，疼痛程度与用力大小呈正比。常伴带下量多、色黄、质秽、有异味，平时腰腹隐痛，或兼痛经。舌红，苔薄黄，脉沉弦或沉数。

取穴：中极、次髎、阴廉、足临泣。伴带下黄稠，加子宫、带脉穴以清热利湿止带；伴腰腹痛甚，加委中刺络放血以活血通络止痛。

操作：直刺，用泻法，每日或隔日一次，10 次一个疗程。次髎也可用三棱针点刺后拔罐，令出血少许。

方义：中极为任脉经穴、膀胱募穴，配次髎以清泄下焦湿热；阴廉为肝经经穴，配胆经井穴足临泣能清泄肝胆湿热，通利下焦。

（二）导引类疗法

规律的骨盆肌肉锻炼和日常体育锻炼可以强身健体，增强肌肉力量和柔韧度，改善阴道和骨盆肌肉松弛，还能缓解紧张、焦虑、烦躁、抑郁等消极情绪，从而改善女性性功能。另外，积极的体育锻炼可以帮助女性锻炼身体，保持好体态，增强自信，从而提高性生活的兴趣，如果夫妻一起参与运动，还能增进夫妻情感，提高性欲。

（1）骨盆运动：可锻炼阴道和骨盆的肌肉。屏气，集中精神，收缩尿道、直肠和阴道括约肌，再放松，使相关肌肉得到锻炼，每日锻炼100～200次。

（2）体育锻炼：跑步可以使人产生愉悦感，激起性欲。以慢跑为佳，每天慢跑20～30分钟。

（三）饮食疗法

1. 脾肾两虚

治法：补脾益肾。

（1）醉虾

鲜虾200g，白酒、酱油、蒜泥、黄酒、味精、胡椒粉、香油适量。虾洗净后放入酒中醉死，蒸15分钟，蘸调料佐餐食用。

（2）苁蓉羊肉粥

肉苁蓉10～20g，精羊肉100g，粳米100g，盐、葱、生姜适量。肉苁蓉、羊肉洗净切片，砂锅煎肉苁蓉取汁，去渣，与羊肉、粳米共煮，加入调料食用，每日一次，5～7天为一疗程。

（3）枸杞炖仔鸡

枸杞子30g，公鸡一只500g左右，50度以上白酒50～150mL。公鸡去毛及内脏，洗净，与白酒、盐炖煮，食肉饮汤。

2. 肝郁气滞

治法：疏肝解郁，理气助性。

（1）三子黑豆粥

莱菔子、苏子、枸杞子各5g，黑豆20g，粳米100g。莱菔子、苏子研碎，纱布包好后入水，文火煮黑豆 20 分钟，加入其他原料，米烂即可。每日 1~2 次。

（2）莱菔子酒

莱菔子 50g，陈皮 10g，白酒 500mL。莱菔子、陈皮入酒密封浸泡 7 天。每日睡前饮用 50mL。

3. 湿热下注

治法：清热利湿。

（1）土茯苓草龟汤

土茯苓 100g，茯苓 50g，瘦肉 100g，草龟 1 只，葱、生姜适量。草龟、瘦肉、土茯苓、茯苓加调料大火煮沸后中火炖煮 2 小时，饮汤吃肉。

（2）薏米粥

生薏苡仁 3 份，大米 1 份。薏苡仁洗净煮烂，加入大米熬成粥平时食用。

【临证心得】

（1）针灸治疗本病有一定效果，搭配药膳和坚持运动锻炼可一定程度改善性功能障碍。

（2）本病除一般治疗外，尚需配合必要的性知识教育，提高性科学常识水平，正确对待性关系。

（3）经期、妊娠早期和晚期应禁止性交。急性阴道炎时应节制性生活。

第十一节　乳腺增生

乳房有形状大小不一的肿块并伴疼痛，与月经周期相关的乳腺组织的良性增生性疾病，中医称为"乳癖"，相当于西医乳腺增生病，又称乳腺结构不良，是乳腺导管和小叶在结构上的退行性和进行性变化，既非炎症，也非肿瘤，其发生与女性内分泌失调相关，好发于 30 ~ 50 岁妇女，约占全部乳腺疾病的 75%，是临床上最常见的乳房疾病。

【病因病机】

中医认为肝胃两经与乳房关系最密切，其次是冲任两脉。肝郁气滞、情志内伤在乳癖的发病过程中有重要影响。平素情志抑郁，气滞不舒，气血周流失度，蕴结于乳房胃络，乳络经脉阻塞不通，不通则痛，引起乳房疼痛。肝气横逆犯胃，脾失健运，痰浊内生，气滞血瘀夹痰结聚为核，循经留聚乳中，故乳中结块。肾为五脏之本，肾气化生天癸，天癸激发冲任，冲任下起胞宫，上连乳房，冲任之气血，上行为乳，下行为经，若肾气不足，冲任失调，气血郁滞，积瘀聚于乳房、胞宫，则出现乳房疼痛、结块，月事紊乱失调。

【辨证要点】

乳腺增生的辨证要点主要是根据乳房疼痛的性质、肿块的大小和性质、加重和缓解因素及伴随症状辨证；临证时再结合全身症状、舌脉、病史等进行综合分析。乳房胀痛，肿块和疼痛随喜怒消长为肝郁气滞；乳房多个肿块，胀痛且伴烧灼感为阴虚火旺；乳房胀痛或刺痛，肿块坚实为痰瘀凝滞；乳房胀痛或隐痛，乳房内结块大小及疼痛等症状常于经前明显加重，经后显著减轻为冲任失调。

【中医特色疗法】

（一）针灸疗法

1. 肝郁气滞

主症：多见于青春期或病程较短者，抑郁寡欢，心烦急躁，两侧乳房胀痛，可扪及肿块，其肿块常随情志波动而消长，每于经前乳头、乳房胀痛更甚，经后可有所缓解，兼有两胁胀闷，少气懒言，善叹息，吸气频作，舌质淡，苔薄白，脉来弦细。

治法：疏肝解郁。

取穴：乳根、屋翳、膻中、期门、肝俞、太冲。

操作：乳根、屋翳斜刺或平刺 0.5～0.8 寸，膻中平刺 0.3～0.5 寸，期门针尖向肋缘斜刺 0.5～1 寸，肝俞向脊柱斜刺 0.5～0.8 寸，太冲直刺 0.5～0.8 寸。乳根、屋翳、膻中、期门、太冲用提插捻转泻法，肝俞用提插捻转补法，注意针刺深度，避免伤及内脏。月经期间可继续治疗，使用轻刺激泻法。

方义：本病病位在乳房，涉及肝、胃两经。膻中、乳根均位于乳房局部，膻中为气之会穴，乳根属于胃经，刺之可宽胸理气，消除患部气血之瘀阻；屋翳宣畅乳部经气，散结化滞；期门邻近乳房，为肝之募穴，太冲为肝经的原穴，肝俞为肝经背俞穴，均善疏肝理气。

2. 阴虚火旺

主症：形体消瘦，可见多个乳房肿块，胀痛且伴烧灼感，同时可见头晕耳鸣，午后潮热，精神不振，虚烦不寐，激动易怒，口干或口苦，经期紊乱，小便短少，大便干，舌质红，苔少，脉象细数。

治法：滋肾补肝，育阴降火。

取穴：乳根、屋翳、膻中、期门、太溪、曲泉。

操作：乳根、屋翳、膻中、期门操作同上，太溪直刺 0.5～1 寸，曲泉取屈膝位向腘窝方向直刺 1～1.5 寸。乳根、屋翳、膻中、期门用泻法，太溪、曲泉用补法。

方义：膻中、乳根宽胸理气，消除患部气血之瘀阻；屋翳宣畅乳部经气，散结化滞；期门疏肝理气；太溪为肾经原穴，清热生气；曲泉为肝经合穴，五行属水，滋补肝肾。

3. 痰瘀凝滞

主症：多见于病程较长者，患者乳房结块经久难消，胀痛或刺痛，触之肿块质地较硬，活动度较差，平时痰多，质黏稠，烦躁易怒，失眠多梦，情绪波动时症状加重，经行量少，色暗，兼有血块，经行腹痛，舌质暗红或有瘀点，脉来细涩。

治法：疏肝理气，消坚散结。

处方：乳根、膻中、屋翳、期门、丰隆、肝俞、膈俞。

操作：乳根、膻中、屋翳、期门操作同上，丰隆直刺 1~1.5 寸，肝俞向脊柱斜刺 0.5~0.8 寸，膈俞斜刺 0.5~0.8 寸。乳根、膻中、屋翳、期门、膈俞用提插捻转泻法，丰隆平补平泻，肝俞用提插捻转补法。

方义：乳根、膻中、屋翳、期门同上；丰隆为胃经之络穴，功擅除湿化痰，通络消肿；肝俞疏肝理气；膈俞为八会穴之血会，可活血通脉。

4. 冲任失调

主症：多见于中年妇女。乳房胀痛或隐痛，乳房内结块大小及疼痛等症状常于经前明显加重，经后显著减轻，常伴面色少华，腰酸膝软，精神疲惫，夜寐不酣，舌淡，苔白，脉沉细。

治法：调摄冲任。

处方：乳根、膺窗、太溪、肝俞、三阴交、足三里、肾俞、太冲、血海。

操作：乳根、膺窗斜刺或平刺 0.5~0.8 寸，太溪直刺 0.5~1 寸，肝俞向脊柱斜刺 0.5~0.8 寸，三阴交直刺 1~1.5 寸，足三里直刺 1~2 寸，肾俞直刺 0.5~1 寸，太冲直刺

0.5~0.8寸，血海直刺1~1.5寸。乳根、膺窗平补平泻，太溪、肝俞、三阴交、足三里、肾俞、太冲、血海均用提插捻转补法。

方义：乳根、膺窗局部取穴；肝俞、太溪可滋肾水，益肝阴；太冲、肾俞可补益肝肾；三阴交、足三里、血海可健脾理气。

（二）推拿疗法

治法：疏肝理气、消坚散结。

取穴：行间、太冲、内庭、陷谷、地五会、侠溪、期门、乳房。

操作：常用揉法、按法、一指推法、点压法。①按揉行间、太冲。即用食指按揉乳房肿块疼痛同侧的第1~2足趾关节前后的行间穴和太冲穴各120次，有清肝火、疏通乳房经络的作用。②"内庭陷谷摩且按，地五侠溪用力同"，用力重按第2~3趾缝间的内庭穴及第2~3跖骨间凹陷中地五会穴各5分钟，再顺时针方向按5分钟。③"七八肋间正对乳，期门乳房一线融"，自乳头向下直按推至七八肋间的期门穴36次，并在期门穴轻轻点揉72次。

（三）情志疗法

1. 言语开导疗法

乳腺增生乃常见良性乳腺疾病，其癌变几率不到0.1%，不必过分担心焦虑。中医认为乳腺增生症始于肝郁，而后血瘀痰凝成块而成乳癖，其根本原因是情志因素，平时注意调整心态，缓解压力，消除烦恼，保持乐观，加针灸、推拿等治疗手段就能逐渐缓解。

2. 精神转移疗法

《理瀹骈文》提及："七情之病者，看书解闷，听曲消愁，有胜于服药者。"平时可以借助如音乐、歌舞、琴棋书画等方法来移情易性，起到和畅情志、疏理气机的治疗作用。

3. 顺意疗法

《素问》指出："闭户塞牖，系之病者，数问其情，以从其意。"对于某些主观意念较强的患者，需要采取各种能满足其意愿的方法和措施，顺其心意，悦其情怀。

（四）音乐疗法

1. 传统的音乐疗法使用以五音组成、以某一音为主调的古曲进行治疗。乳腺增生症主要与肝、胃有关，角为春调，属木主生。正角调式能促进全身气机的展放，调节肝胆疏泄，健脾和胃。

2. 现代的音乐疗法可分为主动式、被动式和即兴演奏式。治疗可以运用一切与音乐有关的活动形式作为手段，如听、唱、器乐演奏、音乐创作、歌词创作、即兴演奏、舞蹈、美术等等各种活动。乳腺增生症患者多精神紧张，烦躁易怒，焦虑，可选取放松性的乐曲如《牧歌》等，能有效缓解紧张焦虑情绪。

（五）膏敷疗法

1. 乳癖膏

药物组成：生川乌、生草乌、天南星、半夏、三棱、莪术、桃仁、乳香、没药、浙贝、郁金、元胡、白芥子各 30g，黄丹 1500g，香油 3000g，白芷粉 500g 另置做掺药。

配制方法：将上药前十三味浸泡于香油中，春五、夏三、秋七、冬十天。然后用铁锅上火煎熬，至外深褐内焦黄色，滤出药渣，继续以 310～320℃之温度熬炼药油，待油黏稠，滴水成珠，达到吹而不散的程度，离火徐徐撒入黄丹，木棒搅拌，使之充分混合不沉淀，继续熬至泡沫消失，上冒青烟，黑如油墨，光亮柔腻，以滴入水中不粘手为度，若拉丝不断为太嫩，拉丝不成而脆为老。离火以后以细流入水中，静置 4～7 天去火毒，同时将去火毒之团块膏药微温熔化（约 70～100℃），摊涂于白布上，备用。

使用方法：在膏药上撒白芷粉少许，贴敷患处，5～7 天换药 1 次，1 个月经周期可贴 3 次，为一疗程。

2. 乳康贴膏

药物组成：丹参 15g，益母草、郁金、莪术、乳香、没药、延胡索各 10g，橘核、王不留行、丁香、川楝子、皂角刺各 12g，细辛、麝香各 5g，冰片 3g。

配制方法：将丹参、橘核、川楝子用乙醇回流提取 2 次，过滤，合并滤液，回收乙醇，滤液备用；乳香、没药、元胡、丁香串料粉碎成细粉，麝香、冰片研为细末，与上述细粉混匀备用；莪术加水蒸馏提油备用，药渣与益母草、郁金、皂角刺、细辛等五味药加水煎煮 2 次，滤液与前药液合并，浓缩至稠膏，烘干，粉碎成细粉，再与上述细末及月桂氮䓬酮、丙二醇、挥发油等混匀，制成 100 贴（每贴 0.1g）即得。

使用方法：先确定痛点，然后清洁皮肤，选用神阙穴（肚脐）加痛点的外贴方法，每 2 天更换 1 次。连续用药 4 周为一个疗程。

【临证心得】

在治疗女性乳腺增生症时除了辨证论治，还要根据月经及乳房的周期性变化对治疗进行阶段性调整。女性月经周期为阴阳消长的转化过程，而乳房在月经周期中表现为经前充盈和经后疏泄。经前阴血充足，肝气旺盛，冲任气血充盈，使乳腺小叶发生生理性增殖；经后随着经血外泄，肝气得舒，冲任处于静止状态，使乳腺小叶由增殖转为复旧。治疗上经前期应以

"消"法为主，可在辨证论治基础上加艾灸大敦穴治疗，配以玫瑰茉莉花茶等茶饮辅助治疗，理气疏肝散结以治标；经后期以"补"法为重，在辨证论治基础上加艾灸足三里、三阴交、血海、肾俞，配当归杜仲羊肾汤等药膳，温肾助阳补血、调摄冲任以治本，使阴阳达到动态平衡。临床上应明确诊断，让患者平时放松心情，调畅情志，穿着舒适宽松且透气的内衣。

第十二节　面部黄褐斑

面部黄褐斑指女子面部发生色素代谢异常而沉着的皮肤病，其特点为色斑呈淡褐色或深褐色，对称分布、大小不等、形状不规则，多分布于额、眉、鼻颊及唇上等部位，其界限清楚，如蝴蝶状，故又称为蝴蝶斑，亦有模糊不清者，多年不退，日晒后往往加重。发生于妊娠期者，称为妊娠斑。

【病因病机】

本病与情志不调、房室不节、多产多育或饮食失调等因素有关，但内还在于肝、脾、肾三脏失调，尤以阴虚火旺及血瘀为本病主要病变。

1. 肝郁血瘀

情志失调，忧思抑郁，肝失条达，气机逆乱，血滞不华，面络失和，瘀结于上，发为褐斑。

2. 痰湿内阻

素体脾虚，或饮食不节，或忧思过度，损伤脾胃，脾失健运，痰湿内阻，气血不畅，面络失和，瘀结于上，发为褐斑。

3. 肾阴亏虚

房事不节，久病伤肾，如《外科正宗》云："黧黑斑者，水亏不能制火，血弱不能华肉，以致火燥，结成黑斑，色枯不泽。"

【辨证要点】

面部黄褐斑的辨证要点主要是根据面部色斑的颜色辨证。一般来说，面部色斑呈黄褐色或黑褐色为肝郁血瘀；面部色斑呈灰褐色为痰湿内阻；面部色斑呈深褐色或黑褐色为肾阴亏虚。临证时再结合全身症状、舌脉、病史等进行综合分析。

【中医特色疗法】

（一）毫针疗法

1. 肝郁血瘀

主症：面部色斑呈黄褐色或黑褐色，经前斑色加深；胁肋胀痛，烦躁易怒或郁闷，失眠多梦，纳谷不香，或经前乳胀，月经失调，经量偏少，色紫红有血块，痛经，或有慢性肝病，舌暗红有瘀斑，脉弦涩。

治法：疏肝解郁，补血养肝。

处方：足三里、血海、三阴交、肺俞、曲池、肝俞、太冲。

操作：足三里直刺 1～2 寸，血海、三阴交直刺 1～1.5寸，肺俞、肝俞向脊柱斜刺 0.5～0.8 寸（注意肺俞深部为胸膜及肺脏，故不宜深刺，以防引起气胸，可灸）；曲池直刺 1.0～2.5 寸，太冲直刺 0.5～0.8 寸。

方义：肺俞与血海共行补气调血之功；足三里与曲池为阳明经合穴，阳明经多气多血，故二穴合用可行气活血，通经活络；三阴交为足太阴经、足厥阴经、足少阴经之会穴，诸穴合用可调整脏腑功能，疏通经络，调养气血，使腠理得养，去瘀生新，肤色光亮润泽；肝俞为调理肝脏疾病之要穴，太冲为肝经原穴，二者有泄热、理血、祛斑的功用。肝藏血，主一身之气机，太冲、足三里配肝俞、血海，既能使气机通畅，又能使瘀血消散，从而使色斑消退。

2.痰湿内阻

主症：面部斑色灰褐，状如尘土附着，神疲乏力，胸脘满闷，纳呆腹胀，月经大多后期，色淡，白带量多，小便偏少，头晕目眩，呕吐清水痰涎，形体肥胖，舌淡胖边有齿痕，苔白腻，脉弦滑或濡细。

治法：健脾化湿。

处方：足三里、血海、三阴交、肺俞、曲池、脾俞、胃俞、丰隆。

操作：足三里、血海、三阴交、肺俞、曲池操作同肝郁血瘀证；脾俞、胃俞向脊柱斜刺 0.5 ~ 0.8 寸，丰隆直刺 1 ~ 1.5 寸。

方义：足三里、血海、三阴交、肺俞、曲池同肝郁血瘀证；脾俞、胃俞为脾胃的功能穴，脾胃互为表里，为人体气血生化之源，两穴相配，能使气血生化无尽；丰隆为祛湿化痰之效穴。

3.肾阴亏虚

主症：面部色斑呈深褐色或黑褐色，头晕耳鸣，两目干涩，腰酸腿软，潮热盗汗，五心烦热，少寐健忘，形体瘦弱；月经失调，量或多或少，色红无块，或婚久不孕，舌红少苔或舌质暗，夹瘀斑，脉沉细或细涩。

治法：滋补肾阴。

处方：足三里、血海、三阴交、肺俞、曲池、肾俞、照海。

·操作：足三里、血海、三阴交、肺俞、曲池同肝郁血瘀证；肾俞向脊柱斜刺 0.5 ~ 0.8 寸，照海直刺 0.5 ~ 0.8 寸。

方义：足三里、血海、三阴交、肺俞、曲池同肝郁血瘀证；照海为肾经原穴，肾俞、照海相配可滋补肾阴，肾俞与血海、足三里相配可滋阴补肾，活血通络，祛斑养颜。

（二）推拿疗法

治法：通经活络、祛瘀消斑。

取穴：地仓、迎香、承泣、睛明、攒竹、丝竹空、太阳、听宫。

手法：点按法、推法、擦法、揉法、滚法等。

操作：

1. 面部按摩手法

①中指点按地仓、迎香、承泣、睛明、攒竹、丝竹空、太阳、听宫各半分钟，每秒加压 1 次。②双手中指与无名指并拢置于眼内侧，从内向外沿上眼睑推至太阳穴，同理沿下眼睑推至太阳穴，如此反复 15 次。③双手中间三指并拢置于鼻梁、鼻翼两侧，自内向外推至两侧耳前，如此反复 15 次。④双手中间三指略微分开，右手食指置于承浆穴，其余二指弧形托住下巴，沿下颏向外侧轻推至耳下，左手同理，两手交替反复 15 次。⑤双手中指与无名指并拢置于下颏处，自下而上依次沿两侧口角、鼻翼、鼻梁、眼部向上向外转圈推至前额，再向两侧经口角、面颊推揉至太阳穴，由耳前下滑至下颏，如此反复 15 次。

2. 背部按摩手法

患者俯卧位，用手掌从其大椎穴至长强穴自上而下掌推 3～5 次，然后点揉膈俞、肝俞、脾俞、肾俞各半分钟，再用单掌擦双肝俞、肾俞之间各 2 分钟，随即自上而下沿后正中线旁开 1.5～3 寸做掌推 3～5 次，手背滚 3～5 次。

3. 下肢按摩手法

嘱患者俯卧位，用掌根置于下肢做揉法，自上而下沿下肢后侧揉至足跟 3~5 次，然后点按血海、三阴交、太冲、行间各半分钟，揉擦至阴、涌泉各 1 分钟，再沿下肢内、外侧做五指拿和手背滚各 3~5 次。

4. 腹部按摩手法

嘱患者仰卧位，用双拇指点按期门、梁门、章门各半分钟，点按中脘、关元、中极各半分钟，然后双手手掌置于两侧肋弓部做擦法 3 分钟，最后用一手手掌置于脐部，以脐部为中心做擦法 3 分钟。

（三）膏敷疗法

丁香、桃仁（去皮）、白蔹、白及、栀子花、沉香、防风、当归、辛夷、川芎各 6g。上药研极细末，每次取少许搅入鸡蛋清或白蜜调成稀膏。每晚睡前温水浴面，取此膏涂于面部患处，晨起洗净。

（四）饮食疗法

1. 丝瓜化瘀茶

丝瓜络 15g，茯苓 20g，僵蚕 5g，白菊花 10g，玫瑰花 5 朵、红枣 5 枚。将上述材料加水煎取汁，代茶饮服。药渣可再煎取汁温敷于面部。该茶饮清热祛风解郁，适用于本病肝郁血瘀型。

2. 加味干姜粥

干姜 3~5g，茯苓 10g，甘草 3g，粳米 100g。先煎干姜、茯苓、甘草取汁，去渣，再与粳米同煮为稀粥。日分 2 次服。该方温阳益气，健脾祛湿，适用于本病痰湿内阻型。

3. 猪肾薏苡仁粥

猪肾 1 对（洗净、切碎）与山药 100g（去皮切碎），粳米 200g，薏苡仁 50g 加水适量，用小火煮成粥，加调料调味，具有滋阴补肾、益肤祛斑的功效，适用于本病阴虚火旺型。

【临证心得】

黄褐斑为慢性疾病，中医学认为"久病成瘀"，不论是何种原因所致，久病必将导致气血运行不畅，脉络瘀阻，最终都会表现为"气血瘀滞"这一基本病理特点。因此，临床上无论辨证为何型均须注意调血，各证型均可加入艾灸气海、关元、血海治疗，理气调血以祛瘀消斑。此外，由于面部肌肤时刻暴露于外，较易受到外邪的侵犯，与此病关系密切的为火邪与毒邪，此两邪容易导致肤枯不泽、血瘀火燥结滞于面而发生黄褐斑，因此注意日常防护很重要，如做好防晒、避免刺激性物质接触面部皮肤等。

第十三节　痤　疮

痤疮是种发生于毛囊及皮脂腺的慢性炎症性皮肤疾病，青春期发病率较高，临床表现不一，从生理性粉刺到炎症性丘疹、脓疱、结节、囊肿，严重者易形成瘢痕、面部黑色素沉积。痤疮影响人的美观，对人的情绪和心理健康乃至行为方式也会产生一定影响，已成为一个不可忽视的身心疾病。中医学对痤疮的认识历史悠久，痤疮属于中医学"粉刺"的范畴，好发于颜面、胸背等处，本病又称"肺风粉刺""粉刺""青春痘"。

【病因病机】

痤疮的主要病理因素为热、湿、痰、郁、风。阳热偏盛，且嗜食辛辣油腻之物，则湿热内生于肠胃，熏蒸于面部而生为痤疮；脾胃失调，湿邪内生，聚而生痰，则经络气血运行不畅，发为丘疹，或结成囊肿、脓疱、结节，热盛肉腐，则结节化脓；七情不遂，肝气郁结，则气血运行受阻，易生痰湿；肺气失宣，感受风热，蕴于皮肤，皆可生为痤疮。基本病机为肺经风热、湿热蕴结、痰湿凝滞。

【辨证要点】

本病病位在肌肤腠理，与肺、脾、胃、肠关系密切。初起为粉刺或黑头丘疹，可挤出乳白色粉质样物，后期可出现脓疱、硬结、瘢痕。丘疹色红，或有痒痛，多发于颜面部、胸背上部，舌红，苔薄黄，脉浮数，为肺经风热；丘疹红肿疼痛，或有脓疱，口臭，便秘，尿黄，舌红，苔黄腻，脉滑数，为湿热蕴结；丘疹结成囊肿、脓疱、结节、瘢痕，或有纳呆，便溏，舌淡胖，苔薄，脉滑，为痰湿凝滞。

【中医特色疗法】

（一）毫针疗法

主症：额面部黑头粉刺，颜色潮红，与毛囊一致的散在丘疹，无自觉症状，舌淡红苔薄黄，脉浮数。

治法：清热解毒，散郁消痤。

取穴：大椎、合谷、曲池、内庭、阳白、四白。肺经风热配少商、尺泽；肠胃湿热配足三里、阴陵泉；冲任不调配血海、三阴交。

操作：毫针刺，用泻法。大椎点刺出血后加拔罐。

方义：督脉为诸阳之会，大椎为督脉与三阳经交会穴，可透达诸阳经之郁热；阳明经脉上循于面，且手阳明大肠经与手太阴肺经相表里，肺主皮毛，故取合谷、曲池、内庭，以清泄阳明邪热；四白、阳白为局部取穴，可疏通局部气血，使肌肤疏泄功能得以调畅。

（二）三棱针疗法

取穴：心俞、肺俞、肾俞、肝俞、脾俞。

操作：三棱针点刺放血，1 天 1 次，5 次为一个疗程，共治疗 3 个疗程。

（三）火针疗法

取穴：阿是穴、背部阳性反应点、颧髎、大椎、合谷、曲池、内庭。肺经风热加少商、尺泽、风门；湿热蕴结加足三里、三阴交、阴陵泉；痰湿凝滞加脾俞、丰隆、三阴交。

操作：以细火针点刺粉刺局部，有脓血者放出，用消毒棉签拭净，不要挤压。背部阳性反应点和大椎穴用中粗火针点刺出血，然后加拔火罐，使阳性反应点处出血少许，留罐约 10 分钟。其他穴位毫针刺，以泻法为主，也可采用火针，点刺深度较毫针为浅。

要领及注意点：对于局部的丘疹，火针点刺不宜过深，也可以配合三棱针放血，或配合耳尖放血。术后注意保持局部洁净，防止感染。

（四）外治疗法

1. 膏敷疗法

药物（消痤膏）：夏枯草、羌活、海藻、白芷、僵蚕各 6g，黄连 1.6g，冰片少许，白蜂蜜 60g。

操作：上药共研细末，可与蜂蜜调膏备用。用时洗净患处擦干，涂药膏于患处，或将药膏摊于纱布上，贴敷患处，固定，晚贴晨去，10 次为一个疗程。如有囊肿或疤痕疙瘩者，加密陀僧、滑石各 9g。

2. 刮痧疗法

操作：取项背部督脉、膀胱经共 5 线，督脉经从哑门刮至腰俞以下，两侧膀胱经则分别从天柱刮至大肠俞以下，从附分刮至胞肓。以刮痧板蘸刮痧油由上向下顺经络下刮，以刮出痧为度。刮完后，嘱患者饮下 2 大杯白开水（300mL 以上）促进水液代谢。

（五）饮食疗法

三花茶：金银花30g，三七花30g，胎菊花30g，泡水，代茶饮，每日频服，该茶饮清肝泻火，适用于肝火旺盛型。

【临证心得】

（1）针灸对痤疮疗效较好，可配合药物、刮痧等方法一起使用。

（2）严禁用手挤压痤疮，以免引起继发感染，遗留瘢痕，时刻保持面部清洁。

（3）注重平时生活作息调理，少食辛辣、油腻及糖类食品，戒烟戒酒，不喝浓茶和咖啡，多吃蔬菜水果，保持大便通畅，加强锻炼，以排除身体毒素。

【病案举例】

张某，女，21岁。2011年12月30日初诊。

主诉：颜面部痤疮数月。

病史：患者在南方上学，因期末考试紧张，回京后气候干燥不适等原因，致感冒咳嗽，咽痛口干，痰多色黄，颜面部多发丘疹、色红微痒。

查体：颜面部丘疹，舌红，苔薄黄，脉浮数。

中医诊断：粉刺（肺经风热）；西医诊断：痤疮。

治法：清热解毒。

针灸处方：

取穴：天突、大椎、肺俞、风门、合谷、尺泽、少商。

操作：以细火针点刺丘疹局部以及天突穴7～8下；以中粗火针点刺大椎、肺俞、风门穴出血，加拔火罐10分钟；毫针刺合谷、尺泽；三棱针点刺少商微出血。

治疗经过：针刺2次，5天后面部皮疹明显消退，感冒咽痛症状消失，咳嗽减轻，因患者畏针，故服中药调理善后。

参 考 文 献

［1］裘沛然．中国中医独特疗法大全［M］．上海：文汇出版社，1991.

［2］田岳凤．中医特色疗法［M］．北京：科学出版社，2009.

［3］张奇文．中国膏敷疗法［M］．北京：中国医药科技出版社，2013.

［4］刘冠君．现代针灸医案选［M］．北京：人民卫生出版社，1985.

［5］黄吉庆．中医推拿学教学病案精选［M］．长沙：湖南科学技术出版社，2000.

［6］张永臣．古今针灸医案选粹［M］．北京：中国中医药出版社，2016.

［7］石学敏．石学敏实用针灸学［M］．北京：中国中医药出版社，2018.

［8］程爵棠．中药鼻脐疗法［M］．北京：人民军医出版社，1993.

［9］杜惠兰．中西医结合妇产科学［M］．北京：中国中医药出版社，2016.

［10］马宝璋，杜惠兰．中医妇科学［M］．上海：上海科学技术出版社，2018.

［11］王茵萍．针灸妇科治疗学［M］．南京：东南大学出版社．2018.

谢萍. 中医妇科外治法 [M]. 成都：四川科学技术

□. 2018.

[13] 朱丹溪. 丹溪心法 [M]. 北京：人民卫生出版社，2015.

[14] 康敏，妇科按摩学 [M]. 北京：中国医药科技出版社，2000.

[15] 陈自明. 妇人大全良方 [M]. 北京：中国中医药出版社，2007.

[16] 王启才. 王启才新针灸学 [M]. 北京：中医古籍出版社，2008.

[17] 罗艳霞，邱少红，潘明沃. 中医综合治疗及护理回乳的临床疗效观察 [J]. 广州医药，2015，46（02）：54-56.

[18] 裘沛然，陈汉平. 新编中国针灸学 [M]. 上海：上海科学技术出版社，1992.

[19] 张文进，张彦丽，张彦霞，等. 五百病症针灸辨证论治验方 [M]. 郑州：河南科学技术出版社，2002.

[20] 王茵萍，夏有兵. 针灸与辅助生殖 [M]. 北京：人民卫生出版社，2019.

[21] 白璧臣. 临证新悟 [M]. 呼和浩特：内蒙古人民出版社，1982.

[22] 王霞灵，范红霞. 中医妇科诊疗思维 [M]. 北京：人民军医出版社，2010.

[23] 巩昌镇，陈少忠. 妇科疾病针灸治疗学 [M]. 天津：天津科技翻译出版公司，2008.

[24] 邓春雷，针灸治疗急症 [M]. 南昌：江西科学技术出版社，1993.

[25] 祁昔琴，钱峻. 针灸疗法治疗产后病的临床研究进

展［J］．河北中医，2004（03）：233－234．

［26］张璐．张氏医通［M］．北京：中国中医药出版社，1995．

［27］马汴梁．敷脐妙法治百病（第五版）［M］．北京：人民军医出版社，2015．

［28］黄丽春．耳穴治疗学［M］．北京：科学技术文献出版社，2005．

［29］桑海莉．中西医临床妇科学［M］．济南：山东人民出版社，2015．

［30］秦云峰，张小平．中医外治疗法集萃［M］．赤峰：内蒙古科学技术出版社，2002．

［31］汪少云．中华药膳［M］．天津：天津古籍出版社，2007．

［32］夏桂成．中医临床妇科学［M］．北京：人民卫生出版社，2007．

［33］连方．中西医结合生殖医学［M］．北京：人民卫生出版社，2017．

［34］姚俊．经验良方全集［M］．北京：人民军医出版社，2009．

［35］陆瘦燕．陆瘦燕针灸论著医案选［M］．北京：人民卫生出版社，2006．

［36］刘轲，高希言．临症针灸医案［M］．北京：人民军医出版社，2004．

［37］杨光．火针疗法［M］．北京：中国中医药出版社，2014．

［38］薄智云．腹针疗法［M］．北京：中国中医药出版社，2012．

夏桂成．夏桂成实用中医妇科学［M］．北京：中国
出版社，2009．

［40］程爵棠．梅花针疗法治百病（第6版）［M］．郑州：河南科学技术出版社，2017．

［41］邓春雷．针灸治疗急症［M］．南昌：江西科学技术出版社，1993．

［42］张玉珍．中医妇科学［M］．北京：中国中医药出版社，2017．

［43］俞瑾．俞瑾中西医融合妇产科医案精粹［M］．上海：上海科学技术出版社，2016．

［44］卜彦青，姜文．妇科疾病针灸治疗学［M］．天津：天津科技翻译出版社，2008．

［45］王乐亭．金针王乐亭［M］．北京：北京出版社，1984．

［46］王庆文．中国针灸配穴疗法［M］．贵阳：贵州科技出版社，1995．

［47］罗才贵．推拿治疗学［M］．北京：中国中医药出版社，2012．

［48］孙瑜．妇科疾病针灸处方手册［M］．上海：上海中医药大学出版社，2004．

［49］曾倩．尤氏女科临证心悟［M］．北京：中国中医药出版社，2017．

［50］赵吉平，符文彬．针灸学［M］．北京：人民卫生出版社，2020．